臨床電気神経生理学の基本

脳波と筋電図を日々の臨床に役立つものとするために

Elementary Clinical Electroneurophysiology to Make EEG and EMG more Useful

著
橋本 修治 Hashimoto, Shuji
天理よろづ相談所病院白川分院

執筆協力
幸原 伸夫 Kohara, Nobuo
神戸市立医療センター中央市民病院神経内科部長

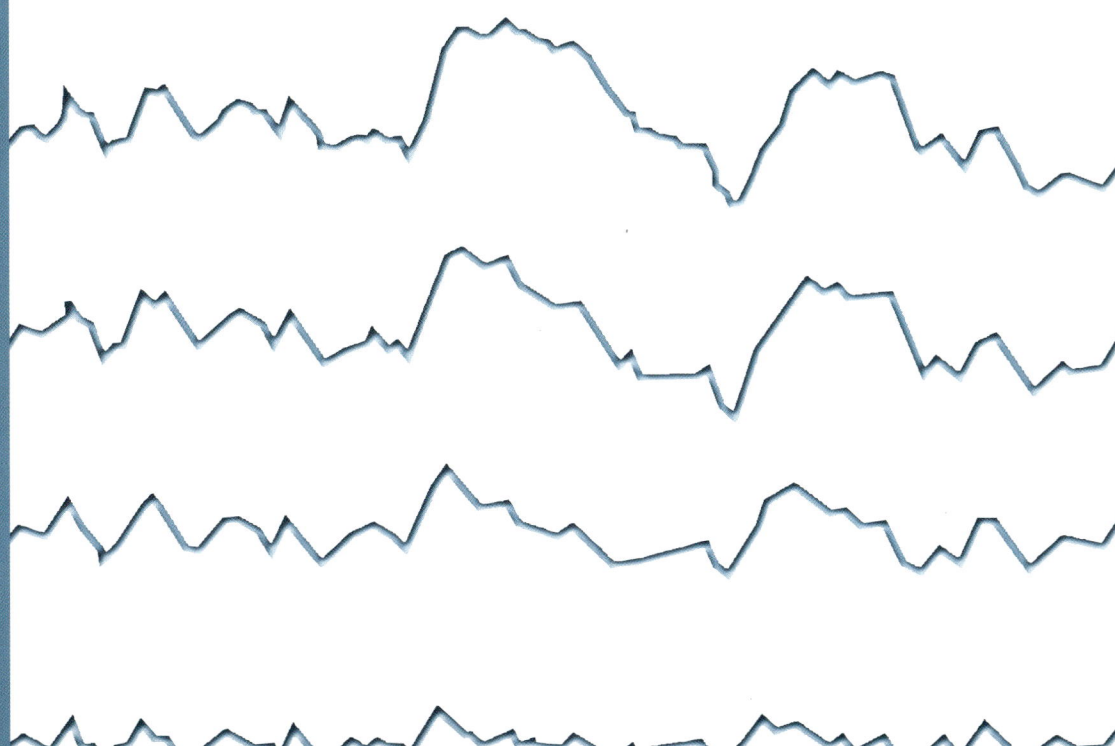

診断と治療社

序

　本書執筆の誘いを，執筆協力者の幸原伸夫先生から受けたのは，今から3年以上前のことでした．そのときは「やりましょう」と簡単に応諾したのですが，筆がなかなか進みませんでした．理由は，予備知識のあまりない初歩的な人にも分かるように書く，という要請が幸原先生から出されていたからです．この要請がいかにきついか，今回身をもって感じました．書きかけては何度も書き直しました．記述の順番を大幅に変えたり，書いたものをすべて捨てて最初から書き直したりと，四苦八苦の連続でした．こうして出版に至りましたが，果たして当初のねらい通りになっているか，読者の判断にお任せするほかありません．

　本書のような，臨床的立場を踏まえて電気神経生理学の基本を解説した書籍は，日本語ではほとんど刊行されていません．手前勝手な言い分かもしれませんが，その意味で，本書の出版にはそれなりの意味があると自負しています．教科書は分かりやすいことが一番です．しかし，決してレベルを下げて安易なテキストとしたつもりはありません．かなり高度な内容にまで言及しています．本書が，脳波や筋電図を理論的に考察しながらより深く理解し，日々の臨床に役立ってくれることを念願しています．

　高い山に登るには，色々な道程があります．麓から山頂まで直線コースを一気呵成に登る道もあるでしょう．それとは異なって，山の周囲を何度もぐるぐる回りながら次第に高度を上げていく道もあります．本書では後者の道をとりました．前者の道程では，山腹に咲いている桜の木は1回しか見ることができません．後者では，はるか遠方から見上げる桜の木，近寄って正面から見る桜の木，上方から見下ろす桜の木と異なった様相が見えてきます．それにつれ，木の全体像やそれが他の草木との関係で山の景観に占める位置が，次第に明瞭なイメージとなって結像していくでしょう．本書ではこのような道を採用したため，同じことに何度も言及しています．くどいという批判は覚悟の上です．知識がより確実なものになることを期待して繰り返した面もありますが，同じことでも，それを見るときの視点が少しずつ異なり，他の事象との関連が新たに分かるように書いたつもりです．また，読み進める上で，参照した方が良いと思われる事柄については参照箇所を示しましたが，随所に復習事項を書き込み，できるだけ他の箇所を参照せず読み進められるようにも配慮しました．

　本書の内容については橋本に全責任があります．幸原先生には，本文の説明に必要な有意義な図と解説を2カ所で提供していただきました．さらに，原稿を丁寧に読んで適切なアドバイスをいただくとともに，読者の理解に役立つ質問(Q)を作成していただきました．それに対する解答(A)は橋本が書きました．このような次第で，本書は，幸原先生の適切なピアレビューなしには成立しなかったでしょう．

　謝辞：本書執筆にあたり，下記の方々に種々ご教示いただきました．ここに記して謝意を表します．三重大学大学院医学系研究科名誉教授 山本哲朗先生，天理よろづ相談所病院臨床検査部神経機能検査室 原田讓氏，元天理よろづ相談所病院医学研究所主任 瀬川義朗氏，日本光電工業株式会社 馬瀬隆造氏，元日本光電工業株式会社 鎗田勝氏の各氏です．本当にありがとうございました．また，遅筆の私を根気よく励まして，テキストと図をわかりやすく配置するという困難な編集作業を，休日返上で行っていただいた診断と治療社の荻上文夫氏にも深謝申し上げます．最後に，家庭のことをあまり顧みず机にばかり向かっている私を，文句一つ言わず支えてくれた妻，寿美子に感謝致します．

平成25年9月

橋本修治

最初の読者からの推薦の言葉

　私は自分が講演するときの題名を，いつも「考える筋電図」や「考える神経伝導検査」というように「考える」という言葉を入れるようにしている．これは今までの臨床神経生理の教育が波形のパターン認識，すなわち「こんな波形がでるのはこんな状態のとき」といったようなことが主体で，論理的に現象を説明するための基本原理を十分に教えていないことを強く感じてきたからだ．しかし「考える」講義をしているはずの自分自身が，まだまだ神経生理学をよく理解できていないことも強く自覚していた．そんなときに出会ったのが橋本先生の「活動電位はどうして生じるのか」という講義と，そのとき紹介された『電気回路による臨床電気神経生理学入門』（永井書店，1997）であった．十分に理解できないことも多かったが，頭の中の霧が晴れたような気持ちになった．中学校で習ったオームの法則と，あとわずかな原理で生体現象が統一的に記述可能ということを知り，明晰な論理に感動した．そしてこの感動をもっと，もっと多くの人に伝えたい，という気持ちが橋本先生の講義を聴くたびに沸き起こっていった．たとえば本書に取り上げられている「心電図の四肢誘導は記録電極の位置が上腕であっても手首であっても変わらないのはなぜか」とか「末梢神経はなぜ陰極で刺激されるのか」といった，ごく日常的な，しかし本質的な問題に対し，正確に論理的に答えられる人が何人いるだろうか．このことを多くの人に知ってもらいたい，きちんと答えることができるようになって欲しい．その思いが結実したのが本書である．

　本書はごく基礎的な原理から書かれており，特に生理学の知識がなくても読み進められるように構成されている．橋本講義の空気がよりわかりやすく伝わるような工夫もされている．最後の方には基本原理をもとに軸索や脱髄の生理学，いくつかの臨床的問題，アースの原理とかいった臨床に直結するテーマも論じられており，神経生理学を志そうとするすべての人，臨床で神経生理検査に携わるすべての人に真に役立つ内容となっている．

　読み進むと山を登るときのように視界がだんだん広がってゆく．そして読み終わったとき，眼下に広がる世界の大きさと美しさに驚くだろう．私は本書の最初の読者として皆さんとその喜びを共有したいと思う．

2013 年 9 月

執筆協力　幸原伸夫

臨床電気神経生理学の基本
Contents

第Ⅰ章　神経と筋の電気現象を電気的等価回路で考えるために　2

1. 電気神経生理学の基本事象　2
    - コラム1　電位の図示の仕方について　4
2. 電気抵抗としての容積伝導体とイオンチャネル　4
    - コラム2　伝導体について　8
3. イオンチャネルの種類　8
4. コンデンサーとしての細胞膜　10
5. 電池としてのイオンチャネル　10
    - コラム3　抵抗について　12
6. 電池とコンデンサーの違いは何か　12
7. いわゆる「オームの法則」について─本書での位置づけ　14
8. 本章のまとめ　14

より深く理解するために　電気抵抗率（resistivity）と容積伝導体および膜の抵抗（resistance）　16

第Ⅱ章　活動電位を巡るパラドックス ─静電気学と動電気学の違いについて　18

1. 静電気学　18
2. 動電気学における抵抗─オームの法則を理解するために　20
3. 活動電位を巡るパラドックス─活動電位の発生は，オームの法則に反する現象か？　22

第Ⅲ章　オームの法則と3つの原理 ─生体電気現象を読み解く術をもとめて　28

1. 電圧降下の原理　28
2. 電気回路における電圧の正負の決め方　30
3. 電流ゼロの原理と抵抗ゼロの原理　32
4. 合成抵抗　34
5. 電圧分配の原理　36
    - コラム　「電圧降下」という言い方について　36
6. 抵抗の直列回路と並列回路の組み合わせ　38

より深く理解するために　並列回路における合成抵抗値の公式の証明　39

第Ⅳ章　オームの法則は，生体電気現象の理解に役立つ　…… 40

1. 心電図で肢誘導が可能となる理由はリード線効果にある …… 40
2. 臨床での電位記録は電圧降下の原理に基づいている …… 42
3. 細胞膜の脱分極と過分極は電圧降下の原理で説明される …… 44
4. 電気刺激時の電位分布と膜電位の意味 …… 46
5. 大脳皮質錐体路細胞や感覚受容器の電気刺激は陽極で行う …… 50
6. 抵抗ゼロの原理は活動電位の発生機序の理解に役立つ－極性逆転回路の導入 …… 50
7. 膜電位が変化する機序には2種類ある …… 54
8. リード線効果によるP9遠隔電場電位発生機序の理解 …… 56
オームの法則のまとめ …… 58
より深く理解するために 極性逆転回路の解析　59

第Ⅴ章　膜電池の発生機序―濃淡電池，膜が1種類のイオンに対してのみ透過性を持つ場合 …… 60

1. 膜電位の発生と平衡状態の意味 …… 60
2. 平衡電位とNernst式 …… 62
3. コンパートメント内でのイオン分布 …… 64
4. コンパートメント内での電位分布 …… 66
5. 濃淡電池の電気的等価回路 …… 68
   コラム Nernst式の一般的表記　68
より深く理解するために① 静電誘導　70
より深く理解するために② 濃淡電池の検証　72

第Ⅵ章　膜電池の発生機序―膜が複数のイオンに対して透過性を持つ場合 …… 76

1. 膜が2種類のイオンに対して透過性を持つ場合の膜電位の計算 …… 76
2. 膜が2種類のイオンを透過させる場合の電気的等価回路 …… 78
3. 膜が2種類のイオンに対して透過性を持つ場合－膜を介したイオンの動きはどうなっているのか …… 81
4. 能動輸送が必要となる理由 …… 82
5. 塩素イオンも考慮した膜電位 …… 83
6. Nernst式とGoldman式の関係 …… 84

第Ⅶ章　膜コンデンサー …… 86

1. コンデンサーは直流を通さないが交流は通す …… 86
2. コンデンサーの電気容量と容量リアクタンス …… 88

3. コンデンサーは電位変化の時間経過に影響する······90
      より深く理解するために①　抵抗とコンデンサーからなる回路における
                            電位変化と電流の時間経過　94
      より深く理解するために②　時定数とは何か　95

第Ⅷ章　活動電位の発生機序······96
   1. 静止膜電位の発生と静止膜の簡略化モデル······96
   2. 活動電位と活動電流の発生，および第Ⅱ章のパラドックスに対する答え······98
   3. 不応期······102
   4. 活動電位の終息······102
   5. 活動電位の発生と終息過程－イオンチャネルの活性化と不活化······104
      より深く理解するために　簡略化回路の妥当性の検討　106

第Ⅸ章　神経線維の太さと有髄化が活動電位の伝導速度に与える影響と電気学的機序······108
   1. 有髄神経と無髄神経の比較······108
   2. 活動電位の発生に及ぼす膜時定数の役割······110
   3. 長さ定数······112
   4. 膜抵抗の変化が電位に与える影響······114
   5. 伝播時定数······116
   6. 神経線維が太くなると，なぜ伝導速度は速くなるのか······117
   7. 有髄化による伝導速度の高速化······119
   8. 脱髄による伝導速度低下の機序······122
   9. 神経線維の電気刺激－神経線維の直径による相違，および脱髄が起こるとなぜ
      電気刺激を強くする必要があるのか······124

第Ⅹ章　シナプス後電位の発生機序―神経筋伝達，シナプス伝達を理解するために······128
   1. シナプス後電位の発生機序······128
      コラム　終板雑音(endplate noise)　130
   2. 終板電位(EPP)の発生機序······130
   3. 興奮性シナプス後電位(EPSP)の発生機序······134
   4. 興奮性シナプス後電位(EPSP)の逆転電位······136
   5. 抑制性シナプス後電位(IPSP)の発生機序······136
   6. IPSPのEPSPへの転化······138

第XI章　臨床における電位記録―活動電位と脳電位 ……………………… 142

1. 細胞外記録で，活動電位が三相波となる理由 …………………………………… 142
2. 複合筋活動電位(CMAP)の記録が二相性となる理由 …………………………… 144
3. 逆向性感覚神経活動電位(SNAP)に初期陽性波が存在しない理由 …………… 150
4. 筋肉長の変化による複合筋活動電位(CMAP)の波形変化 ……………………… 156
5. 皮膚温による複合感覚神経活動電位の波形変化 ………………………………… 156
6. 脳電位の記録 ………………………………………………………………………… 158
7. 容積伝導電位と投射性遠隔電場電位 ……………………………………………… 162

第XII章　周波数域遮断フィルターの意味と動作機序 ……………………… 166

1. 周波数域遮断フィルターが必要となる理由 ……………………………………… 166
2. 低域遮断フィルターが初期段階で必要となる理由 ……………………………… 168
3. 高域遮断フィルターが初期段階で必要となる理由 ……………………………… 168
4. 信号のデジタル化とアンチエイリアスフィルターの役割 ……………………… 168
   - コラム1　コンピュータ内でのデータ保存　170
5. 低域遮断フィルターの作用機序と時定数 ………………………………………… 170
   - コラム2　交流の有効電圧　174
6. 高速遮断フィルターの構造と作用機序 …………………………………………… 175

より深く理解するために①　時定数と遮断周波数の関係 ……………………………… 176
より深く理解するために②　周波数域遮断フィルターに矩形波を入力したときの
　　　　　　　　　　　　　　出力波形　177

第XIII章　差動増幅器とアース ………………………………………………… 180

1. 差動増幅器 …………………………………………………………………………… 180
2. 交流雑音(ハム)の原因 ……………………………………………………………… 184
3. 2種類のアース－保護アースとシグナルアース ………………………………… 186
4. アースされたシグナルアースと浮遊したシグナルアース ……………………… 190
5. ボディアースとボディシグナルアースの相違 …………………………………… 190
6. なぜ，被検者からシグナルアースをとる必要があるのか ……………………… 193

補遺　活動電位発生機序の静電気学的解説 ……………………………………………… 195

索引 …………………………………………………………………………………………… 199

著者紹介 ……………………………………………………………………………………… 203

臨床電気神経生理学の基本

- 第Ⅰ章　神経と筋の電気現象を電気的等価回路で考えるために ……………… 2
- 第Ⅱ章　活動電位を巡るパラドックス―静電気学と動電気学の違いについて ……………… 18
- 第Ⅲ章　オームの法則と3つの原理―生体電気現象を読み解く術をもとめて ……………… 28
- 第Ⅳ章　オームの法則は，生体電気現象の理解に役立つ ……………… 40
- 第Ⅴ章　膜電池の発生機序―濃淡電池，膜が1種類のイオンに対してのみ透過性を持つ場合 ……………… 60
- 第Ⅵ章　膜電池の発生機序―膜が複数のイオンに対して透過性を持つ場合 ……………… 76
- 第Ⅶ章　膜コンデンサー ……………… 86
- 第Ⅷ章　活動電位の発生機序 ……………… 96
- 第Ⅸ章　神経線維の太さと有髄化が活動電位の伝導速度に与える影響と電気学的機序 ……………… 108
- 第Ⅹ章　シナプス後電位の発生機序―神経筋伝達，シナプス伝達を理解するために ……………… 128
- 第ⅩⅠ章　臨床における電位記録―活動電位と脳電位 ……………… 142
- 第ⅩⅡ章　周波数域遮断フィルターの意味と動作機序 ……………… 166
- 第ⅩⅢ章　差動増幅器とアース ……………… 180

第Ⅰ章 神経と筋の電気現象を電気的等価回路で考えるために

　臨床電気神経生理学では，生体で起こる電気現象のうち，神経と筋肉の電気現象を主に扱っています．本書では，生体を，抵抗とコンデンサーおよび電池からなる電気的等価回路に置き換えます．そうすることによって，生体で起こっている電気現象を理解しようとするのが本書の立場です．あるいは，電気的等価回路をモデルとして参照しながら，生体の複雑な電気現象を，思考によって秩序づけようとするのが本書の立場である，と言い換えることもできます．本章では，第1節で電気神経生理学の基本事象を復習し，第2節以降で電気回路の基本素子である抵抗，コンデンサー，電池と，生体構造物との対応関係について考えていきます．

1　電気神経生理学の基本事象

●細胞膜と分極

　細胞は細胞膜によって覆われています．細胞膜の内外には電位差が存在し，細胞内部は外部に対して陰性となっています．細胞膜が活動電位などを発生せず静止状態にある時，その膜を静止膜といい，このときの膜電位を静止膜電位（resting membrane potential）といいます．通常は，細胞外部を基準電位（0 mV）として，細胞内部の電位を表示することになっていますので，静止膜電位は陰性となります．

　図Ⅰ-1を見てください．微小電極を，神経細胞内部に入れたときに記録される電位を示しています．細胞外部を基準電位（0 mV）としたとき，細胞内は−60〜−90 mVほど陰性となっています．なぜ陰性になるかといえば，細胞膜に組み込まれた電池（膜電池）の働きによります．膜電池の発生機序の詳細は第Ⅳ章で解説します．いまは，細胞内部が外部に対して陰性になっている，という事実を覚えておいてください．このような状態を「細胞膜は分極している」と表現します．

●脱分極と過分極，および閾値

　この分極状態から脱する現象が「脱分極」で，細胞内陰性の程度が減少します．つまり，膜電位の絶対値が小さくなる現象，例えば−70 mVの膜電位が−50 mVになる現象を「脱分極」とよんでいます．逆に，分極の絶対値が大きくなる現象，例えば，

−70 mVから−90 mVになる現象を「分極しすぎ」という意味で「過分極」といいます．脱分極，過分極という用語は電気生理学固有の用語であり，この用語の意味をしっかり記憶しておいてください．

　脱分極が一定の大きさ（値）に達すると活動電位が発生します．この一定の値のことを「閾値，しきい値」とよんでいます．脱分極が閾値に達すると，細胞内部はさらに急激に脱分極していき，ついに，細胞内部は一過性に陽性となります[1]．その後，再び細胞内陰性の状態に復帰していきます．細胞内電位のこのような急激な変化を「活動電位」とよんでいます．活動電位が発生するとき，多量のナトリウムイオンが短時間で細胞内へ流入することが知られています．また，活動電位が発生することを「興奮する」といい，活動電位を発生する細胞膜を「興奮性膜」とよんでいます．神経細胞膜や筋細胞膜が興奮性膜です．活動電位の持続時間は，一般に，神経細胞では1〜2 ms（ミリ秒）前後，筋肉細胞では10 ms程度です．

●シナプスによる情報伝達

　上述したのは，1個の神経細胞における電位変化ですが，神経細胞同士の情報伝達はシナプスとよばれる構造を介して行われます（図Ⅰ-2）．活動電位が神経軸索を伝導して神経軸索終末部まで到達すると，終末部から神経伝達物質（neurotransmitter）とよ

1 電気神経生理学の基本事象

神経と筋の電気現象を電気的等価回路で考えるために

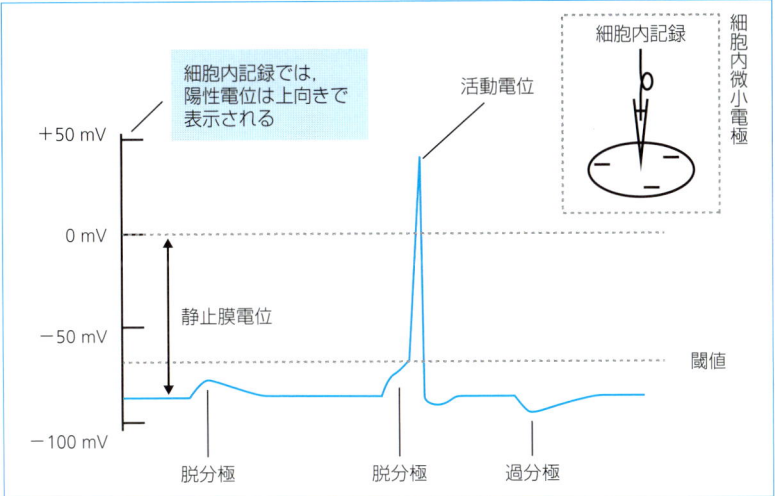

図 I -1 膜電位の細胞内記録
細胞外を基準電位（0 mV）としたときの細胞内電位を示す．静止膜電位は陰性である．活動電位が発生すると，膜電位は一過性に極性が逆転して陽性となる．静止膜電位の絶対値が小さくなる現象を脱分極，大きくなる現象を過分極とよんでいる．この図では，上向きが陽性電位を表す．コラム 1 も参照のこと．

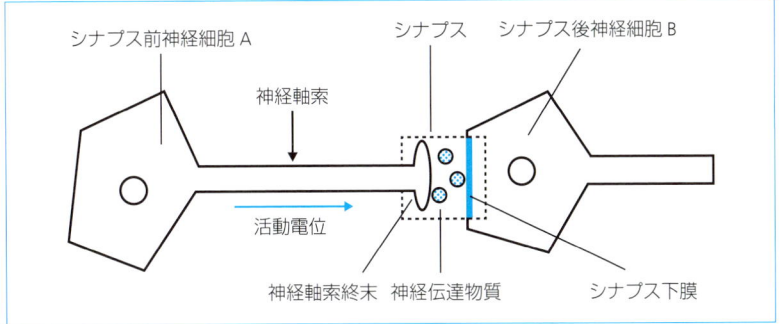

図 I -2 神経細胞同士の連絡とシナプス
神経細胞同士の情報連絡はシナプスとよばれる接合部を介して行われる．この接合部で，神経細胞の膜同士は狭い間隙をあけて離れている．活動電位が神経細胞 A の軸索を伝導して軸索終末まで達すると，シナプス間隙に神経伝達物質（neurotransmitter）が放出される．これが，神経細胞 B（シナプス後神経細胞）のシナプス下膜にある受容体と結合すると，シナプス下膜のイオン透過性が変化し，シナプス下膜の起電力が変化する．このようにして，シナプスを介した情報伝達が行われていく．

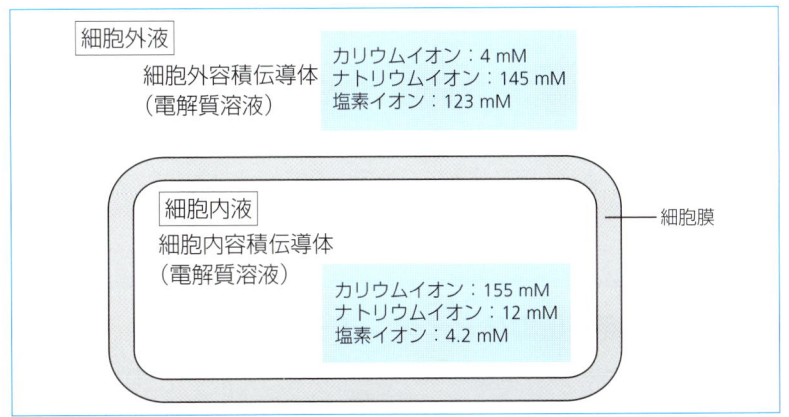

図 I -3 細胞内外の容積伝導体と細胞膜
容積伝導体は電解質溶液からなっている．細胞内外の電解質溶液における 3 種類のイオン濃度を示した．

3

I 神経と筋の電気現象を電気的等価回路で考えるために

Q 静止膜電位は細胞外部を基準としたときの細胞内部の電位ということですが，細胞内電位といわずに膜電位とよぶのはなぜでしょう．膜のすぐ近傍と細胞内部は少し電位が異なる，という意味でしょうか？ それとも静止状態でも活動電位が発生しているときでも，細胞内すべてで膜近傍の部分と同じ電位変化が生じているのでしょうか？

A 静止膜状態においては，膜近傍の細胞内と膜から離れた細胞内では，電位は同じ値になります．しかし，活動電位やシナプス後電位が発生する状態では，電流が細胞内容積伝導体を流れるため，膜近傍と膜から離れた細胞内では電位が異なるようになります．また，活動電位等が発生すると，細胞外にも電流が流れるため，細胞外も場所によって電位が異なってきます．こういったことから，膜電位(membrane potential)とは，正確にいえば，「膜横断電位差(trans-membrane potential difference)」とでもよばれるべきものです．つまり，「細胞膜に接した細胞外のある部位 A 点を基準電位として，A 点の細胞膜のすぐ内側で，細胞膜に接した細胞内部位の電位」の意味です．この意味では，膜電位は，細胞内電位の一特殊型と考えられます．この問題は，第Ⅳ章の第 4 節や第 X 章の第 1 節でも扱います．

ばれている化学物質が放出されます．この化学物質が，神経細胞 B のシナプス下膜に存在する受容体と結合すると，神経細胞 B に，興奮性シナプス後電位(excitatory postsynaptic potential, EPSP)や抑制性シナプス後電位(inhibitory postsynaptic potential, IPSP)が発生します．

神経細胞同士ではなく，神経―筋接合部でも同様のことが起こります．神経細胞 B を筋細胞に置き換えて考えてください．神経細胞 A から分泌された化学物質が骨格筋の細胞膜にある受容体と結合すると，筋細胞膜に脱分極性の電位変化が起こります．筋細胞膜の脱分極が一定の大きさ(閾値)を超える

と，筋活動電位が発生して筋収縮が起こります．神経―筋接合部で筋細胞膜に生じるこの脱分極性の電位変化は，「終板電位(end-plate potential, EPP)」とよばれていますが，これは EPSP の一種です．このようなシナプス後電位が発生する機序については，第 X 章で詳しく述べます．

本書では，以上の電気的生理現象が発生する機序を，電気的等価回路を用いて解説していきます．以下の節では，電気回路に用いられる基本素子(抵抗，コンデンサー，電池)と生体構造との関係について述べたいと思います．

コラム 1　電位の図示の仕方について

電位を図示する際の慣習について注意を促しておきます．一般に，臨床脳波や臨床筋電図など細胞外からの電位記録では，上向きの振れで陰性電位を示します．細胞内に微小電極を刺入して記録する細胞内記録では，逆に，上向きの振れで陽性電位を示すことが一般的です．しかし，慣習的にそうされているだけで，絶対的な基準があるわけではありません．同じ細胞外記録でも，心電図では上向きを陽性としています．

2　電気抵抗としての容積伝導体とイオンチャネル

●**容積伝導体とイオン**

生体は立体であり，かつ電気を通す導体です．電気を通す立体を「容積伝導体」とよんでいます．英語では「volume conductor」といいます．生体は多くの細胞からなり，細胞は細胞膜によって囲まれています．細胞内には細胞内液があり，細胞外には細

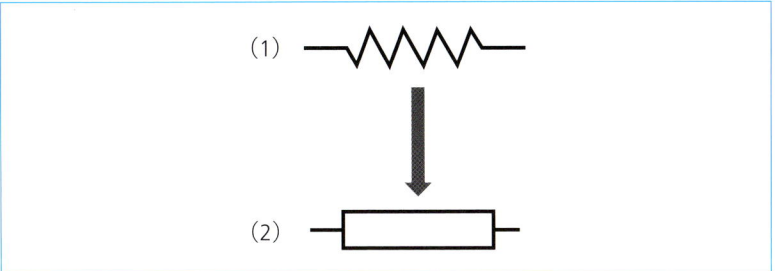

図I-4 抵抗の記号
(1)は従来用いられていたギザギザ模様で,直感的でわかりやすいが,本書では,JIS C 0617-4 に基づき,(2)に示したような箱形(長方形)で表す.

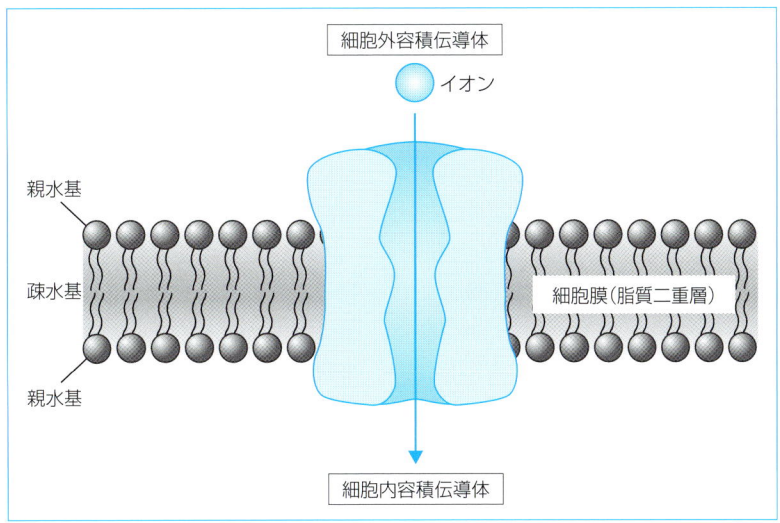

図I-5 細胞膜とイオンチャネル
細胞膜は,親水基と疎水基を持つ脂質が二重になって向かい合った構造をしている(lipid bilayer).細胞膜にはイオンチャネルが組み込まれていて,これが細胞膜に開いた孔(膜孔)として機能し,イオンの流通路となる.

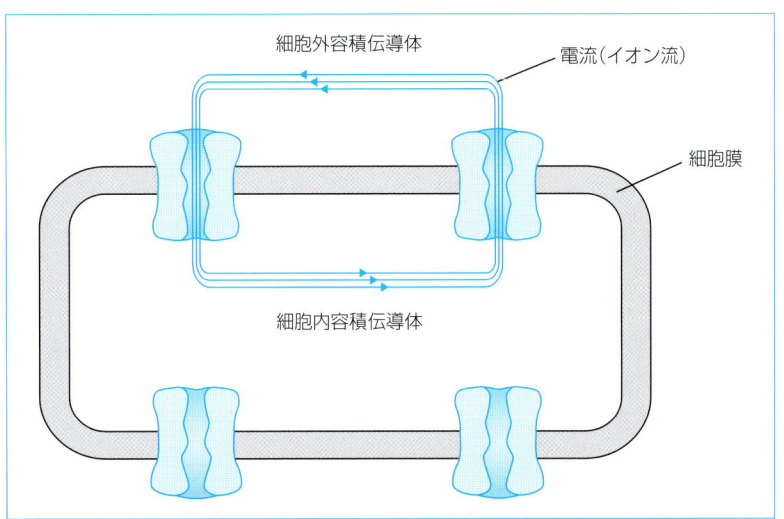

図I-6 生体における電流の流れ
電流が,細胞外容積伝導体→細胞膜のイオンチャネル→細胞内容積伝導体→細胞膜のイオンチャネル→細胞外容積伝導体と流れ,電流回路が形成される.電流が流れるためには,電流を流す原動力として起電力が必要であるが,本図には起電力は描き入れていない.

胞外液があります（図Ⅰ-3）．これらはいずれもイオンを含む電解質溶液であり，電気的には導体となっています．含まれている主なイオンは，カリウムイオンとナトリウムイオン，塩素イオン，カルシウムイオンなどです．これらのイオンの濃度は，細胞内外で異なっています．細胞内液では，カリウムイオンの濃度が高く，ナトリウムイオンと塩素イオンの濃度は低くなっています．そのほか，細胞内の陰性電荷として，陰性に帯電した多数の蛋白分子があります．一方，細胞外液では逆に，ナトリウムイオンと塩素イオンの濃度が高く，カリウムイオン濃度が低くなっています（図Ⅰ-3）．

工学的な電気回路では，導線や抵抗を電子が流れていきます．これは電子という陰性電荷の動きであり，「電流」とよばれているものの実体です．電流の方向は，陽性電荷の動く方向と定義されているため，電子の動く方向とは逆になります．生体では容積伝導体をイオンが流れていきます．いうまでもなく，イオンはそれ自体電荷ですから，イオンの流れは「電流」に相当します．イオン流による電流の方向は，陽イオンの流れる方向と一致し，陰イオンの流れる方向と逆になります．なお，本書では，抵抗を箱形（長方形）で表示したいと思います（図Ⅰ-4）．

● **細胞膜とイオンチャネル**

イオンは，容積伝導体内を流れるだけでなく，細胞膜を横切って流れることもできます．細胞膜は主として脂肪層からなり，イオンを通過させず，電気的には絶縁体となっています．しかし，膜の一部には，イオンを通す孔（膜孔，イオンチャネル）が開いていて，このチャネルを通して，イオンは細胞膜を横切ることができます（図Ⅰ-5）．イオンチャネルには，様々な種類がありますが，どれか1種類のイオンだけを通過させるように特化したイオンチャネルが存在します．たとえば，カリウムイオンだけを通過させ他のイオンを通過させない，といった具合です．カリウムイオンだけを選択的に通過させるチャネルをカリウムチャネルといいます．このほか，ナトリウムイオンだけを通過させるナトリウムチャネルや，塩素イオンだけを通過させる塩素チャネルがあります．

細胞外の容積伝導体を流れていたイオンは，細胞膜のイオンチャネルを通って細胞内へ流入し，今度は細胞内の容積伝導体を流れながら，再びイオンチャネルを通って細胞外へと流れ出していくといったことが起こります（図Ⅰ-6）．このとき，細胞内へ流入したイオンと同じ種類のイオンが細胞外へ流出するとは限りません．例えば，流入したのがナトリウムイオンで，流出するのがカリウムイオンであってもかまいません．1個の陽性電荷が流入し1個の陽性電荷が流出すればよいのであって，必ずしもイオン種が同じである必要はありません．電気的な収支さえあっていればよいのです．このようにして，容積伝導体と細胞膜のイオンチャネルは，イオンが流れるための媒体（導体）としての役割を担い，電気回路を形成します．いうまでもなく，このようなイオン流（電流）が流れるためには，電流を流すための電源が必要となります．それが「膜電池」ですが，膜電池については本章の第5節で解説します．

イオンが容積伝導体内を動くには，溶媒である水分子に打ち勝って動く必要があります．つまり，容積伝導体は，イオンの動き（電流）に対する抵抗として機能します．細胞膜のイオンチャネルも同様に抵抗として機能し，これは「膜抵抗」とよばれています．容積伝導体の抵抗と膜抵抗を比較すれば，容積伝導体の抵抗の方が，膜抵抗よりもはるかに小さいと考えられます．この点については，本章章末の「より深く理解するために：電気抵抗率と容積伝導体および膜の抵抗」（p.16）をご参照ください．

● **抵抗器としての容積伝導体**

さて，容積伝導体を電気回路における抵抗とみなすことに異論はないと思いますが，電気回路図にあるような，1次元の抵抗器に置き換えることには異論があるかもしれません（図Ⅰ-7）．なにしろ容積伝導体は3次元の立体です．1次元の抵抗器に置き換えるのは単純化しすぎだ，という批判はありうると思います．確かに，「容積伝導体内の電流分布」といった複雑な問題を考えるときは，1次元の抵抗器やそれらの組合わせという形で，容積伝導体をモデル化することはできません．しかし，容積伝導体を，電流が流れている方向に配置された1次元の抵抗器とみなせば，生体で起こっている多くの電気現象を，よく見通せるようになることも事実です．それは，この想定によって，生体の電気現象に通常のオームの法則を適用することが可能となるからです．3次

2 電気抵抗としての容積伝導体とイオンチャネル

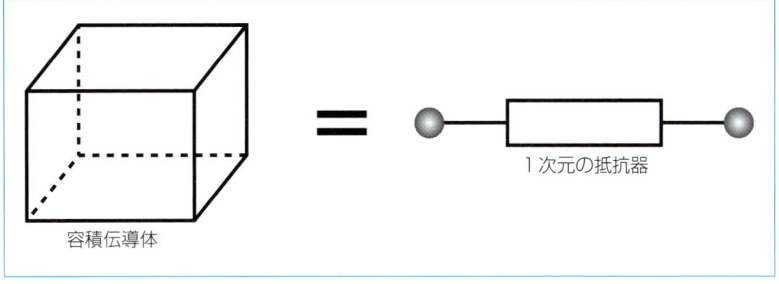

図I-7 容積伝導体と1次元の抵抗
容積伝導体は立体であり3次元の拡がりを持っているが，多くの場合，1次元の抵抗で近似することができる．このような近似が可能となる理由の1つは，容積伝導体は立体とはいえ，その電気伝導率は3次元いずれの方向においても等しいと想定できるからである．

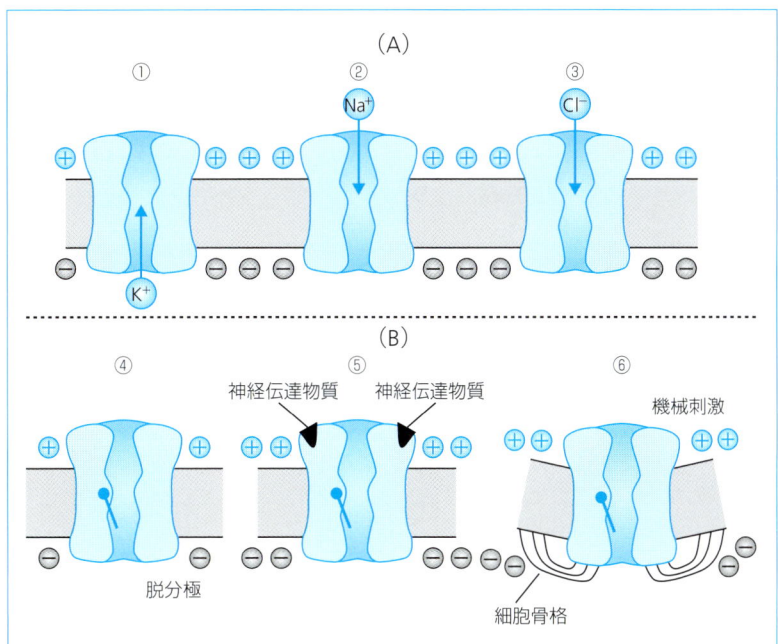

図I-8 各種イオンチャネルの模式図
(A)は3種類の静止膜チャネルを示す．(B)の④には，脱分極によって開くチャネル（電圧依存性チャネル）を，⑤には，神経伝達物質が受容体と結合して開くチャネル（伝達物質依存性チャネル）を，⑥には，機械刺激で開くチャネルを，それぞれ模式的に示す．神経―筋接合部の筋細胞膜にあるイオンチャネルは，アセチルコリン2分子が結合することで開く．

I 神経と筋の電気現象を電気的等価回路で考えるために

元の立体を1次元に変換せず3次元のまま扱おうとした場合，それにオームの法則を適用するとすれば，通常のオームの法則ではなく，3次元に拡張されたオームの法則（オームの法則の微分形）が必要となります[2,3]．この場合，直感的に電位変化の方向や電位分布を見通すことが困難となります．

科学は，複雑なものを単純なものに置き換えたり，実際には存在しない極限形をモデルとして想定したりして，それらを理念として参照しながら，複雑な現象を思考によって秩序づけるという術を磨いてきました[4]．生体に起こる電気現象を，論理的に秩序づけて考えていく際に，容積伝導体を1次元の抵抗器に置き換えることが，有用な道具立てとなります．

Q 容積伝導体の概念はよくわかりました．水分子や膜のチャネルは抵抗として働くということですが，結合組織のようなものは大きな抵抗と考えて，ここにはイオンが流れないと考えてよいのでしょうか？

A 結合組織も乾燥していない限り，組織間液で満たされていますので，ここにもイオンの流れは存在すると考えられます．骨のように細胞間物質が極めて多い結合組織でも，抵抗は大きくなりますが，イオンは流れて行くと考えられます．たとえば脳波は，頭蓋骨を介して記録されています．

✏️ コラム2 伝導体について

ここでいう「伝導体」とは，物理学的意味において「電気伝導性」を持った物体という意味です．神経線維を活動電位が伝わっていくことも「伝導」といいますが，本章でいう「伝導体」とは，「活動電位が伝わっていく物体」といった意味ではありません．生物学は，多くの用語を，先輩科学である物理学や化学から借用してきています．同じ用語が，物理化学的な意味で用いられるときと，生物学的な意味合いで用いられるときがあります．ここで述べた「伝導」がよい例です．この点に注意しながら読んでいただきたいと思います．

---

3 イオンチャネルの種類

前節でイオンチャネルについて簡単に触れました．イオンチャネルには様々なものがありますが，細胞膜の興奮性について考察するためには，①静止膜で開いているチャネル（静止膜チャネル，resting channel）と，②刺激によって開くチャネル（gated channel），の2種類に区別しておくのが便利でしょう．②の gated channel を開く刺激としては，膜電位の変化や神経伝達物質の結合，さらに，温度刺激や膜の伸展などの機械刺激があります．膜電位の変化で開くイオンチャネルは「電圧依存性チャネル」（voltage-gated channel）とよばれ，神経伝達物質が受容体と結合することで開くチャネルは，「伝達物質依存性チャネル」（transmitter-gated channel）とよばれています．

静止膜状態とは，①のタイプのチャネルは開いているが，刺激によって開く②のタイプのチャネルは閉じている状態，と考えることができます．①のタイプのチャネルには，本章の第2節で述べた，カリウム（K^+）チャネルとナトリウム（Na^+）チャネル，および，塩素（Cl^-）チャネルがあります．これらのチャネルは，神経細胞の静止膜状態で開いていて，神経細胞の静止膜電位の発生に寄与しています．しかし，中枢神経系のグリア細胞の細胞膜には，カリウムチャネルしかなく，ナトリウムチャネルや塩素チャネルは存在しないとされています[5]．図I-8(A)は，静止膜で開いている3つの静止膜チャネルを表して

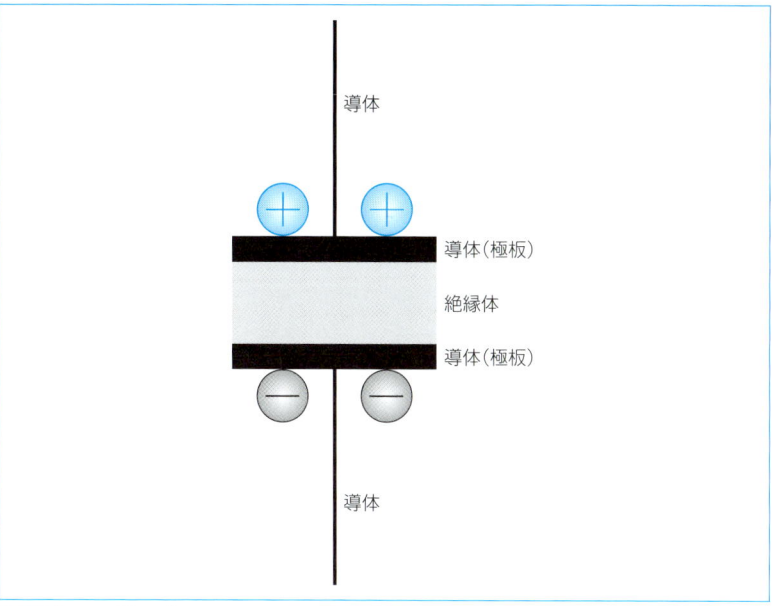

図I-9 コンデンサー
導体である2つ極板が絶縁体を挟んで向き合っている．極板に電荷を蓄えることができる．この図では，上方の極板に陽性電荷が，下方の極板に陰性電荷が蓄えられている．

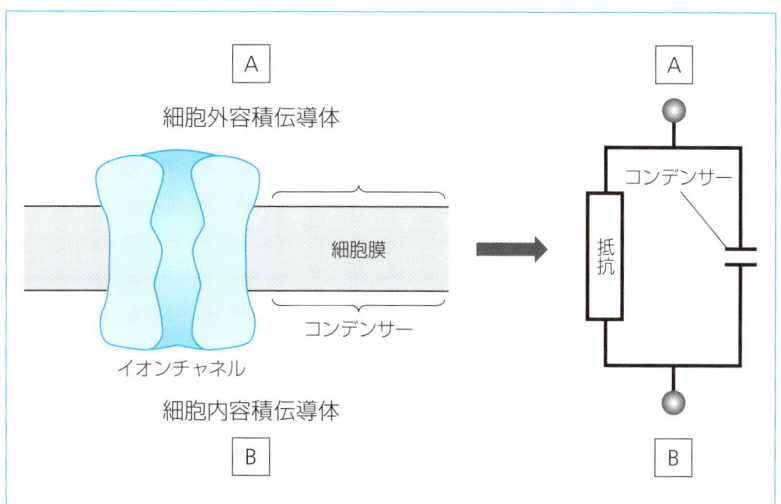

図I-10 細胞膜の抵抗成分とコンデンサー成分
イオンチャネルは抵抗に対応し，イオンチャネルのない細胞膜部分はコンデンサーに対応する．

います．(B)の④は，脱分極によって開くイオンチャネルを，⑤は神経伝達物質によって開くイオンチャネルを，⑥は機械刺激によって開くイオンチャネルを，それぞれ模式的に示しています．

4　コンデンサーとしての細胞膜

　細胞膜には，コンデンサーも存在すると考えられます．コンデンサーの詳細は第Ⅶ章で述べますが，ここでは，電気素子としてのコンデンサーの構造と機能および，細胞膜構造との対比について予備的に考察しておきます．

　コンデンサーとは，2枚の極板（導体）が絶縁体を挟んで向かい合った構造をしています．この構造によって，電荷を蓄えることができる電気素子となっています（図Ⅰ-9）．一方，細胞膜は主として脂肪層からなり，電気的には絶縁体であることは既述した通りです．そして，細胞膜の内外には容積伝導体が存在しています．つまり，細胞膜という絶縁体を，容積伝導体という2つの導体で挟み込んだ構造をしているわけです．これがコンデンサーと同じような構造になっていることは，おわかりいただけると思います．

　さて，本章の第2節で，細胞膜にはイオンチャネルが開いており，このため細胞膜はイオンに対する抵抗として機能すると述べました．ここから，細胞膜を電気回路に置き換えるとするなら，図Ⅰ-10のように，抵抗とコンデンサーの並列回路として表すのが適切であることがわかります．イオンチャネルを「抵抗」で表し，チャネルがない膜部分を「コンデンサー」で表すわけです．

　話が少し変わりますが，電気的等価回路として，細胞膜を，このような抵抗とコンデンサーの並列回路とみなすことは，「膜電位が変化するときの時間経過」を検討したいときには必須となります．しかし，電位変化の時間経過を無視して，電位変化の方向，つまり，脱分極するのか過分極するのかといった問題，および電位変化の大きさ（絶対値）だけを考察対象とするときは，膜コンデンサーを省略して抵抗だけで考えていくことができます．活動電位やシナプス後電位の発生機序を考えるとき，これら電位変化の時間経過を問題としないのであれば，膜コンデンサーを省略して考察を進めていっても差し支えありません．

5　電池としてのイオンチャネル

●膜電池

　導体を電流が流れるためには電源が必要です．電源とは，電気回路に継続して電流を流し続けさせるエネルギー源のことです．抵抗とコンデンサーといった受動素子だけでは電流は流れません．工学では電池や発電機が電源となります．生体では，細胞膜に存在する電池が，この役割（電源）を担っています．これを「膜電池」あるいは「膜起電力」とよんでいます．細胞膜に存在する電池の発生機序については，第Ⅴ章と第Ⅵ章で詳しくみていきますが，先走って少しだけ説明すれば，膜電池は，①膜内外でのイオン濃度差と，②細胞膜のイオン種に対する選択的透過性によって発生するといえます．イオン種に対する選択的透過性とは，たとえば，カリウムイオンは容易に透過させるが，ナトリウムイオンに対する透過性は低い，といったことを意味しています．物理化学的には「濃淡電池」とよばれているもので説明されます．細胞膜のイオンに対する選択的透過性が，膜に電池ができる必須要件ですから，膜電池を担う実体はイオンチャネルであるといえます．つまり，イオンチャネルは膜抵抗であり，かつ，膜電池でもあるわけです．したがって，イオンチャネルを電気的等価回路で表現するとすれば，電池と抵抗の直列配列で表すことができます（図Ⅰ-11左）．この際，抵抗は電池の内部抵抗を外部に書き出したものと考えてよく，電池自体には抵抗がなく起電力だけが存在すると考えることにします．実際の電池は起電力と内部抵抗をもった複合体ですが，電気回路

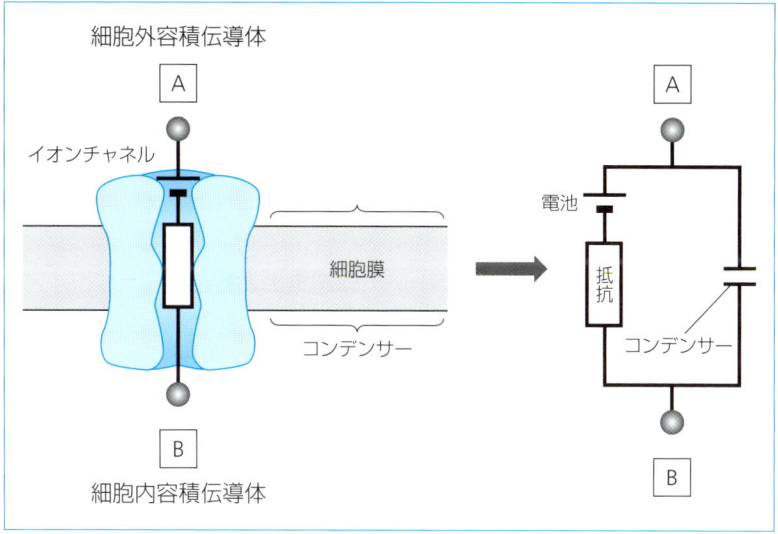

図 I-11 細胞膜の基本的な電気的等価回路
イオンチャネルは，電気素子としては電池と抵抗に対応する．イオンチャネルのない細胞膜部分はコンデンサーに対応する．右に，電池，抵抗，コンデンサーからなる電気的等価回路を記す．

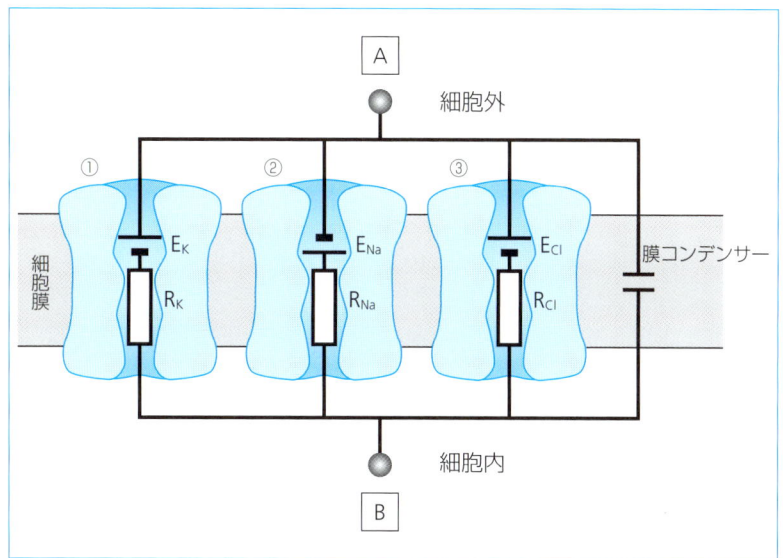

図 I-12 静止膜の電気的等価回路
①はカリウム電池を表す．E_K はカリウム電池の起電力を，R_K はカリウムイオンに対する膜抵抗を示す．②はナトリウム電池を表す．E_{Na} はナトリウム電池の起電力を，R_{Na} はナトリウムイオンに対する膜抵抗を示す．③は塩素電池を表す．E_{Cl} は塩素電池の起電力を，R_{Cl} は塩素イオンに対する膜抵抗を示す．膜コンデンサーを，電池と抵抗に対し並列配置で示している．

を考えるうえでは，内部抵抗を外部に書き出して，電池を純粋に起電力のみを持つ電気素子と考えた方が便利なのです．

図Ⅰ-11 右に，電池と抵抗の直列配列に，コンデンサーを並列配置したものを示しました．これが，最も基本的な細胞膜の電気的等価回路となります．

● 静止膜の 3 つのチャネル

静止膜には，静止時に開いているイオンチャネルとして，カリウムチャネルとナトリウムチャネル，塩素チャネルが存在すると述べました．それに対応する形で，静止膜には，カリウム電池，ナトリウム電池，塩素電池が存在します．カリウム電池とは，膜内外におけるカリウムイオンの濃度差と，カリウムイオンのみを通過させるカリウムチャネルによって作り出される膜電池のことです．さらに，カリウムチャネルは，カリウムイオンに対する膜抵抗をも形成しているわけです．同様に，ナトリウムチャネルや塩素チャネルも，それぞれのイオンに対応する膜電池と膜抵抗を形成しています．静止膜は，これら 3 つの電池が並列配置された電気回路で表されます．図Ⅰ-12 の①はカリウムチャネルを，②はナトリウムチャネルを，③は塩素チャネルを表しています．膜コンデンサーは右端に記載しました．これが静止膜の電気的等価回路となります．当面は，膜電池の発生機序や電池の向き（細胞内に陰極を向けているのか，陽極を向けているのか）は無視して，細胞膜にはとにかく，各種イオンに対応する膜電池が存在するのだと考えておいてください．生体における様々な電気現象は，膜電池を原動力として惹起されます．

● 起電力と電位差

ここで，起電力（electromotive force, emf）と電位差について述べておきたいと思います．起電力は，回路に電流を流すエネルギー源となるものです．電池や発電機は起電力を持っています．物の大きさを体積で測るように，起電力の大きさは電位差（電圧）で測ります．本書では，電池の起電力の大きさを表すのに「E」を用い，回路内の任意の 2 点間の電位差を表現するのに「V」を用います．

実際の電池には，内部抵抗「R」があります．このため，電池に電流が流れると，電池の陽極と陰極間の電位差は，電池の起電力と異なってきます．電池の内部抵抗を外部に書き出し，「電池には純粋に起電力のみが存在する」として回路図を描いた方が何かと便利であることは上述した通りです．電池を理念化して，内部抵抗はなく起電力のみを持つ電気素子と考えるわけです．本書では，この方法を用いています（図Ⅰ-13）．

> **コラム 3　抵抗について**
>
> 物体としての抵抗を特に指示したいときは「抵抗器」と表示し，抵抗の大きさを指示したいときは「抵抗値」と表しました．特に断らなくてもよいと思われる場合は，単に「抵抗」とのみ表示しました．

6　電池とコンデンサーの違いは何か

● 受動素子と能動素子

本節では，電池とコンデンサーの違いについて触れておきましょう．どちらも，その極板が帯電することは同じです．コンデンサーでは，外部から電圧をかけることによって，電荷が蓄えられ極板が帯電します．その意味で，コンデンサーは受動素子です．一方，電池は，電気以外のエネルギー源を電気エネルギーに変換し，極板に電荷を蓄えることができる能動素子です（図Ⅰ-14）．例えば，太陽光電池では，光がエネルギー源となって極板に電荷が蓄えられます．「濃淡電池」では，膜をはさんで接した 2 種類の電解質溶液間の濃度差が，エネルギー源となって極板が帯電します．

コンデンサーでは，極板に蓄えられた電荷が流出すれば，流れ出た分だけ蓄えられている電気量（電荷量）は減ります．電池では，極板から電荷が流出

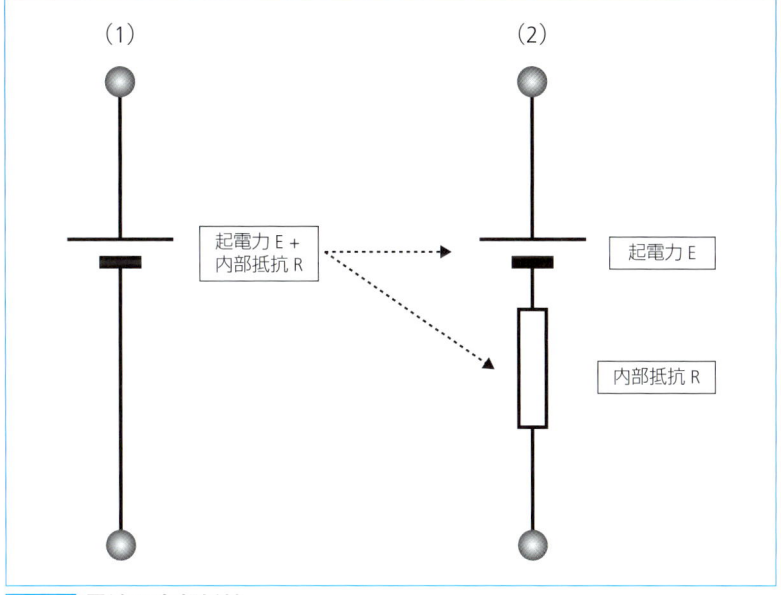

図Ⅰ-13 電池の内部抵抗
(1)実際の電池には，起電力と内部抵抗が存在する．(2)理念化された電池では，起電力だけが存在すると考え，電池の内部抵抗を外部に書き出しておく．

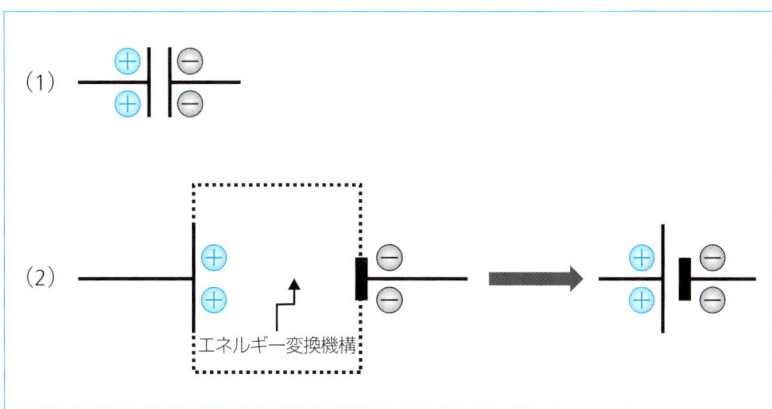

図Ⅰ-14 コンデンサーと電池
(1)はコンデンサーを，(2)は電池を示す．電池では，極板を帯電するためのエネルギー変換機構が内蔵されている．コンデンサーには，そのような機構は内蔵されていない．

しても，電荷がエネルギー源から新たに供給されるため，蓄えられている電気量に変化はありません．しかし，電池でもエネルギー源から遮断されたりエネルギー源が枯渇したりすると，極板に電荷を供給できなくなって，いわゆる消耗状態になります．太陽光電池の場合は光が当たらなくなることに相当し，濃淡電池では，電解質溶液間に濃度差がなくなることを意味します．

7　いわゆる「オームの法則」について─本書での位置づけ

●オームの法則による3つの原理

　電池と抵抗からなる電気回路の解析には，オームの法則が最も便利で役に立つ考え方を提供してくれます．オームの法則というと，最初から敬遠する方がいますが，オームの法則の定性的な理解はそれほど難しくありません．確かに，複雑な電気回路を対象に，オームの法則を使って電流や電圧を正確に計算しようとすれば，それなりのトレーニングが必要となります．しかし，私たちは電気機器の設計者のようになる必要はありません．そのような私たちにとっても，オームの法則の物理的な意味を理解し，電気回路を「読み解く術」（リテラシー）を身につけておく必要はあるでしょう．第Ⅲ章では，オームの法則の意味を理解するために，オームの法則から「3つの原理」を導きだします．①電流が抵抗を流れることによって起こる電圧降下の原理，②電流ゼロの原理，あるいはリード線効果，③抵抗ゼロの原理，の3つです．この3つの原理を用いれば，詳細な計算をすることなく，電気回路の全体像をある程度見渡すことができます．これによって，生体で起こっている電気現象のメカニズムを理解する手がかりが得られます．

8　本章のまとめ

　以上で，生体の電気現象を電気回路に置き換え，それをモデルとして，生体の電気現象を理解していくという，本書の基本的スタンスをご理解いただけたと思います．本章で述べてきた，生体構造物と電気回路との対応関係は次のようになります．①細胞内外の容積伝導体，および細胞膜にあるイオンチャネルは，電気回路における抵抗に対応します．②イオンチャネルは，電気回路における電池にも対応しています．③イオンチャネル以外の細胞膜部分は，電気回路におけるコンデンサーに対応します．

　生体の電気現象を電気的等価回路で考えていく際，電位変化の時間経過を考察対象としないならば，コンデンサーを省略して，①容積伝導体の抵抗と細胞膜の抵抗，②膜電池，といった2種類の電気素子で考えを進めていくことができます．そして，このような電気回路の解析に，オームの法則が便利なツールとなります．一方，電位変化の時間経過を考察したいときは，3番目の素子として，③膜コンデンサーを加える必要がでてきます．

●文献

1) Hodgkin AL and Huxley AF：Action potentials recorded from inside a nerve fibre. Nature, 144：710, 1939.
2) 砂川重信：電磁気学．岩波書店，東京，1991．
3) 橋本修治：電気回路による臨床電気神経生理学入門．pp170-173，永井書店，大阪，1997．
4) マックス・ウェーバー：社会科学と社会政策にかかわる認識の「客観性」．富永祐治，立野保男訳．岩波書店，1998．
5) Koester J and Siegelbaum SA：Membrane potential and the passive electrical properties of the neuron. In Principles of neural science, fifth ed, ed by Kandel ER, Schwartz JH, Jessell TM, Siegelbaum SA and Hudspeth AJ, pp126-147, McGraw-Hill, New York, 2013.

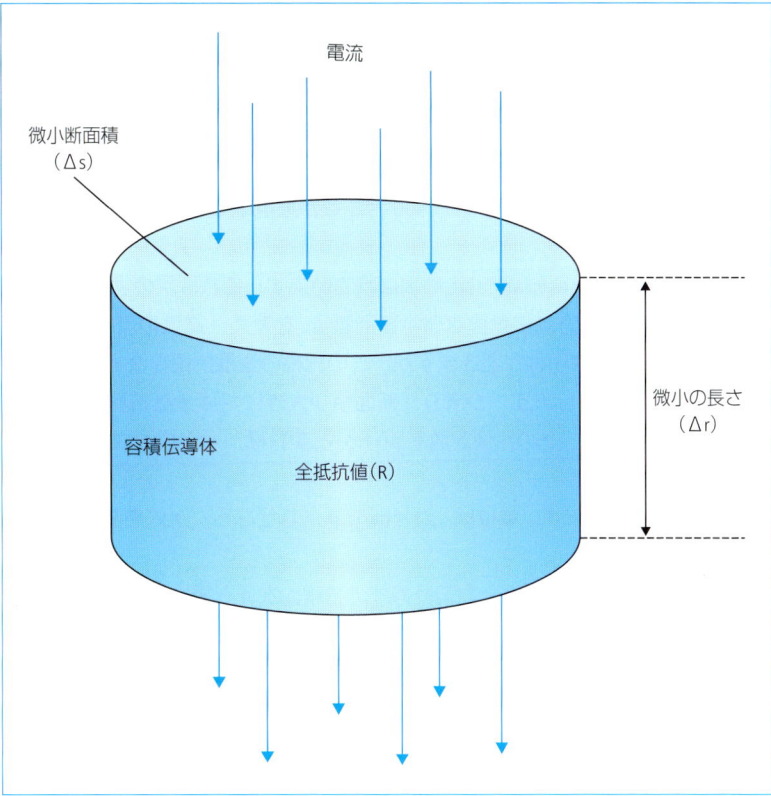

図I-15 電気抵抗率の定義
詳細は本文 16 ページ参照.

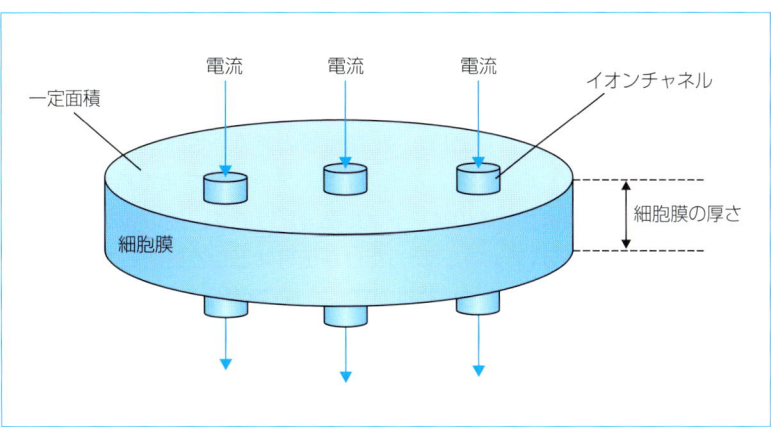

図I-16 細胞膜の抵抗
細胞膜にはイオンを通過させるチャネルが開いている．チャネル以外の部分をイオンは通過できない．図には 3 個のイオンチャネルが示されている．

I 神経と筋の電気現象を電気的等価回路で考えるために

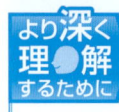

より深く理解するために　電気抵抗率(resistivity)と容積伝導体および膜の抵抗(resistance)

　容積伝導体の電気抵抗(electric resistance)は，電気抵抗率(electric resistivity)を基本として考えられます．容積伝導体の電気抵抗は，容積伝導体の大きさに依存して変化します．そこで，大きさに影響されない，その物質(伝導体)固有の抵抗値を定義しておく必要があります．これが抵抗率です．

●電気抵抗率

　抵抗率は，別名，比抵抗(specific resistance)ともよばれています．これは次のようにして定義された値です．容積伝導体内に，電流が流れている方向に垂直な微小断面積 Δs を考え，電流の流れる方向に微小の長さ Δr を考えます．図Ⅰ-15 に図示したような円柱ができますが，この円柱の全抵抗値をRとします．このときRは，円柱の断面積に反比例し，長さに比例します．つまり，断面積が大きければ全抵抗値Rは小さくなり，長さが長ければ全抵抗値Rは大きくなります．その比例定数を ρ (rho)とすれば，次の式が成立します．

　　$R = \rho \Delta r / \Delta s$

この比例定数 ρ を電気抵抗率とよびます．単位は，$\Omega \times m$ です．なぜなら，上式を変形すると

　　$\rho = R \Delta s / \Delta r$

となりますが，このとき，ρ の物理的次元は，右辺計算式の物理的次元と等しくなければならないからです．右辺は，[抵抗(Ω)]×[面積(m^2)]÷[長さ(m)] の次元となるため，ρ の単位は $\Omega \times m$ となります．電気抵抗率の逆数 σ(sigma)＝$1/\rho$ は，電気伝導率(electrical conductivity)とよばれ，電流の流れやすさを示す指標となります．

　ここで，$\Delta s = 1$，$\Delta r = 1$ と置けば，$\rho = R$ となります．つまり，単位を無視して値としていえば，容積伝導体内で単位断面積・単位長あたりの立体が持つ全抵抗は抵抗率に等しくなります．

　均等な電解質溶液からなる容積伝導体の電気抵抗率(ρ)は，同一溶液内では一定と考えられますが，容積伝導体の(全)抵抗値 R(resistance)は，電流が流れる流路の断面積が大きくなるにつれ小さくなり，距離が長くなるにつれて大きくなります．つまり，電気抵抗率は容積の大きさと関係なく決まる値ですが，抵抗値は容積の大きさに依存して変化するわけです．したがって，仮に細胞内外の容積伝導体の電気抵抗率が同じであるとしても，神経線維の長軸に沿った神経細胞内の(全)抵抗値は，同じ長さの細胞外容積伝導体の(全)抵抗値より，かなり大きくなります．

●膜抵抗

　次に，膜抵抗について考えておきましょう．膜抵抗 R_m を，細胞膜のある一定面積あたりの抵抗とします．図Ⅰ-16 を見てください．「一定面積×膜の厚さ」の立体が，電流の流れる方向に持つ全抵抗が膜抵抗 R_m になります．しかし，図示したように，膜が電荷を通過させるのはチャネル部分だけです．他の膜部分は絶縁体として機能しています．したがって，一定面積の一部分(チャネル部分)だけが伝導体として機能しているにすぎません．電流が流れることのできる面積は，実質的にかなり小さいわけです．一方，容積伝導体内に上記と同じ立体，つまり，「一定面積×膜の厚さ」の立体を考えたとすれば，この立体の断面はすべて伝導体として機能します．上述したように，円柱が持つ全抵抗値Rは，円柱の断面積に反比例し長さに比例しました．以上から，一定面積×膜の厚さの「膜」が持つ全抵抗(膜抵抗，R_m)値の方が，同じ一定面積×膜の厚さの「容積伝導体」が持つ全抵抗値Rよりも，かなり高い値になることが理解されます．また，細胞膜においてチャネルが開けば，細胞膜の抵抗が下がることもわかります．

NOTE

第Ⅱ章 活動電位を巡るパラドックス —静電気学と動電気学の違いについて

　オームの法則の詳細は次章（第Ⅲ章）で説明しますが，本章では，その前に押さえておいたほうがよいと思われる，電気現象の基礎について解説します．それは，静電気学と動電気学の基本的な考え方です．筆者は静電気学と動電気学この両者の関係と区別は，電気生理学を理解するうえで大変重要と考えています．両者が十分に区別されていないところから，活動電位を巡るパラドックスが生じてくるように思います．本章では，静電気学と動電気学，特に，動電気学における抵抗について概論した後，活動電位を巡るパラドックスについて，何が問題なのか指摘し，皆さんの関心を引いておきたいと思います．

1　静電気学

　静電気学は，ある物体が電気を帯びているとき，どのようなことが起こるのかを研究する学問です．物体が電気を帯びていることを「帯電している」と言います．「静電気」の対語は，あまり聞き慣れない用語ですが「動電気」と言います．動電気学では，私たちが，通常，慣れ親しんでいる電気回路における電気現象が対象となります．本節では，静電気学について考えます．

●原子の構造と電気

　はじめに，物質を構成する原子の構造と電荷について復習しておきましょう．物質を原子レベルでみれば，原子核と電子からなっています．原子核は，さらに，陽子と中性子からなります．陽子は電気的に陽性（正）で，中性子は電気的に中性です．一方，電子は電気的に陰性（負）となっています．

　そもそも「電気」とは何か，という問いに答えることはできません．「電気とよばれている現象が自然界には存在する」と，とりあえず納得するほかありません．「物質とは何か」と問われても，答えることができないのと同じです．さて，電気の量のことを「電荷量」，あるいは単に「電荷」といいます．また，電気を帯びた粒子のことを「電荷」とよぶこともあります．この意味で，陽子は「陽性電荷（正電荷）」とよばれ，電子は「陰性電荷（負電荷）」とよばれます．1個の陽子が持つ陽性電荷量と1個の電子が持つ陰性電荷量は，正負値は逆ですが，絶対値は等しくなっています．これを「電荷素量」，あるいは「電気素量」といいます．電気量のとりうる最小値（最小単位）という意味です．陽性電荷同士の間，あるいは，陰性電荷同士間には，相互に反発しあう力（斥力，反発力）が働き，陽性電荷と陰性電荷間には，相互に引き合う力（引力）が働きます．これを「クーロン力（Coulomb力）」といいます．

　通常，物質は，陽子数と電子数が等しく，陽性電荷量と陰性電荷量は相互に中和され，電気的に中性となっています．帯電するとは，陽子総数と電子総数が等しくなくなり，一方が他方より多くなることを意味します．陽性に帯電するとは，陽子の総数が電子の総数より多くなることであり，陰性に帯電するとは，逆の状態になることです．原子レベルで言えば，ある原子の電子が減れば，その原子は陽性に帯電します．これを「陽イオン」といいます．逆に，電子を獲得し電子の数が増えれば，その原子は陰性電荷を持つようになります．これを「陰イオン」といいます．ナトリウムやカリウムは，1個の電子を失って1価の陽イオンとなります（図Ⅱ-1）．これを，通常，Na$^+$，K$^+$と表します．塩素は1個の電子を獲得して1価の陰イオンとなります．これをCl$^-$と表します．カルシウムは2個の電子を失い，2価の陽イオンとなります．これをCa^{2+}と表現します．このように，陰陽いずれの何価のイオンになるかは，物質によってほぼ決まっているのです．

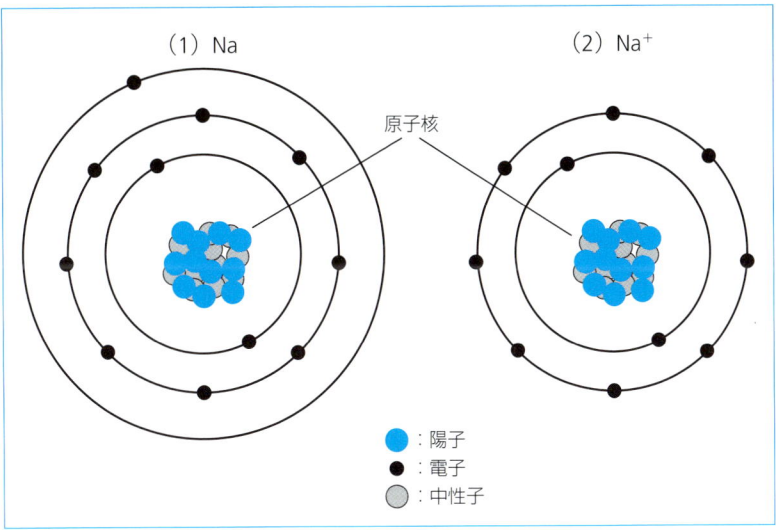

図Ⅱ-1 原子とイオンの構造
(1)ナトリウム原子，(2)ナトリウムイオン．ナトリウムイオンは，ナトリウム原子の最外殻にある電子が1個失われた状態である．このため，ナトリウムイオンは，1価の陽イオンとなる．

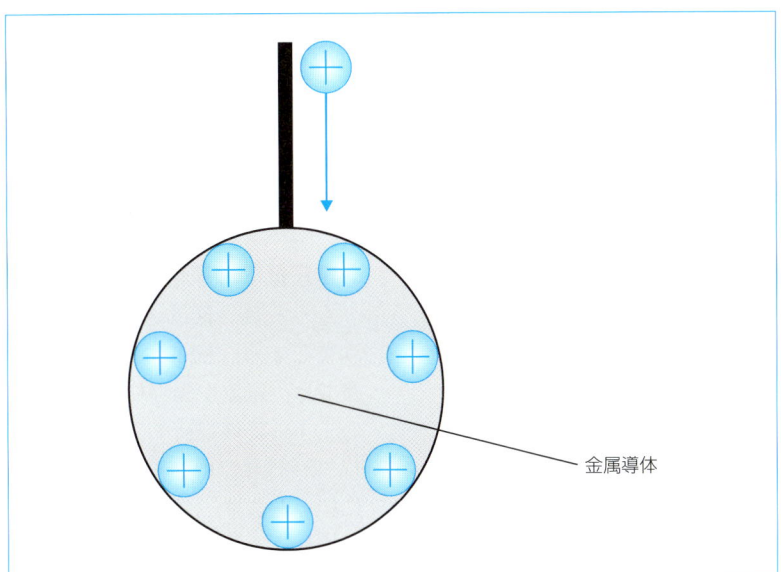

図Ⅱ-2 帯電現象
導体に陽性電荷が蓄積している．

II 活動電位を巡るパラドックス—静電気学と動電気学の違いについて

●電場の形成

　ここで今，ある物体に，陽性電荷を送り込んで陽性に帯電したとしてみましょう（図II-2）．このとき，その物体は陽性電位を示し，その周りの空間も電気的に陽性となります（図II-3）．つまり，「陽性電荷の周りに陽性電場ができる」わけです．陰性電荷の場合は陰性電場が形成されます．「電場」は，物理学では数式を用いて定義されていますが，今はそれには触れません．電荷の周りに，斥力や引力といったクーロン力が作用する場（field）ができる，とだけ考えておいてください．電位と電位差，電場の関係は，図II-4 に示しておきました．

　空間内のある場所に電荷を置けば，その周囲に，他の電荷に電気的な力を及ぼす「場」が生じるのです．物質と相互作用するものを「物理的実体」とすれば，電場も，物質と同様，一種の物理的実体であり，空間内に実在するものとなります[1]．主として，このような電気現象を扱うのが静電気学です．

2　動電気学における抵抗—オームの法則を理解するために

●抵抗は帯電しない

　次に，動電気学における抵抗について述べます．電気回路において，コンデンサーは極板が帯電します．電池の極板も帯電しています．しかし，抵抗は帯電しません．この抵抗を流れる電流に関する法則がオームの法則です．オームの法則については第III章と第IV章で詳述しますが，ここでは，オームの法則を理解するうえで重要となる，「抵抗は帯電しない」ということについて述べたいと思います．電気回路においては，電流の実体は電子の動きですが，電流の方向は，電子の流れる方向と逆と定義されています．電子が，右から左へ動くということは，電流が左から右へ動いたことに相当します．この意味で，「電流は陽性電荷の動き」と定義することもできます．

　図II-5 を見てください．抵抗が存在したとします．この抵抗は電気的に中性です．抵抗を形作っている原子において，陽性電荷の総量と陰性電荷の総量は等しくなっています．それを⊕と⊖で表記しました．⊖は電子を意味しています．ここで，電池をつないで電流を流したとしましょう．抵抗内では，電子が陰性側から陽性側へ向かって動いていきます．このとき，抵抗内の電子は一斉に動いて，(C) の領域にあった電子は，隣の(B)領域へ移ります．同時に，(B)領域では，(C)領域から入ってくる電子と同数の電子が(A)領域に移動していきます．(A)領域の電子は電池の陽極に吸収されていきます．一方，(C)領域には，電池から新たに電子が供給されます．かくして，抵抗の各領域内はマクロ的にみれば，陽性電荷と陰性電荷が，常に同数ずつ存在することになります．抵抗は，電気的に中性の状態を保っており帯電しません．それにも関わらず，抵抗の両端間や抵抗内の2点間には電位差が存在します．ここが，オームの法則を理解するうえでの最重要点です．「抵抗は電気的に中性の状態にあるにも関わらず，抵抗両端には電位差が存在する」ということです．不思議といえば不思議な気もしますが，帯電した物質の周囲の空間に，電場という物理的な実体が出現することと比較すれば，それほど不思議ではないようにも思います．

●電圧低下の原理

　もう一度，図II-5 を電流の流れとして見直してみましょう．図II-6 を見てください．図II-6 の回路では，電流が陽性側から陰性側へ向かって流れています．陽性電荷で言い換えれば，陽性電荷が領域(A)から領域(B)を経て領域(C)へ流れていったことに相当します．領域(C)の陽性電荷は，電池の陰極に流れ込んでいきます．ここで注目したいことは，「電位は，領域(A)の方が高く領域(C)の方が低い」ということです．「陽性電荷が領域(A)から領域(C)へと流れている」にも関わらずです．領域(C)に陽性電荷は留まっていません．領域(C)は電気的に中性の状態を保っています．この点が静電気現象と違う重要なポイントです．静電気では，流し込んだ陽性電荷は，その物質内に留まったままになり，その物質を帯電しました（図II-2）．電流が流れる回路が存在しないため，帯電現象が生じたのです．この帯電によって，その物質とその周辺に陽性電場が出現しました．電気回路では電荷が流れる回路が存在し

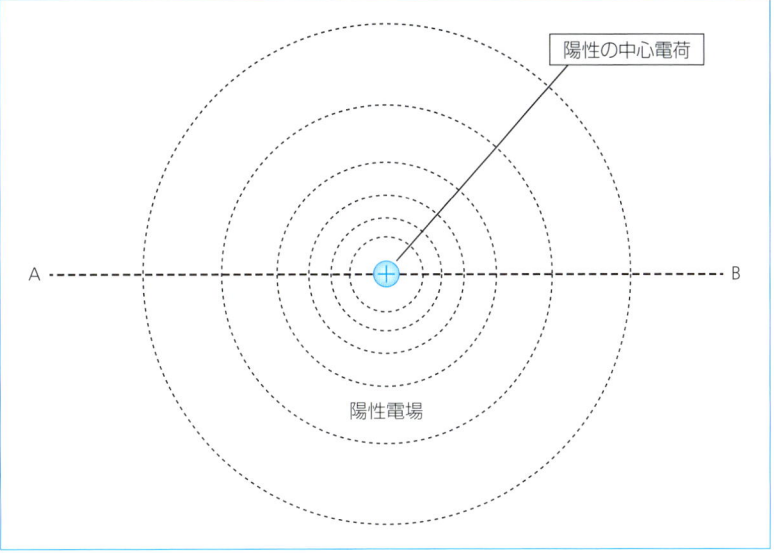

図Ⅱ-3 電場
中心に陽性電荷があり，その周囲に陽性の電場ができている．

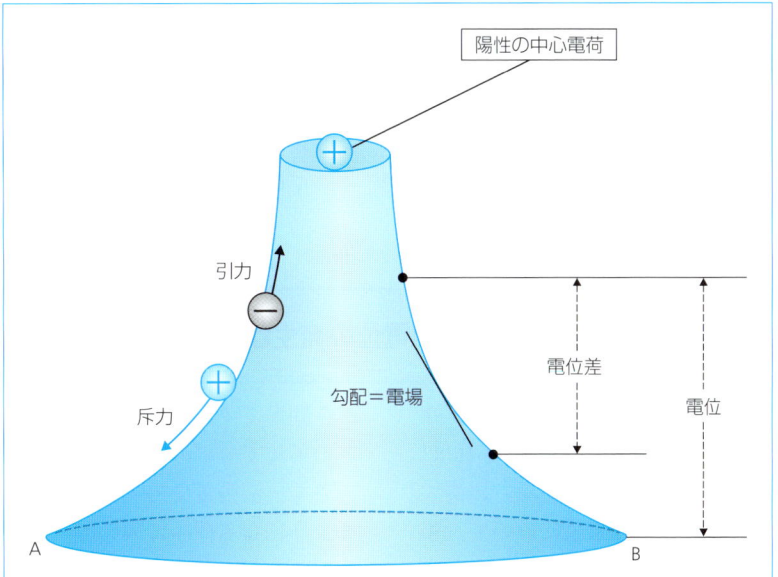

図Ⅱ-4 電場の立体模型
中心の陽性電荷が存在する場所が最も高い電位を示し，周辺に行くにつれ電位は低くなっていく．電場内の陽性電荷は斥力を受け，中心電荷から遠ざかっていく．陰性電荷は引力を受け，中心電荷に引き寄せられる．中心電荷から十分に離れた場所，たとえば，図のA－B面を基準電位とすれば，山の高さが「電位」に相当する．山に2つの場所を設定したとすれば，その2カ所の高さの差が「電位差」である．坂道の勾配が「電場」に相当する．

ます．このため，抵抗では帯電は起こらないのです．それにも関わらず，抵抗両端や抵抗内には電位差が出現し，静電気現象とは，いわば逆に，陽性電荷が流れていった先の方が電位が低くなります．

多くの抵抗では，電流が流れれば，熱を発して周囲の空間を暖めます．電球のフィラメントという抵抗に電流が流れれば，光を発します．つまり，電流は抵抗内を流れることによってエネルギーを発散します．空気を暖め周囲を明るくする，といった仕事をしています．このことは，「電流はエネルギーを発散しながら流れていく」ということを意味しています．このため，「電流が流れた先の方が，流れ出した場所よりエネルギー的に低い状態になり，電位が低くなる」ということになります．本書では，これを，オームの法則における「電圧降下の原理」と呼んでおきます．「電流が抵抗の中を流れると，電流の流れる方向に沿って電位は低くなっていく」ということです．

●オームの法則は複雑な過程を単純明快な法則として提示してくれる

抵抗の中を流れていく電子の平均移動速度は，カタツムリが歩く速度にもたとえられるくらい遅いものです．しかし，回路内の全電子が一斉に動き出すため，遠く離れた場所にある電球でも，スイッチを入れるとすぐに点灯します．一列に隊列を組んだ人々が，行進曲が鳴り出すと一斉に歩き出す，といったイメージです．このとき，「行進曲」に相当するものが「電場」であり，人一人が1個の電子に相当します．電場を作り出しているのは，電池の極板に帯電している電荷です．スイッチを入れて回路を完成させると，電池と導線によって，回路に沿った電場が作り出されます．この電場によって，回路内の全電子が一斉に動き出すのです．玉突き現象で，1個1個が順に押されて動き出すのではありません．すべての電子に，ほぼ同時に電場が作用して，一斉に動き出します．行進曲が，隊列の前の人にも最後尾の人にも同時に聞こえて，全員が同時に歩き出す，といったイメージです．

電場が，回路に沿って拡がる速度は，光速に近い速さです．このため，山奥の発電所のスイッチが入れば，都市部の家々の電灯が瞬時に点ることになります．そして，回路の導線や抵抗に沿ってできた電場が，回路内の2点間に電位差を作り出します．オームの法則は，以上のような静電気学的にみると随分と複雑な過程を，単純で明快な法則にして提供してくれているということができます．

3 活動電位を巡るパラドックス—活動電位の発生は，オームの法則に反する現象か？

本節では，活動電位を巡って，一見，パラドックにみえるものについて述べたいと思います．それは，①活動電位の発生と②末梢神経の電気刺激，に関するパラドックスです．この2つの事象において，膜電位の変化の方向が矛盾しているようにみえるというものです．

●ナトリウムイオン流入原因説

まず，活動電位について考えてみましょう．活動電位発生時，多量のナトリウムイオンが細胞内へ流入し，細胞内は陽性電位を示すようになります．ここで，①ナトリウムイオンが流入すること，②細胞内が陽性電位を示すこと，この2点は現象として事実の次元に属します．しかし，この2つの事実の間に因果関係を想定できるか否かは，別に考察されるべき問題です．以下では，末梢神経線維の電気刺激との対比で，この問題を考えていきます．

さて，活動電位の発生時，細胞内が陽性電位を示すようになる機序について，以下のような説明がされることがあります．ナトリウムイオンは陽イオンです．この陽イオンが細胞内へ流入します．すると，陽性電荷の流入によって，陰性であった細胞内電位は中和され脱分極します．さらに陽性電荷の流入が続くと，膜電位は極性が逆転して陽性へと変化します．これが活動電位の発生機序であるというわけです（図Ⅱ-7(1)）．この考え方は，「陽電荷であるナトリウムイオンが流入したことが『原因』となって，細胞内が陽性に変化する」と言い換えることができるでしょう．つまり，静電気学的な機序による説明で，上記2点間に，直接的な因果関係を認める考え

3 活動電位を巡るパラドックス―活動電位の発生は，オームの法則に反する現象か？

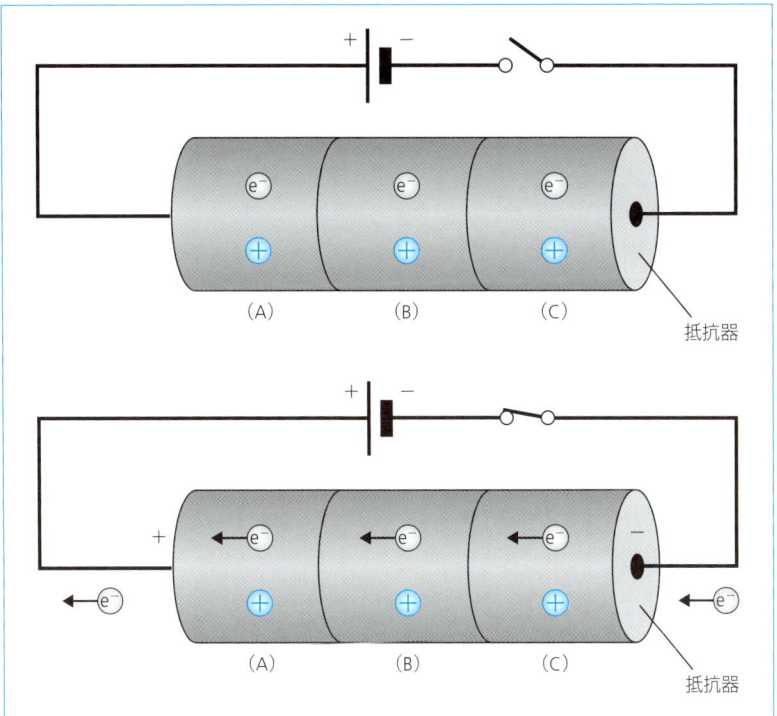

図Ⅱ-5 抵抗と電子の動き
電子は，領域(C)から領域(A)へ向かって流れていく．

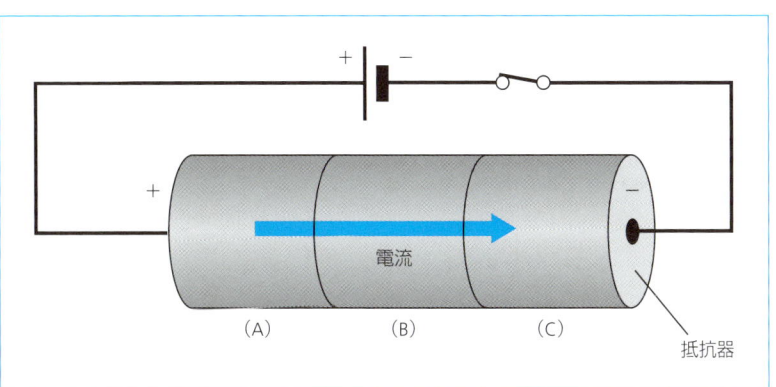

図Ⅱ-6 抵抗と電流
電流は領域(A)から領域(C)へと流れていく．このとき，領域(A)の方が領域(C)より電位が高い．

II 活動電位を巡るパラドックス—静電気学と動電気学の違いについて

方です．これを，本書では，活動電位発生に関する「ナトリウムイオン流入原因説」と名付けておきます．

● 末梢神経の電気刺激

次に，末梢神経線維を電気刺激した場合について考えてみましょう．陽極—陰極からなる1対の電極を，末梢神経が走行している皮膚に当てて，神経線維を電気刺激したとします（図II-7(2)）．このとき，陽極から出た電流の一部は，神経細胞膜を横切って，神経細胞内へ流入します．細胞内へ入った電流は，神経細胞内を陰極の方向へ向かって流れていきます．そして，陰極部分で細胞膜を横切って細胞外へ流出します．つまり，陽極部では，陽性電荷が細胞内へ流入し，陰極部では細胞外へ流出しています．ここで，上記した「ナトリウムイオン流入原因説」の考え方を適用すれば，陽極直下の神経細胞膜部分では，細胞内電位が陽性側に変化し脱分極が生じ，陰極直下では過分極が生じているはずです．

では，電気刺激したとき，活動電位はどこから発生するのでしょうか．活動電位は，細胞膜が一定の大きさまで脱分極すると，それが引き金となって，脱分極が生じた場所から発生するとされています．そうであれば，電気刺激おいて，活動電位は陽極直下の細胞膜から発生しなければなりません．しかし実際には，図に示したように，活動電位は陰極直下の細胞膜から発生します．陽極直下ではありません．したがって，予想とは逆に，陰極直下の細胞膜で，実は脱分極が生じているということになります．

実際の記録を図II-8に示しておきましょう．正中神経を電気刺激して，手指（第2指）から正中神経の活動電位を記録したものです．刺激電極の陰極の位置に注目してください．破線bで示したように，AとBでは，陰極の位置は同じになっています．一方，陽極は，Aでは手指側（遠位側）に位置し，Bでは体幹側（近位側）に位置しています．このとき，AとBでは，活動電位の潜時は同じになっています．一方，Cに示したように，陰極をAやBより遠位側に置いて刺激すると，活動電位の潜時が短縮していることがわかります．以上から，活動電位は，陰極から生じていることがわかります．

これはパラドックスです．①活動電位が発生するときは，陽性電荷が細胞内へ流入し，これが原因となって細胞内電位は陽性へと転化する，とされました．一方，②電気刺激時においては，陽極直下の細胞膜で同じ電荷の動き，つまり細胞内への陽性電荷の流入が起こっているにも関わらず，活動電位は陽極直下では起こりません．電荷の動きが逆である陰極直下で起こります．このことは，陽極部では脱分極が起こっておらず，陰極部で脱分極が起こっていることを意味しています．

このパラドックスの解決法の一つは，電気刺激では，細胞内へ陽性電荷が流入したり流出したりしない，と考えることです．細胞膜は完全な絶縁体であって，電流を通過させないと考えるのです．このとき，細胞膜は，純粋にコンデンサーとして振る舞うことになります．図II-9(2)を見てください．陽極直下の細胞膜では，陽性電極から陽性電荷が供給されて細胞膜外部に蓄積し，細胞外部をより陽性に帯電します．一方，細胞内部では，陰性電荷が引き寄せられて細胞膜内部に蓄積して細胞内をより陰性に帯電する，というわけです．陰極では逆のことが起こっていると考えます．こう考えれば，確かに，陽極直下の細胞膜には過分極が出現し，陰極直下では脱分極が出現することになります．

細胞膜にコンデンサーが存在している以上，上記の過程が生じていることも確かです．しかし，細胞膜には，イオンを通過させるチャネルも存在しています．細胞膜を純粋なコンデンサーとみなすことはできないのです．細胞膜には電流（イオン）を通過させる孔が開いている以上，電気的な力を加えれば，電荷が細胞内へ流入したり細胞外へ流出したりします．そうだとすれば，パラドックスは十分に解決したことにはなりません．

第I章でも簡単に触れましたが，抵抗とコンデンサーの並列回路では電位変化の時間経過を無視して，電位変化の方向（脱分極するのか，過分極するのか）とその大きさ（絶対値）だけを問題とするときはコンデンサーを省略し，抵抗からのみなる回路とみなすことができるとしました．逆に，膜抵抗を無視して膜コンデンサーのみを考慮するとすれば，イオンが細胞膜を実際に通過していく活動電位のような現象を取り扱えなくなります．

パラドックスの解決方法として，膜をコンデンサーとだけみなす考え方を採用するとすれば，末梢神経を電気刺激するときは，膜を完全な絶縁体と考

3 活動電位を巡るパラドックス―活動電位の発生は，オームの法則に反する現象か？

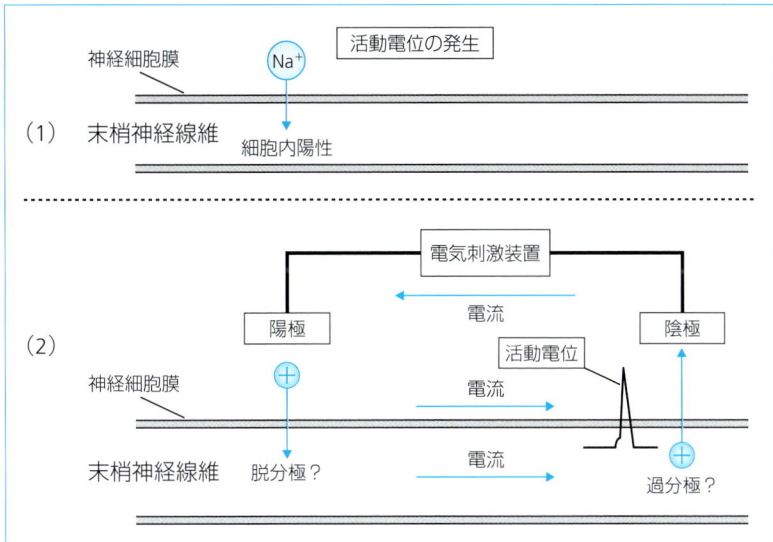

図II-7 活動電位発生時のイオンの動きと電気刺激時のイオンの動き
細胞膜を抵抗のみからなる電気素子と考えた場合．(1)活動電位発生時，ナトリウムイオンが神経細胞内へ流入している．(2)神経を電気刺激したとき，陽極下では細胞内へ陽イオンが流入し，陰極下では陽イオンが流出している．(1)で起こっていることと，(2)の陽極下で起こっていることは，電気的には同じプロセスである．しかし，実際には，活動電位は，陰極下の神経細胞膜から発生する．

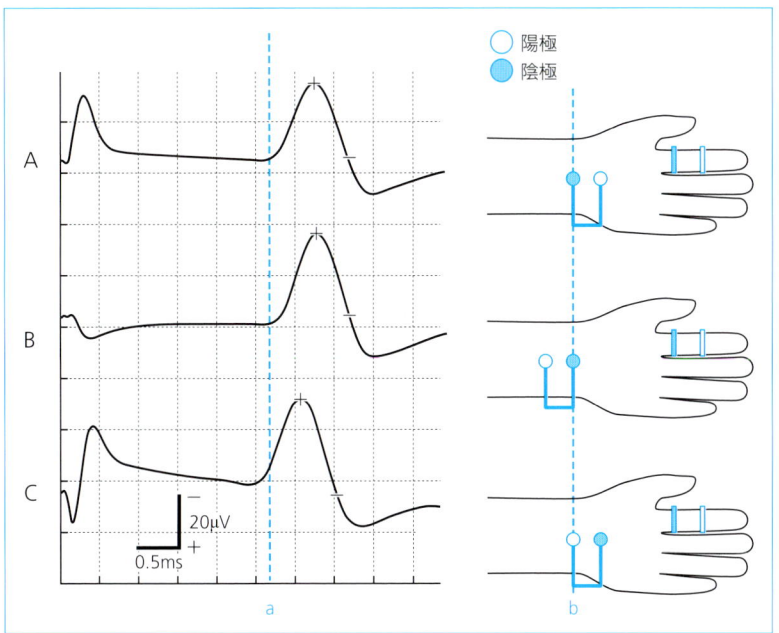

図II-8 刺激電極の極性を変えた場合の正中神経活動電位の潜時
図中の破線 a は，記録波形 A と B の潜時を示す．記録波形 A と B の潜時は等しい．記録波形 C の潜時は，これらより早くなっているのがわかる（刺激電極間距離：2 cm）．なお，図示した正中神経活動電位は，正確には，逆行性感覚神経活動電位（逆行性 SNAP）とよばれているものである． 　　　　　　　　　　　　　　　　　　　　　　　　　　　　　　　　　　　　　（幸原）

え，活動電位が発生したときは，膜をイオンが流れることのできる孔が開いたものと考えるという，一貫性のない理論構成となってしまいます．単に，説明したい現象に合わせて，説明原理を変えるということは慎まなければなりません．

ここで，抵抗からなる電気回路において，本章の第1節と第2節で述べたことを思い出してください．陽性電荷が流れた先が陽性になるというのは，回路が存在せず，電荷が蓄積する静電気学的状況においてでした．上記した「ナトリウムイオン流入原因説」は，この静電気学のイメージを，そのまま，電気回路に持ち込むという誤りを犯しているのです．細胞内へ流入したナトリウムイオンは，1カ所に留まっているわけではありません．細胞内を移動していきます．また，ナトリウムイオンが膜を透過するということは，電流が抵抗内を流れることを意味します．電流が抵抗を流れれば電位の低下が起こります．けっして電位の上昇は起こりません（図Ⅱ-10）．したがって，「ナトリウムイオンが膜を透過して細胞内に流れ込むことが『原因』となって，細胞内が陽性になる」という，ナトリウムイオン流入原因説は誤解であるとするほかありません．誤解でないとすれば，活動電位発生時には，オームの法則に反する現象が起こっているか，あるいは膜抵抗が陰性抵抗になったと考えるほかありません[2]．

生体では，第Ⅰ章でも述べたように，細胞外容積伝導体→細胞膜→細胞内容積伝導体→細胞膜→細胞外容積伝導体と，電流が流れる回路が存在しています．細胞内に，陽性電荷が流れ込めば，回路に沿って流れていき，他の場所で，細胞外へ流出しています．膜電池や膜コンデンサーの部分を除けば，細胞内は電気的に中性となっているのです．では，細胞内が陽性となる活動電位の発生機序は，どのように考えればよいのでしょうか．それは，簡単にいえば，ナトリウムイオンに対する膜抵抗が低下することによって，膜電位を決めている主たる膜電池がナトリウム電池となるためです．これが，本書で示したいと思っている主要な論点の1つです．第Ⅲ章以降で，オームの法則を説明しながら，この問題を考えていきます．

◎ 文 献 ◎

1) 砂川重信：電磁気学，岩波書店，東京，1991．
2) Katz B：神経・筋・シナプス（佐藤昌康監訳），pp 63-78，医歯薬出版，東京，1970．

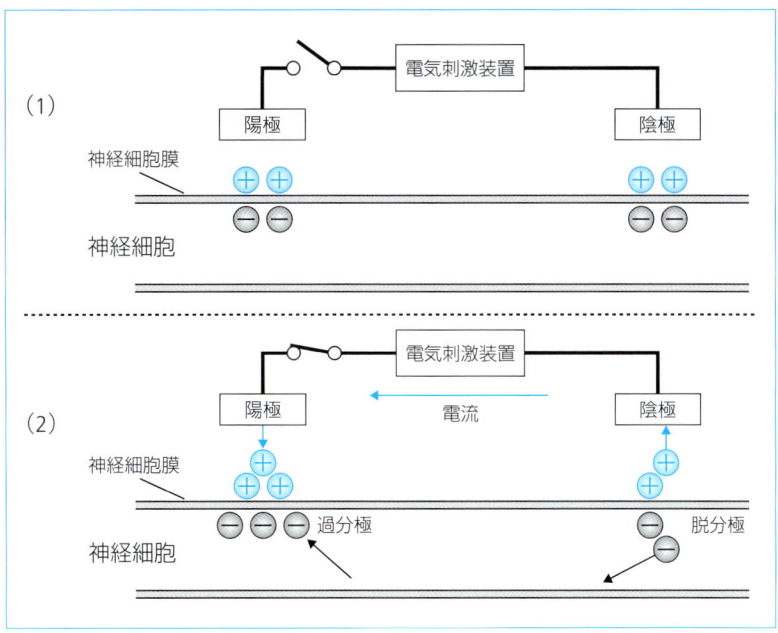

3 活動電位を巡るパラドックス―活動電位の発生は，オームの法則に反する現象か？

図Ⅱ-9 細胞膜を絶縁体と考え，コンデンサーのみからなる電気素子と考えた場合
(1)静止膜状態．細胞膜は，外部に陽性電荷，内部に陰性電荷を蓄え分極している．(2)電気刺激を加えると，陽極では，細胞外に陽性電荷が供給され，細胞内では，電極の陽性電位によって陰性電荷が引き寄せられる．これによって陽極直下の細胞膜は過分極する．一方，陰極では細胞外の陽性電荷は陰極に吸収されていく．細胞内では，電極の陰性電位に反発して陰性電荷が細胞膜から離れていく．これによって陰極直下の細胞膜は脱分極する．このモデルでは，細胞膜に存在するイオンチャネルが無視されている．

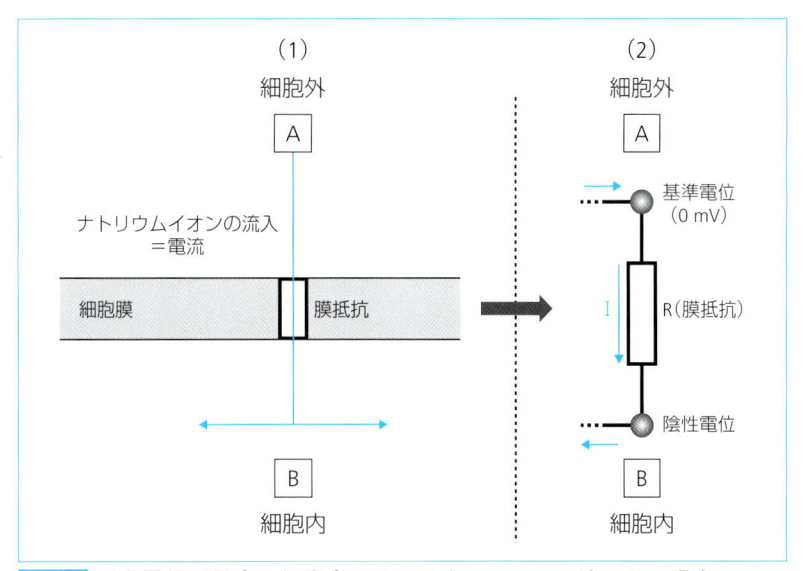

図Ⅱ-10 活動電位が発生し細胞内へナトリウムイオンが流入した場合
(1)細胞内へ流入したナトリウムイオンは，細胞内の1カ所に留まっているわけではなく，隣の領域へと流れていく．(2)の電気的等価回路に示したように，これだけであれば，細胞内は陰性となって陽性とはならない．

第Ⅲ章 オームの法則と3つの原理
―生体電気現象を読み解く術をもとめて

　神経や筋肉の電気現象を理解するためには，私たちはオームの法則を必要とします．しかし，複雑な計算を必要としているわけではありません．私たちにとってとりあえず必要なのは，オームの法則に関する「定性的な理解」です．そこで，本章では，第Ⅰ章で紹介した，オームの法則による3つの原理を解説したいと思います．3つの原理とは，①電圧降下の原理，②電流ゼロの原理，あるいは，リード線効果と③抵抗ゼロの原理です．これによって，電気回路のリテラシーを身につけていただければと思います．

1 電圧降下の原理

　「電圧降下の原理」については，第Ⅱ章でも述べたので，ある程度理解していただけていると思いますが，ここでもう少し詳しくみていきます．はじめに，水流回路にたとえながら，電気回路を見ていきましょう．図Ⅲ-1左に水流回路を記しました．水は，斜めになった水路（坂道）を，高いところ（A_1点）から低いところ（B_1点）へ向かって自然に流れていきます．低い場所まで来た水はC_1点を経て，ポンプで元の高い位置A_1点まで引き上げられます．右には電気回路を示しました．水流回路とまったく同じに表してみました．ポンプに相当するのは電池です．ポンプが引き上げる水の高さは，電池の起電力に相当します．坂道の道幅に相当するのが抵抗です．道幅は流れる水の量を制限し，抵抗は電流を制限します．電気回路では，電流が電位の高いA_2点から低いB_2点へ流れていきます．そしてC_2点を経て，電池で電位が高められてA_2点まで戻ります．

　ここまでは，なんということのない話ですが，以下の2点に留意して下さい．

　第一に，図Ⅲ-1に示したような分岐しない回路においては，水の流れでも電荷の流れでも，回路内どの場所でも同じ量が流れているということです．例えば，A_1点を単位時間あたり流れている水量と，B_1点を単位時間あたり流れている水量は同じです．同様に，A_2点を単位時間あたり流れている電荷量と，B_2点を単位時間あたり流れている電荷量も同じになります．電流が抵抗の中を流れているとき，電流は，途中で消失したりわき出たりすることはなく，その量は保存されています（電流保存則）．

　第二に，電流は抵抗の中を，必ず電位の高い位置から低いところへ向かって流れていきますが，電池の中は，逆に，電位の低い位置から高い位置へと流れていくことです．これは電池が能動素子であり，電流が流れ続けるためのエネルギー源であることから当然のことですが，案外，見落とされがちな所見でもあります．水流回路において，ポンプがエネルギーを使って水を低い位置から高い位置へと引き上げていたのと同じことです．

　第Ⅰ章でも述べたように，電池は光のエネルギーや化学エネルギー等を使って，陽性電荷を電位の低い位置から高い位置へと引き上げています．もっとも，1つの電気回路に極性を逆にした複数の電池があるときは，電流は起電力の小さい方の電池の中を，電位の高いところから低い方へ向かって流れて行きます．そのような場合を図Ⅲ-2(1)に示しました．電池2の方が電池1よりも起電力が小さいとすれば，図示した方向に電流が流れます．このとき，電流は電池2の中を，抵抗と同様，電位の高い方から低い方へ向かって流れています．しかし，このような場合でも，(2)に示したように，電池1と電池2を合成した1個の電池で示せば，その合成電池の中は，電流が電位の低い位置から高いところへ向かって流れていきます．

●電流の流れと電圧降下

　次に，図Ⅲ-3(1)に，電気回路を通常の形に書き

1 電圧降下の原理

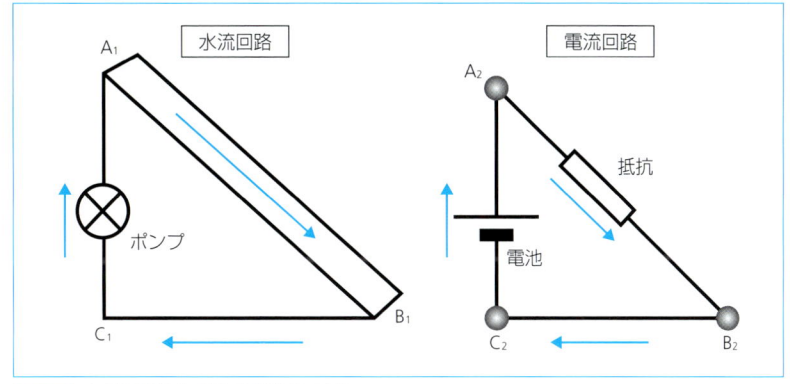

図Ⅲ-1 水流回路と電気回路の対比
抵抗は，箱形（長方形）で示す．

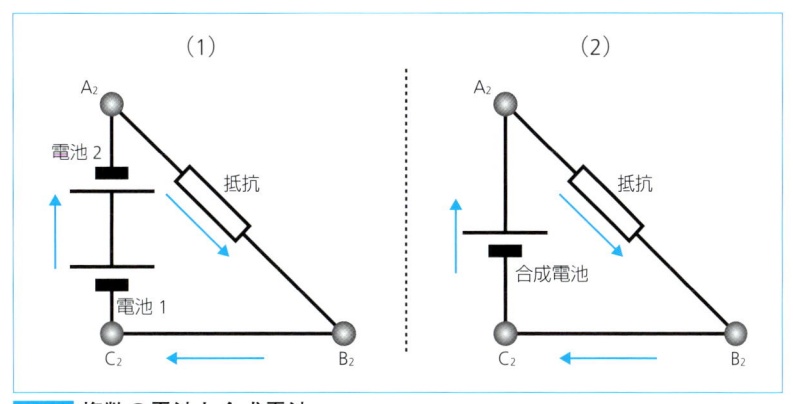

図Ⅲ-2 複数の電池と合成電池
(1)では2個の電池が，極性を逆にして配置されている．(2)は，(1)に示した2個の電池の合成電池を示す．起動：電池1＞電池2

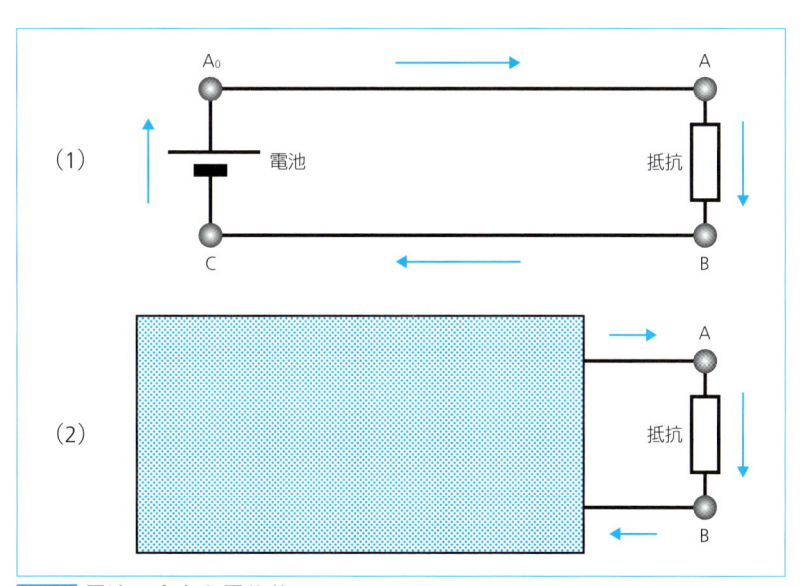

図Ⅲ-3 電流の方向と電位差
(1)では，電流は，電位の高いA点から電位の低いB点へ向かって流れている．(2)では回路の一部が隠されている．電流がA点からB点へ流れていることがわかると，A点の方がB点より電位が高いと結論できる．

Ⅲ　オームの法則と3つの原理―生体電気現象を読み解く術をもとめて

29

III オームの法則と3つの原理—生体電気現象を読み解く術をもとめて

換えたものを示します．ここで，電気回路の一部を覆いで隠してみましょう（図III-3(2)）．このとき，A点からB点へ向かって，抵抗の中を電流（陽性電荷）が流れているのが，外部から見えたとします．この状態で，A点とB点のどちらの方が電位が高いでしょうか．当然，電位はA点の方が高くB点の方が低いはずです．何が言いたいかというと，以下のことです．

電気回路においては，①「電位の高いA点と低いB点があったとき，A点とB点を抵抗で結べば，電流はA点からB点へ向かって流れていく」ということと，逆に，②「電流がA点からB点へ向かって抵抗の中を流れているとすれば，A点の方がB点よりも電位が高い」ということの両方の命題が成立する，ということです．「逆必ずしも真ならず」といいますが，ここでは「逆もまた真」であるわけです．このことは，第II章で述べたように，エネルギー論的には，「陽性電荷が抵抗の中を流れればエネルギーを放出し，その分，電位は低くなっていく」ということを意味しています．

以上から，電気回路において電位差が発生する原因として，2種類のものがあることがわかります．すなわち，①今述べた「抵抗を流れる電流」と，②「電池の起電力」です．抵抗に電流が流れるためには起電力が必要ですから，②の方がより根源的と考えられますが，現象的には①も無視しえません．

「電圧降下の原理」について，もう少し説明を続けます．まず忘れていけないのは，A点とB点の間には，必ず「抵抗」が存在しなければならないということです．「電圧降下の原理」が成立するのは，2点間に抵抗が存在するという状況においてです．抵抗がないところを電流が流れても，エネルギーを消費することがないので，電位は下がりません．この点は，すぐ後で，「抵抗ゼロの原理」として説明します．次に，第II章でも述べましたが，最もありがちな勘違いについて，繰り返し注意を促しておきます．それは，「電流が流れていく先であるB点の方が，電位が高くなる」という勘違いです．電流がB点へ向かって流れていくということは，陽性電荷がB点へ向かって流れていくのだから，B点の方がA点より電位が高くなるはずだ，というわけです．この種の勘違いが，「静電気学的状況」と「電気回路系」を混同するところから生じていることは第II章で指摘した通りです．

いずれにしても，電位は，電流が流れる方向に沿って低くなっていきます．これはコンデンサーを含む電気回路でも同様です．コンデンサーの問題は第VII章で詳しく検討しますが，ここでも簡単に触れておきましょう．図III-4を見てください．電流（陽性電荷）がA点からB点に向かって流れたとします．A点側からコンデンサーに流れ込んだ陽性電荷は，極板αに蓄積します．それと同じ量の陽性電荷が極板βから流れ出します．結果として，極板αには陽性電荷が蓄積し，極板βには陰性電荷が蓄積します．ここでも，B点の方がA点より電位が低くなっていることがわかります．抵抗でもコンデンサーでも，電流の流れる方向に沿って電位は低下していくのです．したがって，抵抗とコンデンサーの並列回路でも，同様に電流が流れる方向に沿って電位は低下していきます．

2　電気回路における電圧の正負の決め方

さて，オームの法則を数式で表すと，
　V = IR
となります．Vは2点間の電位差（電圧）であり，Iは2点間を流れる電流の強さ，Rは2点間の抵抗値を表しています．電位差Vは正負（プラス（＋）・マイナス（－））両方の値をとりますので，
　V = ±IR
と書いた方がよいかもしれません．以下に，電位差Vの正負をどう取り扱えばよいのかみていきましょ

う．電位差Vが陽性になるか陰性になるかは，電圧降下の原理から，回路図で電流の方向を確認しながら決めます．実をいうと，電流Iも正負両値をとることができるのですが，簡単な電気回路では正（プラス）と考えておいてよいでしょう．「電流Iが正（プラス）である」とは，電気回路図に示した方向に，電流が実際に流れていることを意味します．「Iが負の値（マイナス）である」とは，実際には回路図に示した方向とは逆方向に，電流が流れていることを意

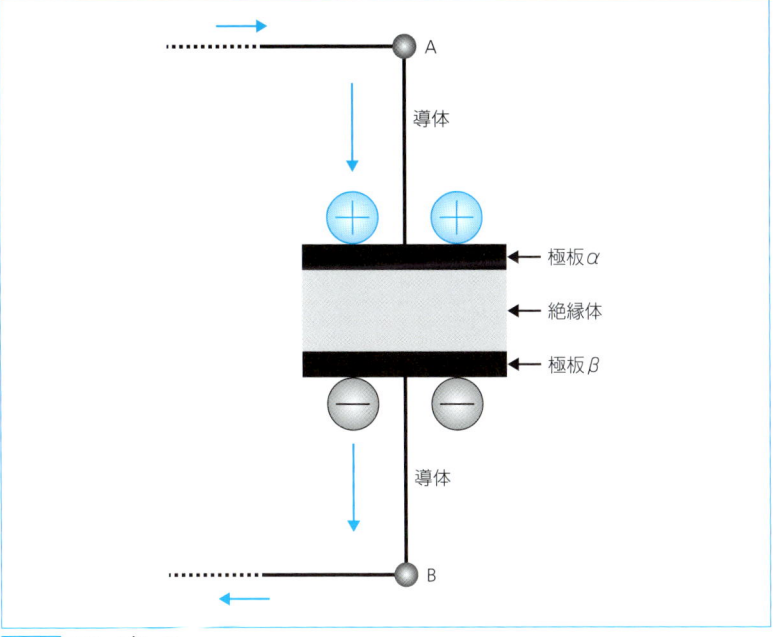

図Ⅲ-4 コンデンサー
電流がA点からB点へ向かって流れると，B点の方がA点より電位が低くなる．

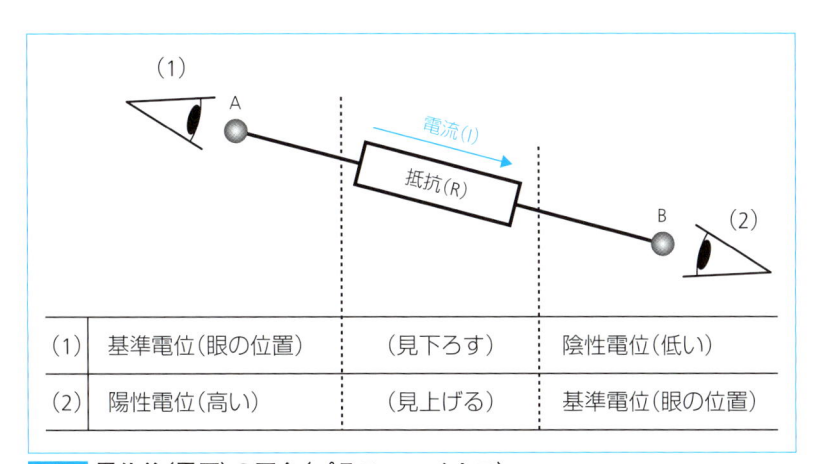

(1)	基準電位（眼の位置）	（見下ろす）	陰性電位（低い）
(2)	陽性電位（高い）	（見上げる）	基準電位（眼の位置）

図Ⅲ-5 電位差（電圧）の正負（プラス・マイナス）
基準電位の位置と電流の方向によって，電位差の正負が決まる．

III オームの法則と3つの原理―生体電気現象を読み解く術をもとめて

味します．複雑な電気回路を扱うときは，電流の向きが必ずしも自明ではないため，正負両値をとるとする必要が出てきますが，私たちが扱う電気回路の範囲内では，正と考えておいてよいと思います．では図III-5を見てください．A点とB点があり，電流がA点からB点へ向かって流れているとします．このとき，「電圧降下の原理」から，A点の方がB点より電位は高くなります．したがって，A点を基準電位（0 V）としたとき，B点の電位は陰性となります．逆に，B点を基準電位とした場合，A点は陽性電位を示します．そのどちらの場合であっても，電位差の大きさ（絶対値）はIRで計算されます．

基準電位は，回路を見るときの自分の眼の位置と考えることができます．電流が，いま自分の居る場所から遠ざかっているならば，遠ざかっていく先は，自分より低い位置にあり見下ろす形になります（図III-5(1)）．逆に，自分がいる場所へ向かって流れてきているならば，流れ出した場所は，自分より高い位置にあり見上げる形になります（図III-5(2)）．

ここで，V_{A-B}という表記法を導入しておきたいと思います．B点を基準電位とした時のA点の電位という意味です．逆に，A点を基準電位としたときのB点の電位は，V_{B-A}と表記します．今の場合，V_{A-B}は陽性でありV_{B-A}は陰性となります．電流値Iを正の値としていますので，

$V_{A-B} = IR$
$V_{B-A} = -IR$

となります．つまり，回路図において，電位差を測定するときの基準電位をどこに置くかによって，V＝IRとなったり，V＝－IRとなったりするわけです．このように，電圧降下の絶対値はIRで計算されるため，電圧降下の原理は，別名，「IR drop」とよばれることがあります．

電池の起電力についても，電位差と同様，本書では，正負両方の値をとることができるものとします．図III-6(1)を見てください．いま，仮に，図示した電池の起電力の絶対値を10 Vとしましょう．このとき，A点を基準電位0 Vとすると，電池の起電力Eは－10 Vになります．一方，図III-6(2)では，電池を逆向きに配置しました．今度は，A点を基準電位とすればEは＋10 Vとなります．つまり，起電力Eは代数的な表記であり，正の値も負の値もとることができるとしておきます．回路図を見ながら，どこを電位測定の基準点としているのかに応じて，Eは正の値になるのか，負の値になるのかを判断することになります．これによって，回路図における電位差を，代数式で一般的に表記できるという利点がでてきます．

3 電流ゼロの原理と抵抗ゼロの原理

　この節では，オームの法則における3つの原理のうち，残りの2つについて解説します．電流ゼロの原理，あるいはリード線効果と抵抗ゼロの原理です．それはオームの法則で，I＝0の場合とR＝0の場合に相当します．なぜそんな特殊な場合を考察するのかと思われるかもしれませんが，これが重要であることはすぐにわかります．物事は，その極限状態まで単純化したものを，「単純モデル」として想定しておくと，後々の考察が容易になることがあります．この場合，I＝0あるいはR＝0が，その極限化状態です．

　V＝IRから，①I＝0なら，Rの値いかんにかかわらずV＝0となります．②R＝0ならば，Iの値いかんにかかわらずV＝0になります．言葉で表現すると，①は，「電流が流れていない抵抗両端間には，抵抗値とは関係なく，電位差がない」ということを意味しています．つまり，抵抗の両端は等電位となります．②は，「抵抗がゼロのところでは，電流が流れていても電位差は存在しない」ということを意味しています．今後の便宜のために，①を「電流ゼロの原理」，②を「抵抗ゼロの原理」と名づけておきます．①は「リード線効果」とよばれることもあります[1]．というのは，電気回路において，リード線は閉回路から外へ飛び出した形をしていて，電流はその部位を流れないからです．

　以上で，私たちが必要とするオームの法則から導出される3つの原理が手に入りました．これらを図III-7にまとめておきます．図の(1a)と(1b)が電圧降下の原理（IR drop）です．(2)は電流ゼロの原理，あるいは，リード線効果を示しています．(3)は抵

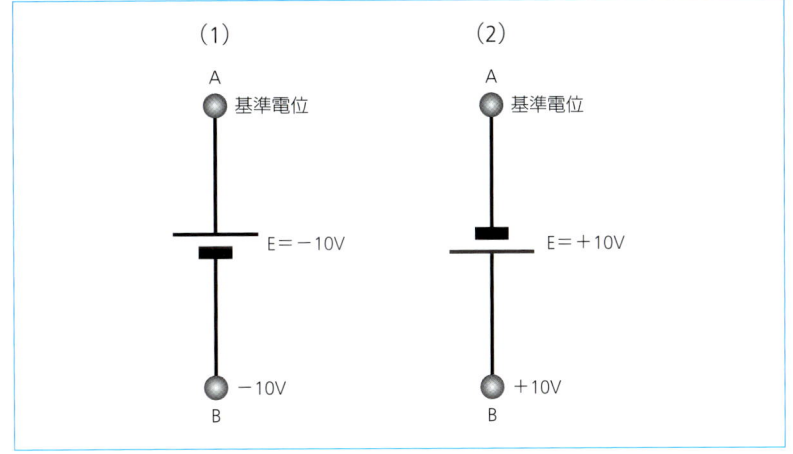

図Ⅲ-6 電池の起電力の正負
電池の起電力の絶対値は 10 V である．A 点を基準電位とすれば，B 点は，(1)では陰性となり(2)では陽性となる．E は，電池の配置の仕方と，どこを基準電位とするのかに依存して，正負いずれの値をもとることができる．

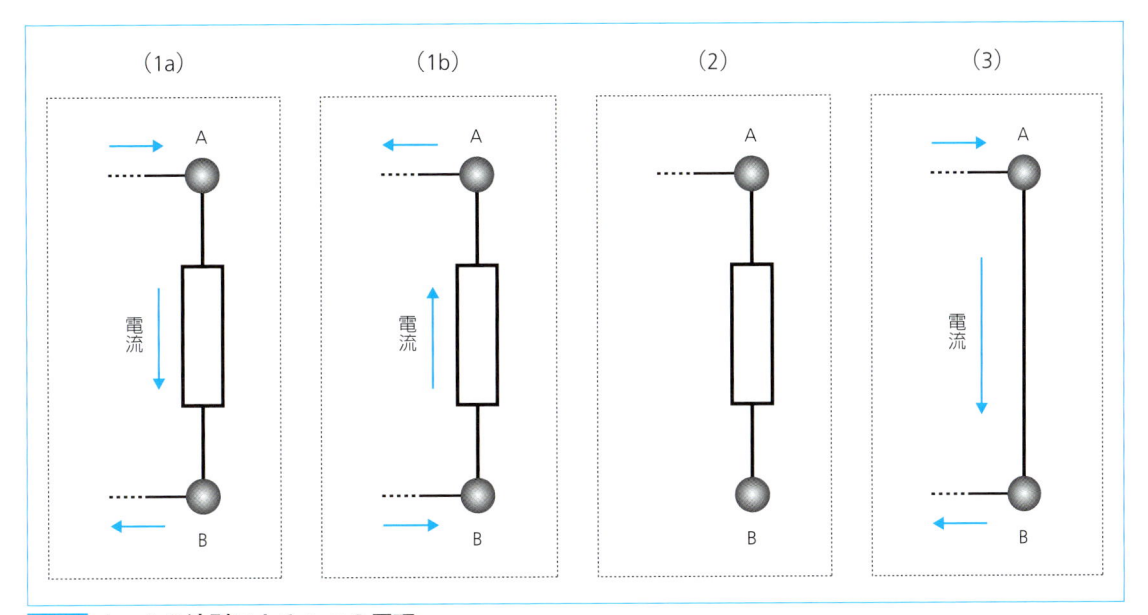

図Ⅲ-7 オームの法則による 3 つの原理
(1a)では，電流が A 点から B 点へ向かって流れている．(1b)では，電流が逆に B 点から A 点へ流れている．(2)では，抵抗はあるが電流が流れていない．(3)では，電流は流れているが抵抗がない．(1a)と(1b)では，抵抗の両端に電位差が存在する．(2)と(3)では電位差が存在しない．

抗ゼロの原理です．図Ⅲ-7(1a)では，電流がA点からB点へ向かって流れていますから，A点の方がB点より電位が高くなります．(1b)では，電流がB点からA点へ向かって流れていますから，A点を基準電位とすれば，B点は陽性電位となります．(2)では，抵抗の値いかんに関わらず，A点とB点は等電位です．(3)では，電流の値いかんに関わらず，A点とB点は等電位となります．次章では，これら3つの原理を用いながら，電気回路と生体電気現象の関係を考察していきます．

> **Q** オームの法則による3つの原理はよくわかりました．ところで抵抗がゼロということは実際にあるのでしょうか．導線のようなものはほぼ抵抗がないものと考え，抵抗ゼロの原理を適応していくという意味でしょうか？
>
> **A** その通りです．抵抗がゼロということは実際にはありません．第Ⅰ章でも述べたように，理論的には，極限化した理念型を参照しながら考えていく，という立場をとっています．この立場からは，「導線のようなものは抵抗がない」という考え方が許容されます．

4 合成抵抗

電気回路では，通常，抵抗をいくつも組み合わせながら複雑な回路を構成していきます．この際の基本は，①直列配列と②並列配列です．ここでは簡単に，直列配列における合成抵抗値と，並列配列における合成抵抗値を示しておきます．合成抵抗とは，複数個の抵抗を1個の等価な抵抗で表し直すことを意味しています．このような方法は，本章の図Ⅲ-2でも示したように，電池についても適用できます．複数の電気素子を，等価な1個の電気素子に置き換え電気回路を単純化する方法は，今後も本書で用いる方法です．このような方法を用いることを，記憶に留めておいてください．

図Ⅲ-8のように，2個の直列配列された抵抗(図Ⅲ-8(1))を，1個の合成抵抗(図Ⅲ-8の(2))に置き換えるとすれば，合成抵抗値は，それぞれの抵抗値の足し算になります．2個の抵抗の値を，R_1とR_2とし，合成抵抗値をRとすれば，

$$R = R_1 + R_2 \quad \cdots\cdots \quad [\text{Ⅲ-1}]$$

の関係が成立します．抵抗値は正(プラス)の値しかとりませんから，合成抵抗値Rは，元の2個の抵抗値(R_1，R_2)のいずれよりも大きくなります．

次に，並列配置についてです．図Ⅲ-9に2個の抵抗の並列配置を示しました．図示したそれぞれの抵抗の値をR_1，R_2，Rとすれば，

$$\frac{1}{R} = \frac{1}{R_1} + \frac{1}{R_2} \quad \cdots\cdots \quad [\text{Ⅲ-2}]$$

の関係が成立します．この式を少し変形すればわかりますが，合成抵抗値Rは，元の2個の抵抗値(R_1，R_2)のいずれよりも小さくなります．たとえば，上式で$R_1 = R_2$とすれば，

$$R = \frac{R_1}{2} = \frac{R_2}{2}$$

となり，合成抵抗値は元の抵抗値の半分に減ることがわかります．この公式の証明は本章章末の「より深く理解するために：並列回路における合成抵抗値の公式の証明」に示しておきました．

以上から，「抵抗を直列配置すれば合成抵抗値は大きくなり，並列配置すれば小さくなる」と結論できます．上記の数式は忘れても，この結論だけは，定性的理解として記憶しておいてください．水流回路(図Ⅲ-1)でいえば，「水の流れる坂道が長くなれば，水に対する抵抗は大きくなり，坂道が1本より2本に増えれば小さくなる」ということに対応します．また，第Ⅰ章章末の「より深く理解するために：電気抵抗率と容積伝導体および膜の抵抗」(p.16)に記載したように，「立体の抵抗は，電流が流れる方向の長さに比例して大きくなり，断面積に反比例して小さくなる」としたこととも符合しています．

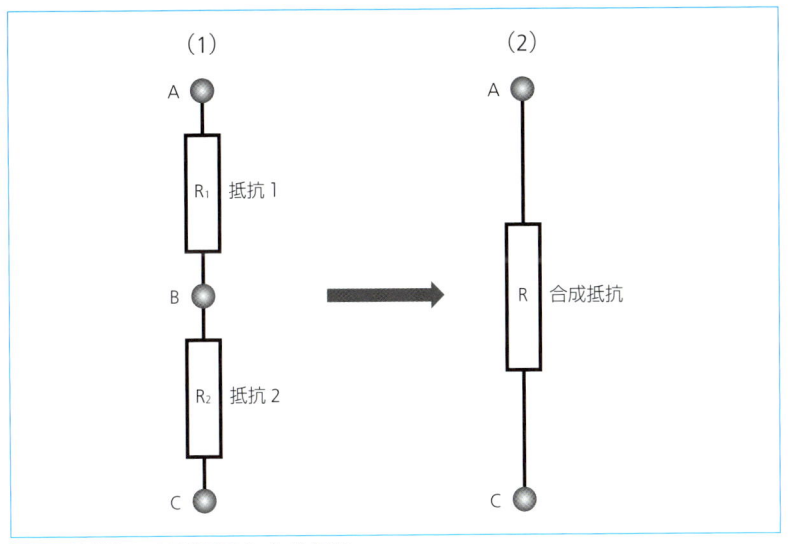

図Ⅲ-8 抵抗の直列配置と合成抵抗
(1)に2個の抵抗(R₁, R₂)の直列配置を示す. (2)は, (1)で示した2個の抵抗を1個の等価な抵抗(R)に合成したもの.

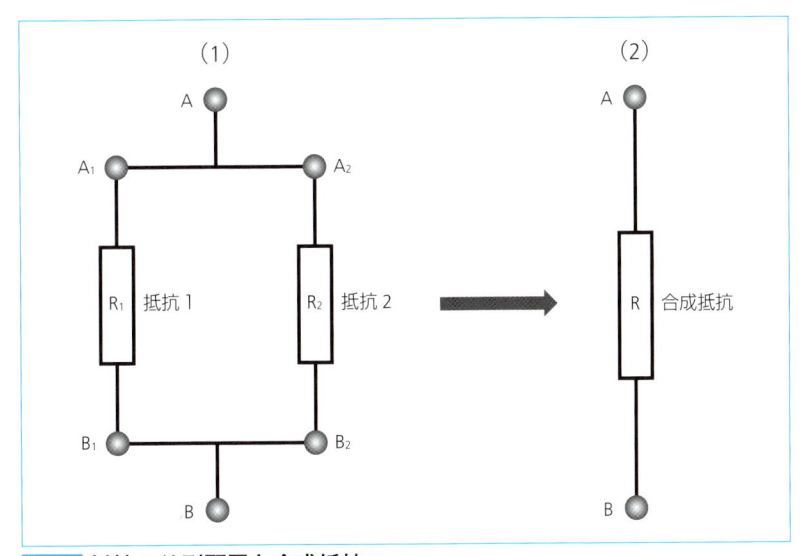

図Ⅲ-9 抵抗の並列配置と合成抵抗
(1)に2個の抵抗(R₁, R₂)の並列配置を示す. (2)は, (1)に示した2個の抵抗を1個の等価な抵抗(R)に合成したもの.

Ⅲ 5 電圧分配の原理

次に、いくぶん唐突ですが、「電圧分配の原理」について述べておきたいと思います。上記した3つの原理が、オームの法則の定性的理解であるのに対し、「電圧分配の原理」は、定量的理解に属します。本書では、今後比較的頻回に使用する原理ですので、ここで述べておきます。

「電圧分配の原理」とは、「2個の抵抗が直列配列されている電気回路においては、抵抗の中を流れる電流によって惹起される電圧降下の大きさは、抵抗値の比に比例する」というものです。これは、直列回路では2個の抵抗内を流れる電流の強さが同じであるため、IRで計算される電圧降下の大きさは、抵抗の値に比例することになるからです。

具体的には、以下のようになります。図Ⅲ-10を見てください。$E = 50$ mVとし、$R_1 = 10Ω$、$R_2 = 40Ω$とします。このとき、抵抗1では10 mVの電圧降下が起こり、抵抗2では40 mVの電圧降下が出現します。つまり、50 mVの電圧は10:40=1:4で分割されます。次に、抵抗1は10Ωのまま変わらず、抵抗2の値だけが490Ωになったとしてみましょう。このとき、抵抗1では1 mVの電圧降下が起こり、抵抗2では49 mVの電圧降下が出現します。つまり、50 mVの起電力は10:490=1:49で分割されます。抵抗1の値は10Ωのまま変化していませんが、全体の抵抗が大きくなったため、回路全体を流れる電流は小さくなっています。このため、抵抗1の部分での電圧降下が小さくなったのです。

以上のことを一般的な解法で示すと、以下の通りです。電池の起電力Eがいくらであっても、抵抗1と抵抗2を流れている電流の強さは同じです。それをIとすれば、抵抗1両端間の電圧V_{A-B}は、

$$V_{A-B} = IR_1$$

で計算されます。ここで、V_{A-B}は、B点を基準としたときのA点の電位です。一方、抵抗2両端間の電圧V_{B-C}は、

$$V_{B-C} = IR_2$$

で計算されます。したがって、

$$V_{A-B} : V_{B-C} = R_1 : R_2$$

となることがわかります。一方、電池の起電力EとV_{A-B}とV_{B-C}の間には、

$$E = V_{A-B} + V_{B-C}$$

の関係が成立しています。以上から、抵抗1両端の電圧V_{A-B}と抵抗2両端の電圧V_{B-C}は、元の電圧Eを、抵抗値の比率で分割したものに等しくなることがわかります。この原理の便利な点は、電流の強さを計算することなく、電圧だけで考えを進めていける点にあります。しかし、回路の抵抗値が変化すれば、当然、回路全体を流れる電流の大きさが変化していることを、忘れないようにしておいていただきたいと思います。

✎コラム 「電圧降下」という言い方について

「電圧降下の原理(IR drop)」は、A点からB点へ向かって電流が流れる場合、A点の電位よりB点の電位の方が低くなることを意味しています。つまり、電流が流れることによって、A点とB点間に電位差(電圧)が発生することを意味しています。この意味で、正確には、電圧が降下するのではなく電位が降下するのですが、慣習的に「電圧降下」とよばれています。本書でも「電圧降下」という語を用います。

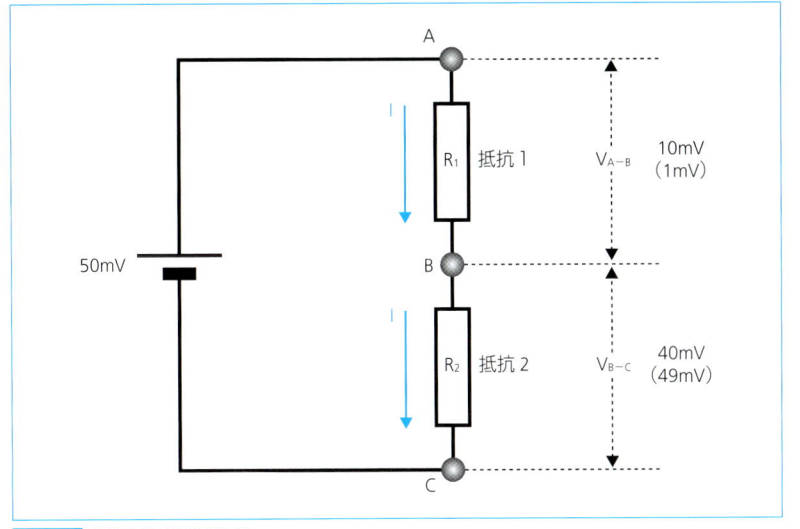

図Ⅲ-10 電圧分配の原理
抵抗の直列配列では，電池の起電力が，抵抗値の比率に従って，各抵抗両端の電圧として分配される．R₁＝10 Ω，R₂＝40 Ω のとき，抵抗1の両端の電圧は 10 mV，抵抗2両端の電圧は 40 mV になる．一方，R₁ は 10 Ω のまま，R₂ だけが 490 Ω と抵抗が高くなると，抵抗1両端の電圧は 1 mV，抵抗2両端の電圧は 49 mV となる．

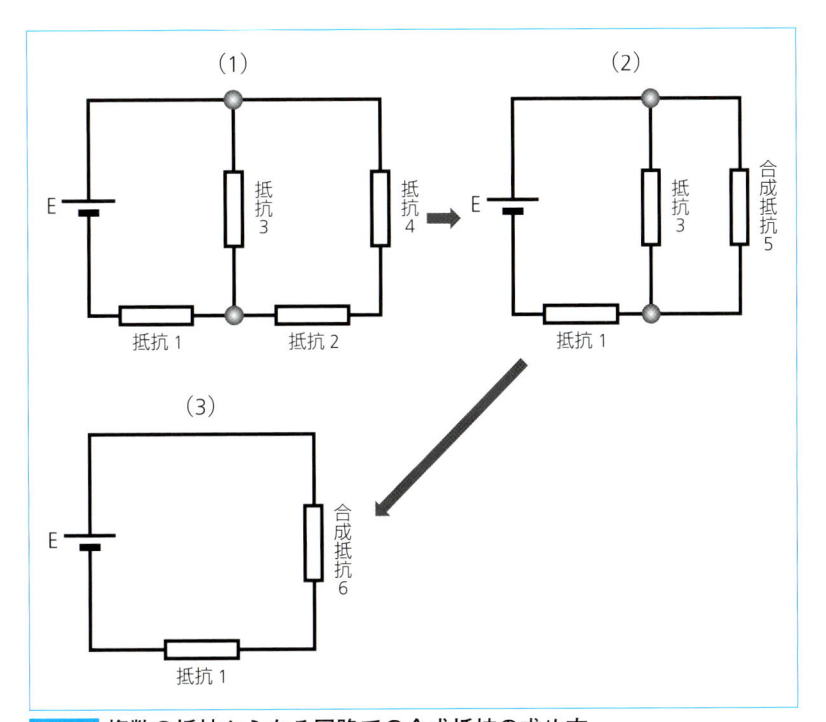

図Ⅲ-11 複数の抵抗からなる回路での合成抵抗の求め方
(2)の合成抵抗5は，(1)の抵抗2と抵抗4の直列配置による合成抵抗．(3)の合成抵抗6は，(2)の抵抗3と合成抵抗5の並列配置による合成抵抗．

6 抵抗の直列回路と並列回路の組み合わせ

　最後に，抵抗の直列回路と並列回路の組合わせにおける合成抵抗値の計算方法を解説しておきます．図Ⅲ-11(1)を見てください．このような複数の抵抗器からなる回路を，1個の合成抵抗器に置き換えるとき，どのように考えればよいのか，考え方の道筋を示しておきましょう．

　抵抗2と抵抗4は直列配列になっています．その合成抵抗を合成抵抗5とすれば，その値は［Ⅲ-1］式で計算されます．次に，合成抵抗5と抵抗3は並列回路になっています．その合成抵抗を合成抵抗6とすれば，その値は［Ⅲ-2］式で計算されます．合成抵抗6と抵抗1は直列配列になっていますから，その合成抵抗値は，再び［Ⅲ-1］式で計算されます．かくして，回路全体を1個の合成抵抗に置き換えることができ，その抵抗値を計算することができます．

● 文　献 ●

1) Cunningham K, Halliday AM and Jones SJ：Simulation of 'stationary' SAP and SEP phenomena by 2-dimensional potential field modeling. Electroencephalogr Clin Neurophysiol 65：416-428, 1986.

より深く理解するために：並列回路における合成抵抗値の公式の証明

参考図を見てください．並列回路に，電流 I が流れ込んだとします．この電流は，抵抗1を流れる電流 I_1 と抵抗2を流れる電流 I_2 に分岐します．ここに，$I=I_1+I_2$ の関係が成立しています．これは電流保存則です．次に，A-B間の電圧を V としましょう．抵抗ゼロの原理から，図の A 点は，A_1 点や A_2 点と等電位となります．また，B 点も B_1 点や B_2 点と等電位となります．したがって，A_1-B_1 点間の電圧は，V と等しく，同様に，A_2-B_2 点間の電圧は V に等しくなります．これらの電圧は，電圧降下の原理から，それぞれ，I_1R_1 と I_2R_2 に等しくなります．

以上をまとめると，

$I=I_1+I_2$

$I_1R_1=I_2R_2=IR$

の関係が成立していることがわかります．これらの式から，I, I_1, I_2 を消去して，R, R_1, R_2 の関係式を求めれば，［Ⅲ-2］の公式が得られます．

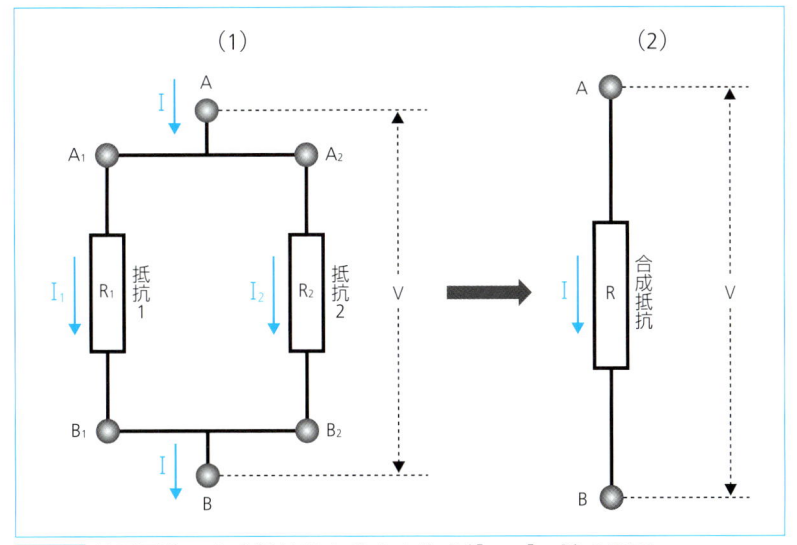

参考図 並列回路の合成抵抗値を求める公式（［Ⅲ-2］式）の証明

第Ⅳ章 オームの法則は，生体電気現象の理解に役立つ

　本章では，第Ⅲ章で述べたオームの法則の3つの原理を用いて，様々な電気回路を検討しながら，その電気回路が生体の電気現象を理解するうえで，どのように役立つのか考えたいと思います．

1　心電図で肢誘導が可能となる理由はリード線効果にある

　皆さんは，手首や足首といった心臓から遠く離れた部位で心電図が記録できる理由を考えたことがありますか．心筋による電流は胸部を流れていますが，上肢や下肢にはほとんど流れていません．心臓由来の電流が流れていない部位から，どうして心電図が記録されるのでしょうか．この点を，リード線効果によって考えてみたいと思います．

●リード線効果

　リード線効果とは，電流ゼロの原理の別名ですが，図Ⅳ-1のような回路では，電流ゼロの原理とよぶより，リード線効果といった方がしっくりきます．では，この回路でF点を基準電位としたときの，E点の電位はいくらかを考えてみましょう．まず，この回路における電流の流れを確認しておきます．電流は，閉回路となっているA–B–C–Dを時計方向に流れています．抵抗1の中を電流は流れていますが，抵抗2や抵抗3には電流が流れていません．したがって，リード線効果によって，B点とE点，およびC点とF点は，それぞれ等電位となります．以上から，F点を基準としたときのE点の電位は，C点を基準としたときのB点の電位と同じになることがわかります．次に，B点とA点間の抵抗はゼロです．抵抗ゼロの原理から，B点とA点は等電位になります．同様にして，C点とD点も等電位です．したがって，C点を基準電位としたときのB点の電位は，D点を基準電位としたときのA点の電位に等しくなります．これは，電池の起電力そのものですから，＋10 Vとなります．したがって，F点を基準電位としたときのE点の電位は，＋10 Vであることがわかります．

●心電図で肢誘導記録が可能となる理由

　以上の考察から心電図において，肢誘導記録が可能となる理由がわかります．図Ⅳ-2を見てください．四肢がまさにリード線になっているのがわかります．これで，手首や足首から，肩や下腹部の電位が記録される理由がわかると思います．四肢がリード線になっていることが，四肢末端で心電図を記録できる理由であったわけです．同じ上肢の遠位部と近位部，あるいは，同じ下肢の遠位部と近位部に置いた一対の電極からは，心電図がほとんど記録されないことも，リード線効果から説明できます．このように，オームの法則は生体電気現象の理解に大いに役立ちます．

　心電図の肢誘導のほかに，体性感覚誘発電位（somatosensory evoked potential，SEP）の一種であるP9遠隔電場電位も，同様の機序で説明できます．P9遠隔電場電位とは，一側の正中神経を手関節部で刺激すると，潜時約9 msで頭部や刺激対側上肢から記録される陽性電位のことです．正中神経刺激後9 msのときは，活動電位はまだ鎖骨部辺りを伝導しています．この鎖骨部を伝導している電位が，頭部のような遠く離れた部位から記録されるというものです．この電位も，頭部から頭部にかけてがリード線になっていると考えることによって説明することができます（「第8節　リード線効果によるP9遠隔電場電位の発生機序の理解」p.56参照）．

1 心電図で肢誘導が可能となる理由はリード線効果にある

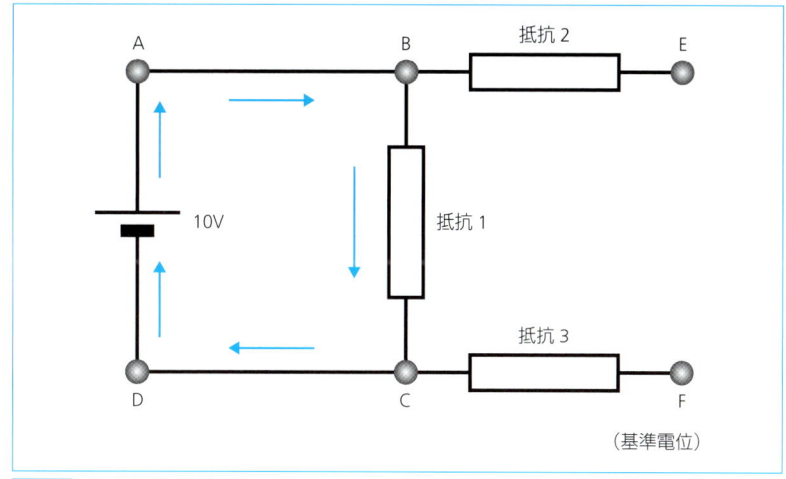

図IV-1 リード線効果
抵抗2，抵抗3は回路に含まれていないため，電流が流れていない．B-E，C-Fは文字通りリード線となっている．リード線効果によって，B点とE点は等電位であり，C点とF点も等電位となる．

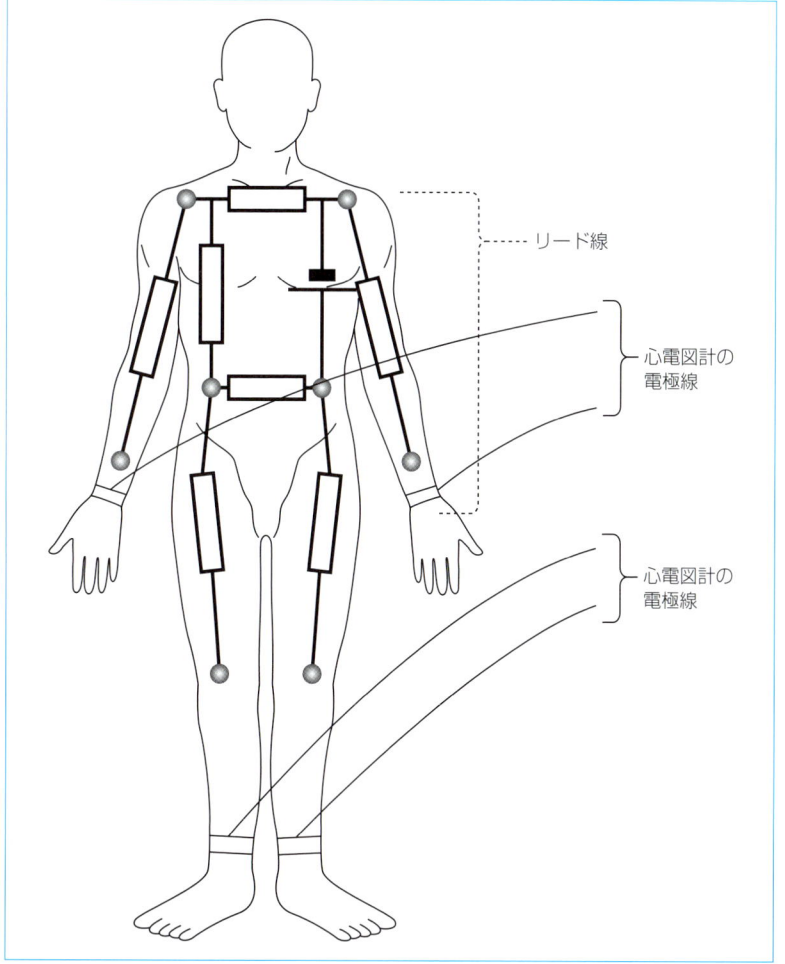

図IV-2 心電図肢誘導
上下肢はリード線となっている．図では，左上肢のみを「リード線」と表示したが，他の三肢もリード線になっていることがわかる．このため，四肢末端で心電図が記録可能となる．

IV オームの法則は，生体電気現象の理解に役立つ

41

IV オームの法則は，生体電気現象の理解に役立つ

2 臨床での電位記録は電圧降下の原理に基づいている

次に，電圧降下の原理をみていきましょう．図IV-3を見てください．回路のスイッチが開いているときは，電流は流れていません（図IV-3(1)）．この時は，電流ゼロの原理（リード線効果）によって，抵抗両端に電位差は存在しません．A点とB点は等電位です．スイッチが入ると回路に電流が流れます（図IV-3(2)）．このとき，抵抗両端のA−B点間に10Vの電位差が出現します．A点を基準電位とすれば，B点は−10Vを示し，B点を基準とすればA点は＋10Vになります．

同じ2点間であっても，電流が流れていないときは電位差がなく，電流が流れ出すと電位差が出現するわけです．スイッチを切れば，再び電位差は消滅します．なかったものが出現したり，出現していたものがなくなったりと，何とも不思議な気がしますが，これはオームの法則から帰結することです．

● 筋電図における電位変化の記録

次に述べることは，実際に電気生理検査を行ったことのある人にとっては当然のことですが，このような単純な記録にも，図IV-3に示した原理がしっかりと働いていることを確認しておきましょう．

末梢神経を電気刺激して，体表から誘発筋電図を記録した場合を考えてみます．図IV-4上段に，正中神経を手関節部で電気刺激し，短母指外転筋から記録した筋電図を示しました．囲み枠内のCMAPとしたものが誘発された筋電図です．CMAPは，複合筋活動電位（compound muscle action potential）のことで，筋肉を構成している多くの筋線維に同時に生じた，活動電位の総和という意味です．筋線維というのは，筋肉を構成している筋細胞のことですが，細長い形をしているので筋線維ともよばれます．同図下段には，記録電極，皮膚，皮下の容積伝導体，筋肉の位置関係を示しました．CMAPは，筋周囲の容積伝導体や皮膚を介して記録することになります．第I章で述べたように，容積伝導体は3次元の構造物ですが，電気的等価回路に置き換えるときは1次元の抵抗器で表します．なお本図では，抵抗器を従来のギザギザ模様で表現しました．箱形で表した場合，線が錯綜して見にくくなるからです．

囲み枠内のSの時点で電気刺激が加えられ，CMAPは一定の時間を経た後に出現しています．神経を刺激してから筋電図が出現するまでの時間を「潜時」といいます．神経線維を活動電位が伝わり，神経—筋接合部を経て，筋線維に活動電位が発生するまでの時間に相当します．筋肉に活動電位が発生していないときは，筋周囲の容積伝導体に電流は流れていません．したがって，電流ゼロの原理によって，2つの記録電極間に電位差は存在せず，電位変化は記録されません．これが図IV-4下段の状態です．筋線維に活動電位が発生すると，筋線維の細胞膜を横切って電流（イオン流）が流れるようになります．第I章図I-6で示したような，細胞内外の容積伝導体と細胞膜を横切る電流が流れます．その様子を図IV-5に示しました．図では，1本の筋線維を拡大して示し，そこを流れる電流を図示していますが，実際には，多くの筋線維にほぼ同時に同じような電流が流れていると考えてください．活動電位が発生すると，なぜこのような電流が流れるようになるのかは，活動電位の章（第VIII章）で解説します．今のところは，このような電流が流れるのだと理解しておいてください．そして，容積伝導体は電流に対する抵抗として機能しますから，電圧降下（IR drop）が起こり，それが筋電図として記録されることになります．記録電極1を基準電位とすれば，電流が記録電極1から2へ向かって流れているため，電圧降下の原理によって，記録電極2は陰性電位を記録することになります．このようにして，電位差がなかった領域に電位差が出現し，電位変化が記録されるようになります．そして，筋線維の活動電位が終息すると，容積伝導体に電流が流れなくなって電位変化が終わります．

このように，単純な記録にもオームの法則がしっかりと作用していることが確認できます．私たちが臨床で記録している電位変化は，すべてが細胞外容積伝導体からのものです．私たちは，細胞外容積伝導体を電流が流れることによって生じた電圧降下を記録しているのです．オームの法則は，電位変化を引き起こすものに2種類あることを教えてくれています．①電池の起電力と②抵抗を流れる電流です．

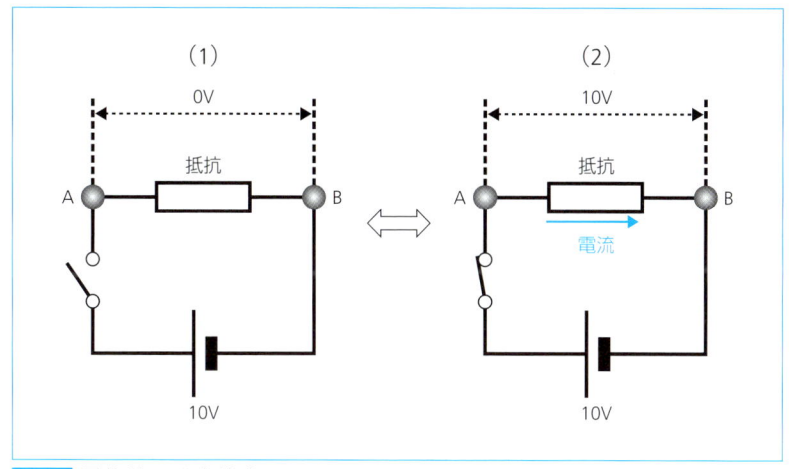

図Ⅳ-3 電位差の発生機序
電流が流れていないときはA-B間に電位差はなく，電流が流れ出すと電位差が出現する．

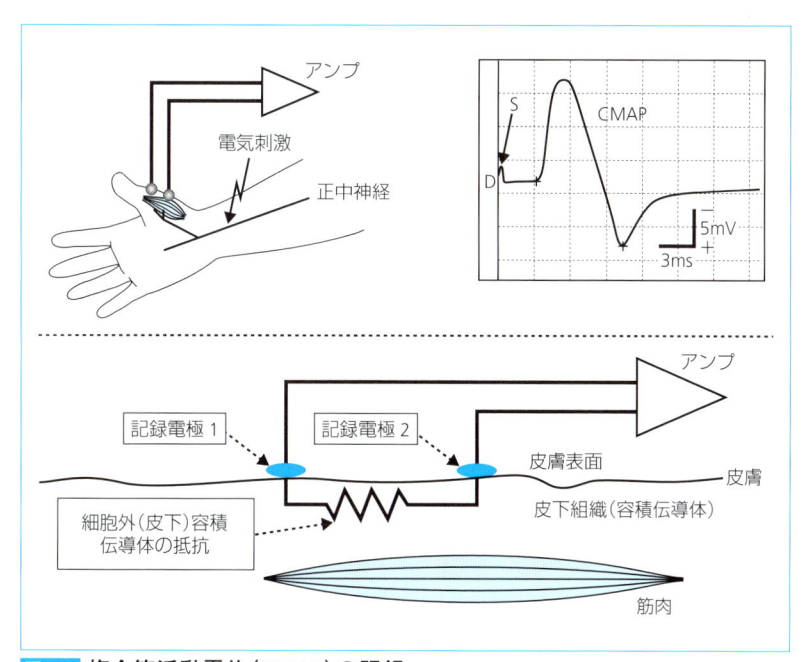

図Ⅳ-4 複合筋活動電位（CMAP）の記録
細胞外容積伝導体に電流が流れていないときは，電位は記録されない．

オームの法則は，生体電気現象の理解に役立つ

IV　オームの法則は，生体電気現象の理解に役立つ

細胞外容積伝導体内には，電池は存在しません．したがって，脳波にせよ筋電図にせよ，記録している電位の発生機序はすべて，ここに記した電圧降下の原理（IR drop）によることができます．

> **Q** 生体におけるオームの法則の適用において，細胞の活動電位の発生のような短い部分だと細胞外容積伝導体を「抵抗ゼロの導線のようなもの」と考え，抵抗は無視して考えてもよいけれど，複合筋活動電位のようなマクロ的な現象を考えるときには，抵抗として考えるという理解でよいでしょうか．
>
> **A** そうではありません．相対的なものです．細胞内容積伝導体の抵抗に比べて，細胞外容積伝導体の抵抗はかなり低いため，ある種のモデル化には，細胞外抵抗を無視して0Ωと考えてもよい近似が得られる，ということです．しかし，細胞外記録を考えるときは，細胞外容積伝導体の抵抗を無視することはできません．たとえば，第IX章で扱いますが，ケーブルモデルで神経軸索内の電位の拡がり方を考えるときなどは，細胞外抵抗を0Ωと考えて処理しても，良い近似が得られます．しかし，細胞外の電位の拡がり方を考えるときは，細胞外抵抗を無視することはできず，細胞外抵抗を考慮する必要がでてきます．

3　細胞膜の脱分極と過分極は電圧降下の原理で説明される

●脱分極と過分極

今度は，電池と抵抗の組合わせ回路で，過分極と脱分極について考察します．図IV-6を見てください．以下では，A点を基準電位としたときのC点の電位を考えていきます．

(1)では電流が流れていません．B点とC点は，電流ゼロの原理によって等電位になります．A点を基準にしたB点の電位は電池の起電力に等しく−70 mVです．したがって，A点を基準にしたC点の電位は−70 mVになります．つまり，電池と抵抗の組合わせになっていますが，抵抗に電流が流れていないため，抵抗の存在は電位差に影響していません．

(2)では，電流がB点からC点へ向かって流れています．なお，電流が流れている以上，図示した部分は，閉回路の一部を抜き書きしたものです．閉回路を形成していなければ電流は流れませんが，図は，関心領域だけを抜き出したものと考えてください．さて，電圧降下の原理から，C点はB点より電位が低くなります．B点を基準電位にすればC点は陰性電位を示します．一方，B点はA点から電池の起電力だけ低い電位を示しています．以上から，A点を基準とすれば，C点は−70 mVよりさらに大きな陰性電位（例えば，−90 mV）を示すことがわかります．

(3)はどうでしょうか．電流がC点からB点へ向かって流れていますから，C点の方がB点より電位は高くなります．したがって，A点を基準電位としたときC点の電位は，−70 mVより高くなります．例えば−50 mVになるわけです．

さて，図IV-7では，図IV-6に，細胞膜に見立てた部分を書き入れました．これを，静止膜の電気的等価回路とみなしたいと思います．電流が流れていない静止膜と，電流が流れている静止膜を表していると考えるのです．図IV-7において，(1)では静止膜に電流は流れていません．(2)では，細胞外から細胞内へ向けて電流が流れています（内向き電流，inward current）．(3)では，逆に，細胞内から細胞外へ向けて電流が流れています（外向き電流，outward current）．(1)では，膜電位は膜起電力に等しく−70 mVになります．(2)では，C点の電位の陰性の程度は大きくなり「過分極」します．(3)では，「脱分極」することになります．以上のことは，「内向き電流は，静止膜を過分極させ，外向き電流は静止膜を脱分極させる」ことを意味しています．このことは，考えなくてもすんなりと頭に思い浮かぶように，記憶に

44

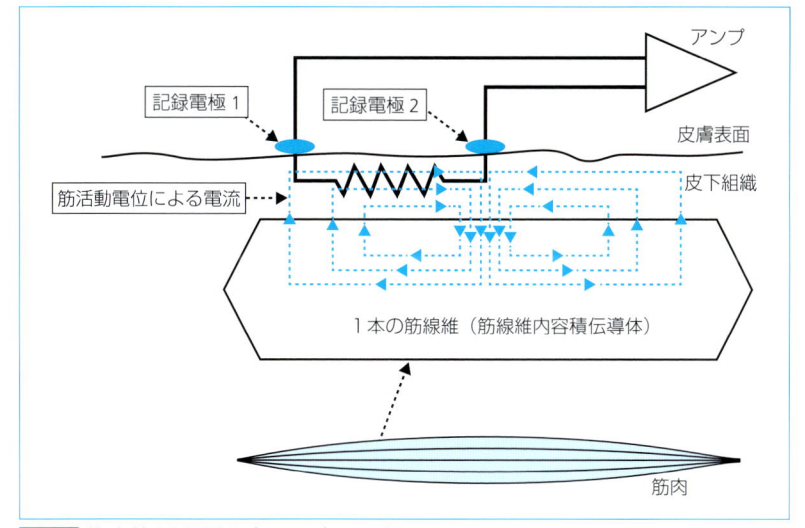

3 細胞膜の脱分極と過分極は電圧降下の原理で説明される

図Ⅳ-5 複合筋活動電位（CMAP）の記録
筋肉と皮膚表面の間に，筋肉から1本の筋線維（筋細胞）を取り出し，拡大した図を示す．筋線維には活動電位が発生し，それに伴う電流が流れている．矢印付き破線で，筋線維細胞膜を横切り，細胞内外の容積伝導体を流れる電流を示す．矢印は電流の方向を示す．私たちが記録しているのは，細胞外容積伝導体を流れる電流によって起こる電圧降下である．

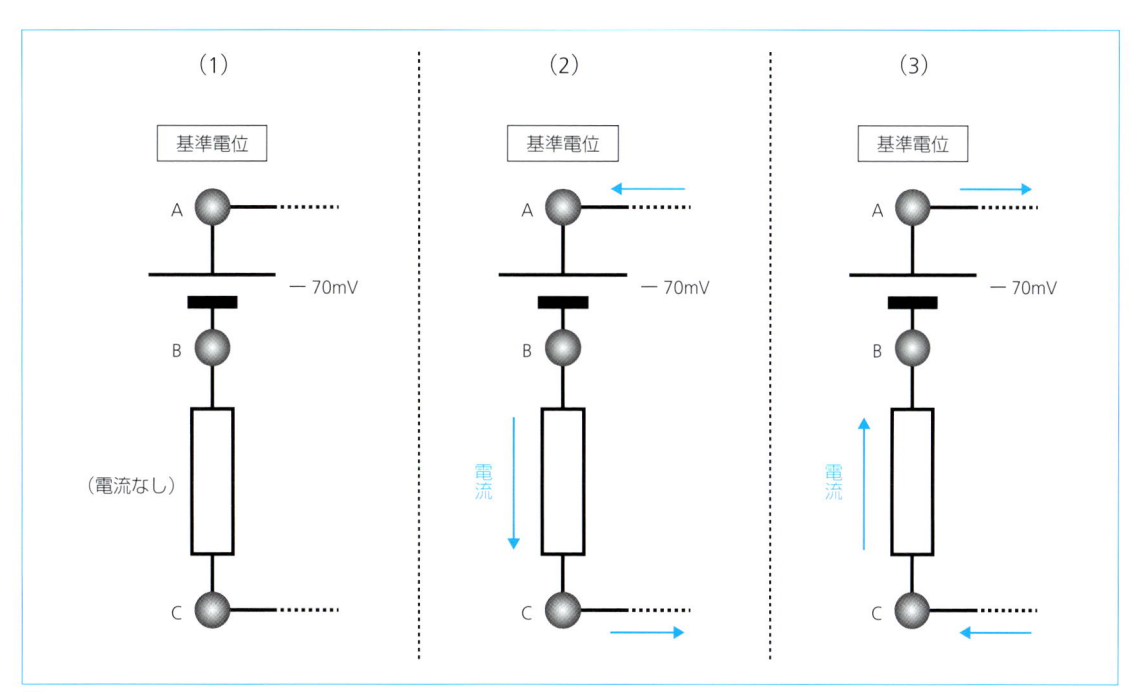

図Ⅳ-6 電池と抵抗の組合わせ回路
(1)は電流が流れておらず，(2)はA点側からC点側に向かって電流が流れ，(3)では，逆にC点側からA点側に向かって電流が流れている．

Ⅳ オームの法則は，生体電気現象の理解に役立つ

IV オームの法則は，生体電気現象の理解に役立つ

留めておいてください．活動電位が発生したりシナプス後電位が発生したりすると，静止膜を内向き電流や外向き電流が流れます．この電流によって膜電位がどのように変化するのかを判断するには，ここに述べた，電流の流れによる過分極と脱分極の理解が必須となります．

●一般的な電気的等価回路

ところで，図IV-7 を静止膜状態の電気的等価回路としましたが，細胞膜の電気的等価回路は，正確には，図IV-8（第I章図I-12 の再掲）に示したように，3個の電池と3個の抵抗，および，1個のコンデンサーからなっています．これが一般的な電気的等価回路です．この回路図が「一般的である」というのは，静止膜状態だけでなく，活動電位発生時の細胞膜も，この同じ1つの回路図で表現することができるという意味です．どういうことかというと，本章第6節でも述べますが，①静止膜状態は，カリウムイオンの膜抵抗（R_K）が低い状態として，この回路図で表現できますし，②活動電位発生時は，ナトリウムイオンの膜抵抗（R_{Na}）が低い状態として，この同じ回路図で表現できる，という意味です．しかし，このままではいかにも複雑です．そこで，「静止膜時の電気的等価回路」として，細胞内へ陰極を向けた電池1個と抵抗1個の組合わせで簡略化して表したのが，図IV-7 というわけです．これは，第III章で記載した，合成電池と合成抵抗の考え方です．しかし，いうまでもなく，この簡略化した図では，

細胞内が陽性となる活動電位発生時の状態を表現することはできません．あくまで，静止膜状態に限って適用可能な電気的等価回路であり，一般性を犠牲にした表記法になっています．

●活動電位は刺激電極の陰極側で発生する

さて，以上から，第II章の第3節で述べた，電気生理学におけるパラドックスに対する一つの解答が見つかります．すなわち，神経線維を電気刺激したとき，活動電位がなぜ刺激電極の陰極から起こるのかがわかります．図IV-9 に示した通り，刺激電極の陽極側では，電流が細胞膜を内向きに流れています．そして陰極側では，電流が細胞膜を外向きに流れていきます．したがって，刺激電極の陽極は細胞膜を過分極し，陰極は細胞膜を脱分極します．脱分極が一定の大きさに達すれば活動電位が発生するのですから，陰極側で活動電位が発生することになるわけです．決して，陽性電荷が流れ込む陽極下で活動電位が発生するのではないことがわかります．このように，膜を抵抗と考えることで，電気刺激の効果を十分説明できます．膜を完全な絶縁体であり，コンデンサーだけからなると考える必要はありません．もっとも，コンデンサーも，電流が流れる方向に沿って電位が低下することを，第III章の第1節で指摘しておきました．したがって，コンデンサーだけで考えた結果と抵抗だけで考えた結果が一致することは，当然のことでもあります．

4 電気刺激時の電位分布と膜電位の意味

●電気刺激時の電位分布

本節では，膜電位の意味について，電気刺激時の電位分布を参照しながら，もう少し深く考えておきたいと思います．本章第3節の図IV-9 を参照しながら考えていきます．静止膜電位を－70 mV としましょう．陽極側では過分極が起こっています．その膜電位を，たとえば－90 mV とします．つまり20 mV の過分極が生じたとするのです．一方，陰極側では脱分極が起こっています．それを，たとえば－50 mV としましょう．つまり，20 mV の脱分極が生じたとします．電流は，細胞内を刺激電極の陽極

側から陰極側へと流れています．つまり，電流は，－90 mV 側から－50 mV 側へ流れていることになります．しかし，－90 mV の方が，－50 mV よりも陰性のはずです．これは，より陰性側から，より陽性側へ向かって電流が流れていることを意味するのでしょうか？　電流は，抵抗内を，必ず電位の高い方から低い方へ向かって流れていきます．電流が逆に流れることがあるとすれば，第III章の第1節で指摘したように，電池の中です．電池の基本的な働きは，陽性電荷をエネルギーの低い状態から高い状態へと引き上げる，ポンプの働きをしているからです．し

4 電気刺激時の電位分布と膜電位の意味

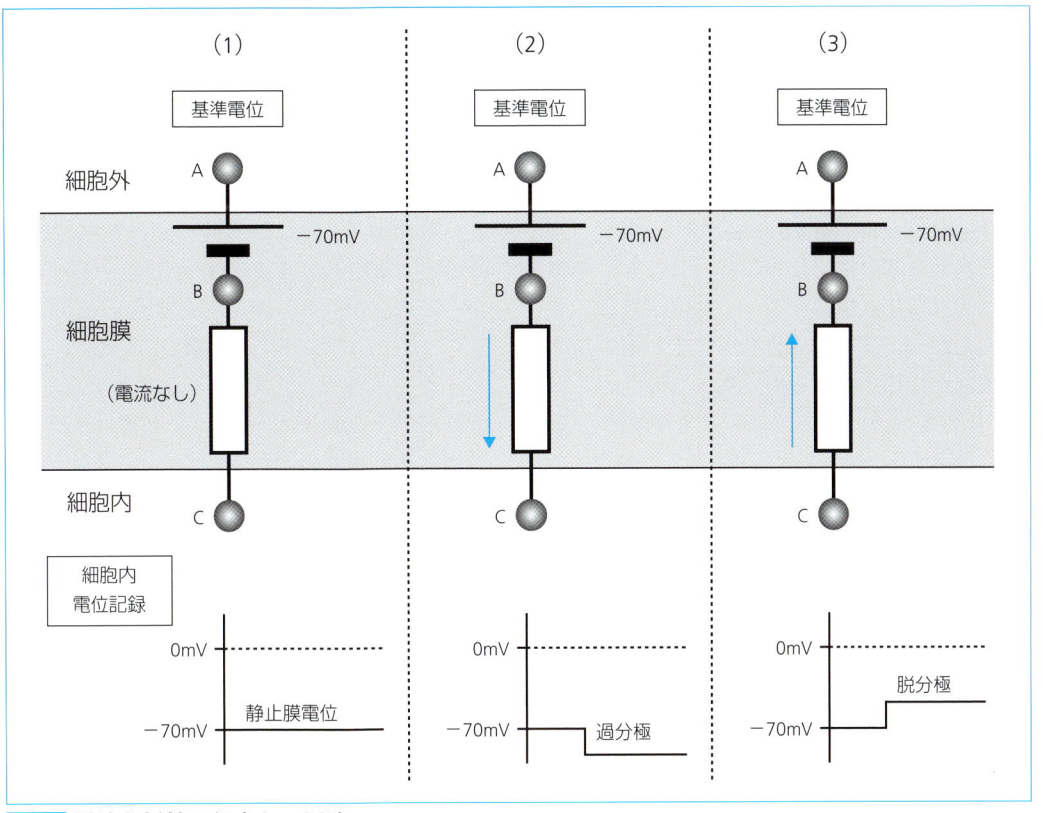

図Ⅳ-7 電池と抵抗の組合わせ回路
(1)は静止膜電位, (2)は過分極電位, (3)は脱分極電位を示す.

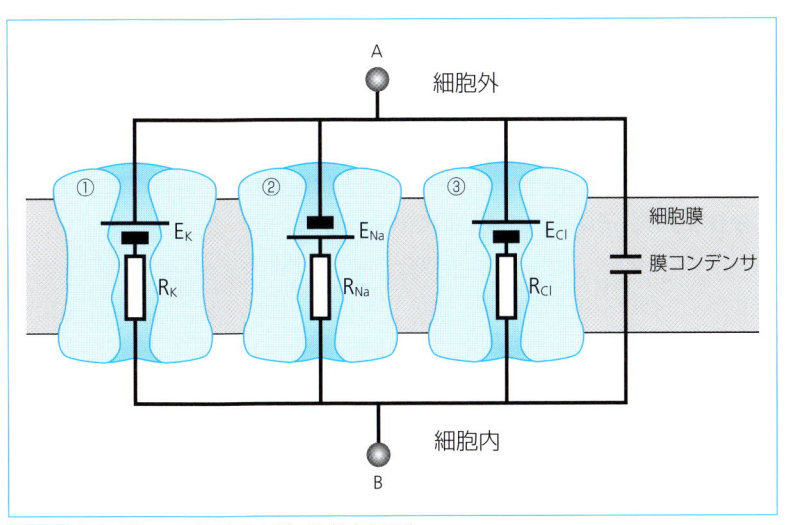

図Ⅳ-8 細胞膜の一般的な電気的等価回路
第Ⅰ章図Ⅰ-12の再掲.

オームの法則は, 生体電気現象の理解に役立つ

IV オームの法則は，生体電気現象の理解に役立つ

かし，細胞内に電池は存在しません．細胞膜には電池が存在しますが，細胞内容積伝導体内にはありません．これは，オームの法則に反する現象なのでしょうか？

答えは，電気刺激によって細胞外にも電流が流れているため，細胞外容積伝導体に電位差が出現していることにあります．膜電位とは，膜を横断する電位差(trans-membrane potential difference)のことです．膜電位は，細胞外を基準電位にするといっても，今の例では，細胞外自体，場所によって電位が異なっています．したがって，膜電位を測定するときの基準点自体の電位が相違しているのです．このため，あたかもより陰性側(−90 mV 側)から，より陽性側(−50 mV 側)へと電流が流れているようにみえたのです．

● 膜電位とは膜横断電圧のことである

図IV-10 の下段に電位プロファイルを示しました．A 点と B 点は陽極部位で，それぞれ細胞外と細胞内の部位を表しています．C 点と D 点は陰極部位で，同様の部位を表しています．陽極側では，A 点を基準とした細胞内 B 点の電位は −90 mV です．これが，この部位での膜電位です．陰極側では，細胞外 C 点を基準電位とした細胞内 D 点の電位は −50 mV で，これがこの部位での膜電位となります．一方，細胞外 A 点と細胞外 C 点間の電位差は，刺激装置の起電力に等しくなります．そこで，電圧 100 V で刺激したとしましょう．図では A 点を基準電位(0 V)としています．このとき，C 点の電位は −100 V になります．したがって，A 点を基準とした D 点の電位は，−100.05 V にもなります．B 点の電位は −90 mV(−0.09 V)でした．つまり，B 点の電位の方が，D 点の電位より圧倒的に高いことがわかります．これが，上記した問いに対する答えです．まとめると，細胞外を A 点(0 V)から C 点(−100 V)へ向かって電流が流れ，細胞内を B 点(−0.09 V)から D 点(−100.05 V)へ向かって電流が流れているのです．

しかし，D 点から C 点への電流をみると，より陰性電位(−100.05 V)から，より陽性電位(−100 V)へ向かって電流が流れています．これはどうしたわけでしょうか．これは，実は膜に −70 mV の電池が存在するためです．電池の中では，電流がより陰性の部位から陽性部位へと流れることは，すでに述べてきた通りです．この例では，陰極側の細胞膜において，膜電池の起電力によって 70 mV の電位上昇が起こっていることになります．図IV-11 を見てください．これで，電位分布の収支は合いました．

ここからわかるように，膜電位というのは，実は膜を横断する電位差(trans-membrane potential difference)，つまり，「膜横断電圧」のことであったわけです．このことを忘れないでください．また，電気

Q まさに目から鱗の話で感動しました．細胞外を含めた回路を考えることの重要性がわかりました．図IV-11 の場合，細胞内での容積伝導体(抵抗)での電圧降下は，D 点の電位と B 点の電位の差，すなわち 99.96 V になるわけですが，逆にいうと細胞内容積伝導体の抵抗は，膜抵抗に比べはるかに大きいことになりますが，その理解でよいのでしょうか．

A その通りですが，立体の抵抗を比べるときは，大きさを忘れないようにしてください．第I章の章末「より深く理解するために：電気抵抗と容積伝導体および膜の抵抗」(p.16)でも述べたように，立体の抵抗は，電流が流れる方向に沿った長さに比例し，断面積に反比例します．今の場合，細胞内容積伝導体の長さは，刺激電極間距離になりますから 2 cm ほどです．一方，細胞膜の厚さは 10 nm 弱です(1 nm=10^{-9} m)．したがって，細胞内容積伝導体の方が $2×10^6$ 倍も長いことになります．さらに，図では，電流が 1 カ所から出入りするように書いていますが，実際には，ある程度拡がった領域から出入りしていると考えられます．したがって，電流が流れる細胞膜の面積は大きくなっています．これらを総体として考えた全抵抗が，今の場合の，細胞内容積伝導体の抵抗と膜抵抗ということになります．もし，大きさを同じにして，細胞内容積伝導体と膜抵抗を比べれば，膜抵抗の方が大きくなります．膜抵抗に関するこの問題は，第IX章でもとりあげます．

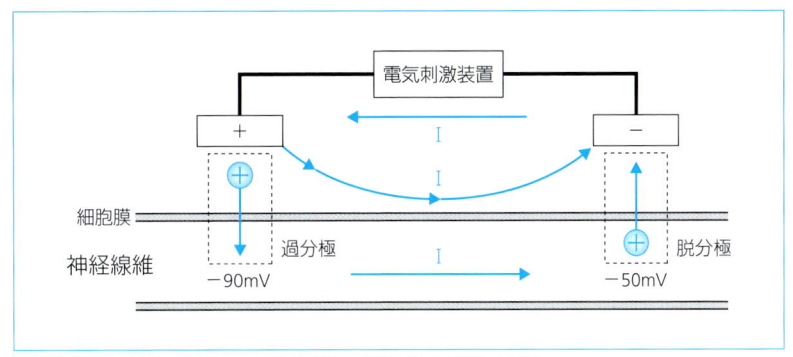

図Ⅳ-9 電気刺激装置による末梢神経線維の電気刺激
活動電位は，刺激電極の陰極側から起こる．

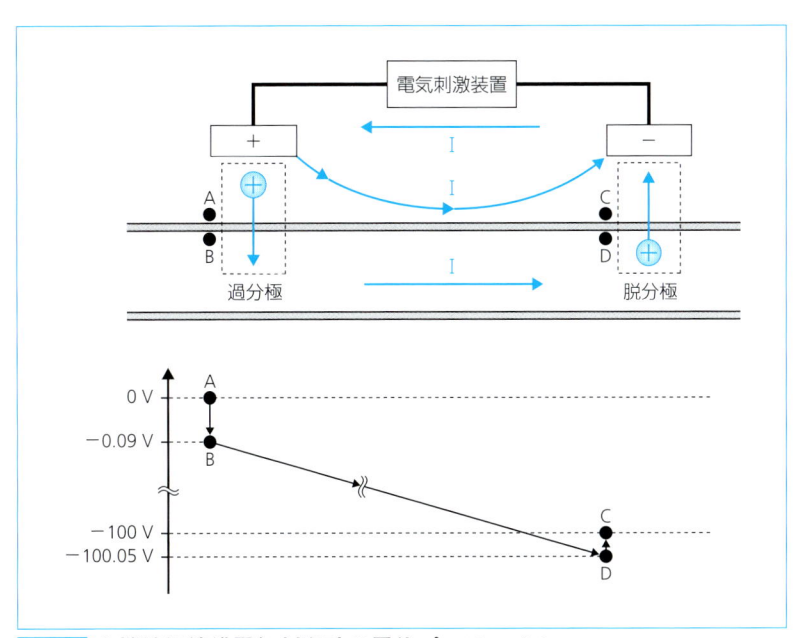

図Ⅳ-10 末梢神経線維電気刺激時の電位プロファイル
上段に，A，B，C，D点の場所を示した．下段に，これら部位の電位を，A点を基準電位として示した．

オームの法則は，生体電気現象の理解に役立つ

IV オームの法則は，生体電気現象の理解に役立つ

刺激系では，細胞外を流れる電流と細胞内を流れる電流は，同じ方向を向いています．活動電位が発生したときのような生理的な状態では，細胞外を流れる電流と細胞内を流れる電流は方向が逆になります．このことも，頭の片隅に置いておいてほしいと思います．

5 大脳皮質錐体路細胞や感覚受容器の電気刺激は陽極で行う

もう少し電気刺激の話しを続けます．大脳皮質錐体路細胞（pyramidal tract neuron，PTニューロン）を電気刺激して運動反応を得る場合について考えます．このときは通常，運動野の上の頭皮上に，陰極ではなく陽極の刺激電極を置きます．神経細胞は，今までとは逆に陽極下で刺激されます．この機序を考察しておきましょう．

● PTニューロン

PTニューロンは大脳皮質錐体細胞の一種で，図IV-12に示したような形をしています．脊髄錐体路へ軸索を送り出している細胞です．陽極を用いるのは，この細胞に，図に示したような電流を流した方が，効果的に刺激できるからです[1-3]．つまり，皮質深部の細胞体部や軸索，軸索初節（initial segment）などに外向き電流が流れ，これらの部位を脱分極させて，PTニューロンに活動電位を誘発するわけです．特に，軸索初節部は閾値が低く，活動電位はこの部位から発生しやすくなっています．これに対し，錐体細胞尖端樹状突起（apical dendrite）の閾値は，かなり高いとされています[4,5]．したがって，頭皮上に陰極を置いて，尖端樹状突起に外向き電流を流して同部を脱分極させるより，初節部等の錐体細胞深部を脱分極させた方が，効果的に錐体路細胞に活動電位を誘発できるのです．

このほか，カエルでの実験ですが，感覚神経の受容器を経皮的に電気刺激するときも，受容器を覆う皮膚上に陽極を設置します．こうすると感覚神経から活動電位が発生しますが，陰極を設置したのでは活動電位は発生しません．感覚受容器膜を内向きに流れ込んだ電流が，受容器につながった神経線維膜を外向きに流れ出て膜を脱分極させ，この部位から活動電位が発生するからです．（図IV-13）[6]．受容器を陰極で刺激して，受容器膜に外向き電流を流しても活動電位が発生しないことから，受容器膜自体は活動電位が発生しないか，閾値が高いと考えられます．

いずれの場合も，細胞膜を外向き電流が流れることによって脱分極が起こり，その脱分極が閾値を超えると「その部位」から活動電位が発生する，という基本プロセスに相違はありません．ここでいう脱分極とは，trans-membrane potential differenceとしての脱分極である点を忘れないようにしてください．

6 抵抗ゼロの原理は活動電位の発生機序の理解に役立つ—極性逆転回路の導入

次に，抵抗ゼロの原理が，電位変化の理解，ひいては，活動電位の発生機序の理解に役立つことを示したいと思います．そのためには，筆者が「極性逆転回路」と名付けている電気回路を導入しておく必要があります．図IV-14を見てください．これが「極性逆転回路」です．この回路を用いて膜電位が変化するときの機序を考えていきます．A点側を細胞外，C点側を細胞内とみなし，両者の中間に膜があるとします．

● 極性逆転回路の特徴

はじめに，この回路の特徴を指摘しておきます．この回路には，2つの見方があります．①この回路を，$A_1 \rightarrow A_2 \rightarrow B_2 \rightarrow C_2 \rightarrow C_1 \rightarrow B_1 \rightarrow A_1$と時計回りに見渡せば，まさに「回路」となっており，2個の電池が直列に配置され，電流が時計方向に流れていることがわかります．電流を流す原動力は，2個の電池の起電力の和で，今の場合140 mVになります．②一方，この回路を，A点を基準電位とした時のC点の電位を考えるための回路とみなすと，2個の電

5 大脳皮質錐体路細胞や感覚受容器の電気刺激は陽極で行う／
6 抵抗ゼロの原理は活動電位の発生機序の理解に役立つ―極性逆転回路の導入

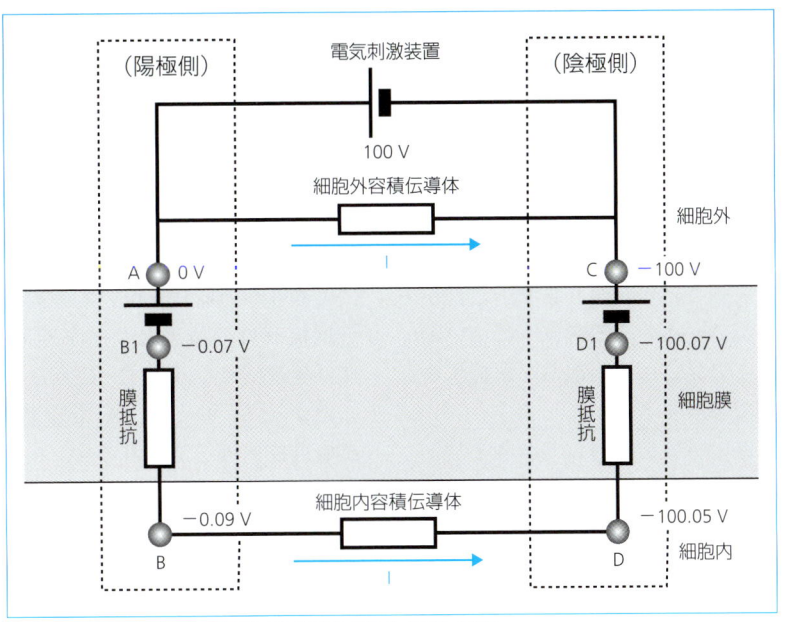

図Ⅳ-11 電気刺激時の電気的等価回路と電位分布

A，B，C，Dの各点は，図Ⅳ-10と同じ場所を表している．A点を基準としたB点の電位が，陽極側での膜電位であり，C点を基準としたときのD点の電位が，陰極側での膜電位である．B1点は，陽極側の細胞膜内部位で，膜電池と膜抵抗間の仮想上の部位．D1点も同様．A点を基準電位としたときの，各部位の電位を記しておく．電流が，より陰性であるD点（−100.05 V）から，より電位が高いC点（−100 V）へ向かって流れているが，これは，電池によって電位が上昇するためである．抵抗だけからなる部分では，電位は必ず電流の流れる方向に沿って低下していることに注意．

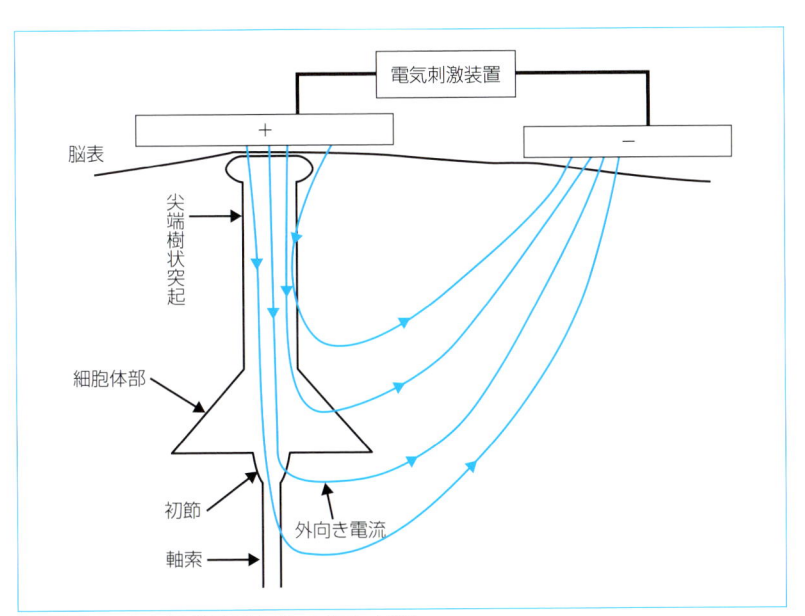

図Ⅳ-12 大脳皮質錐体路細胞の電気刺激

神経細胞体や初節（initial segment）部，軸索膜に外向き電流が流れるように，刺激電極の位置と極性を決める．

オームの法則は，生体電気現象の理解に役立つ

IV オームの法則は，生体電気現象の理解に役立つ

池は，相互に極性を逆にして並列配置されていることになります．つまり，C点に対し，電池1は陰極を向け，電池2は陽極を向けています．上記したように，A点とC点間に膜が存在すると想定すれば，A点を基準としたC点の電位は，まさに膜電位ということになります．以上から，図IV-14には，①回路としての見方と②膜電位としての見方，の2通りの見方が存在していることがわかります．これからは，主として②の見方からの「膜電位」について考察していきます．①の見方は，膜電位を解析するうえで，必要な範囲で参照することにします．

もう一点，この回路の特徴を指摘しておきましょう．それは，電流は，時計方向に回路内を流れていますが，膜を横切って細胞外から細胞内へ流れ込む，あるいは逆に，細胞内から細胞外へと流れ出る「正味の膜電流（net current）」は存在しないことです．抵抗1を流れる外向き電流と抵抗2を流れる内向き電流は，強さが同じで方向が逆になっています．このため，両者は相殺され，膜を横切る正味の膜電流は存在しません．A点からC点を通って細胞内へ流れ込む電流や，C点からA点を通って細胞外へ流れ出る電流は存在しない状態となっています．

ここで，細胞膜の一般的な電気的等価回路である，図IV-8をもう一度見てください．ここには電池が3個ありますが，これも一種の「極性逆転回路」となっていることがわかります．カリウム電池と塩素電池は細胞内へ陰極を向け，ナトリウム電池は細胞内へ陽極を向けているからです．HodgkinとKatzによれば，静止膜状態では，カリウムイオンと塩素イオンに対する膜抵抗は，ナトリウムイオンに対する膜抵抗よりも低いとされています．一方，活動電位が発生する状態では，ナトリウムイオンに対する膜抵抗が大きく低下して，カリウムイオンや塩素イオンに対する膜抵抗よりも，ずっと小さくなるとされています[7]．これは，電圧依存性ナトリウムチャネルが開き，ナトリウムイオンに対する膜抵抗が低くなるからです．このような膜抵抗の変化が，膜電位の変化を引き起こすと考えられます．

● 抵抗変化による膜電位の変化

それでは，抵抗の変化が電位変化を惹起する機序を，図IV-14で考えてみましょう．A点を基準電位としたときのC点の電位は「膜電位」に相当します．

これを V_{C-A} とします．抵抗1の値を R_1，抵抗2の値を R_2 とします．

ここで，$R_1 = 0$，$R_2 \neq 0$ であるとしてみましょう．一方の抵抗がゼロである一種の極限化状態を想定するのです．このとき，V_{C-A} の値はいくらになるでしょうか．それは，電池1の起電力に等しく -70 mVになります．なぜそうなるのか，以下，オームの法則による3つの原理を用いて考えてみましょう．

抵抗ゼロの原理とリード線効果から，A点とA_1点は等電位となります．C点とC_1点も等電位です．したがって，V_{C-A} は，A_1点を基準としたときのC_1点の電位に等しくなります．$R_1 = 0$ですから，やはり抵抗ゼロの原理によって，B_1点とC_1点は等電位になります．以上から，V_{C-A} はA_1点を基準としたときのB_1点の電位に等しくなります．これは電池1の起電力そのものですから，V_{C-A} は -70 mVになります．このように一見複雑に見える回路でも，特殊な場合には，3つの原理だけで電位差を導き出すことができます．

ここで，回路の右半分（電池2がある側）をみてください．A_2点を基準にしたC_2点の電位は，A_1点を基準にしたC_1点の電位に等しいので，今の場合は -70 mVです．一方，A_2点を基準にしたB_2点の電位は，電池2の起電力に等しく $+70$ mVです．したがって，B_2点を基準にしたC_2点の電位は -140 mVでなければなりません．つまりC_2点の方がB_2点より -140 mV電位が低くなります．電圧降下の原理から，電流はB_2点からC_2点へ向かって流れていることになります．これは電池配置から考えられる電流の向き（時計方向）と一致します．つまり，電池2の側では，140 mVの電圧降下を起こすような電流が，抵抗2の中をB_2点からC_2点へ向かって流れていることがわかります．

次に同じ図IV-14で，逆の想定をしてみましょう．$R_1 \neq 0$，$R_2 = 0$ としてみます．このとき，V_{C-A} の値はいくらになるでしょうか．理屈は今までとまったく同じです．今度は，C点の電位は電池2の起電力と等しくなり，$+70$ mVになります．つまり，極性が逆転します．電流は，抵抗1の中をC_1点からB_1点へ向かって流れ，B_1点から見たC_1点の電位差は $+140$ mVになります．回路を流れる電流の向きは，$R_1 = 0$，$R_2 \neq 0$ の場合と同じで，時計方向に回っています．

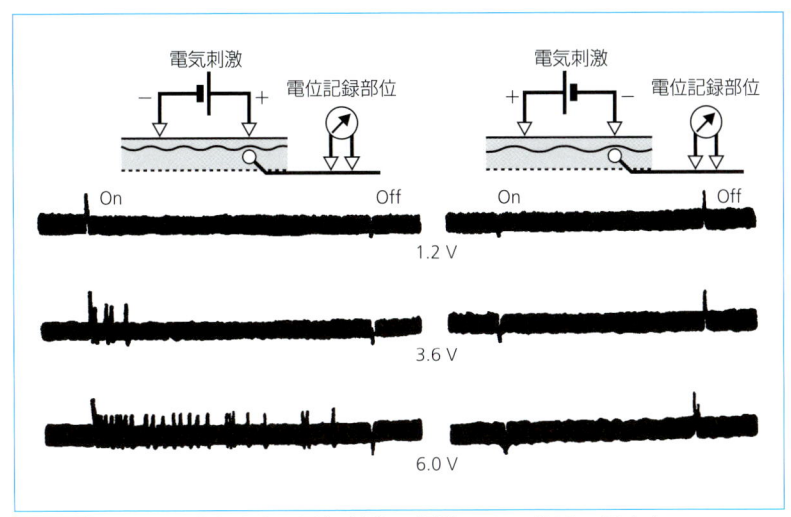

図Ⅳ-13 カエルの感覚受容器電気刺激の極性による効果の相違[6]
On-Offの約0.5秒の間,電気刺激されている.受容器を陽極で刺激すると,感覚神経線維から活動電位が記録されている.陰極で刺激したときは,6Vでの刺激でoff反応(break excitation)として,少数の反応がみられるだけである.

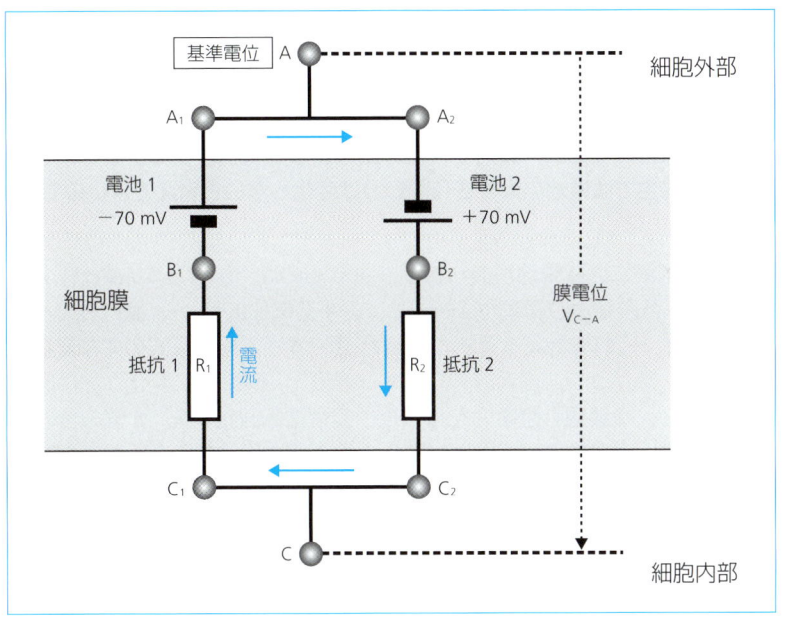

図Ⅳ-14 極性逆転回路

IV　オームの法則は，生体電気現象の理解に役立つ

　一般的な場合として，$R_1 \neq 0$，$R_2 \neq 0$ のときは，C点の電位は，-70 mVと $+70$ mVの間の値をとると推測されます．そして，R_1 と R_2 の大小関係によって，C点の電位は陰性電位にも陽性電位にもなることができ，その最大値がそれぞれ -70 mVと $+70$ mVであると考えられます．また，$R_1 = R_2 (\neq 0)$ のときは，C点の電位は 0 mV になると考えられます．実際にそうなることは，本章章末の「より深く理解するために：極性逆転回路の解析」(p.59)に示しておきました．以上から，「極性逆転回路」では，抵抗値の変化によって，膜電位は陰性にも陽性にもなりうることが示されました．これが「極性逆転回路」の特徴です．

　細胞膜の電気的等価回路も「極性逆転回路」になっていることはすでに指摘しました．図IV-14 おいて，A点側を細胞外，C点側を細胞内と考え，電池1をカリウム電池，電池2をナトリウム電池と考えれば，図IV-14 は，塩素電池とコンデンサーを省略した形ではありますが，細胞膜の電気回路モデルになっています．電池1(カリウム電池)に直列に配された抵抗1は，カリウムイオンに対する膜抵抗と考えられ，電池2(ナトリウム電池)に直列に配された抵抗2は，ナトリウムイオンに対する膜抵抗と考えられます．カリウムイオンに対する抵抗がナトリウムイオンに対する抵抗より低いとき，膜電位にはカリウム電池の起電力の方が強く反映して，細胞内陰性の電位となります．これが静止膜電位です．一方，ナトリウムイオンに対する抵抗が小さくなると，膜電位にはナトリウム電池の起電力の方が強く反映して細胞内陽性となります．これが活動電位に相当します．このようにして，カリウムイオンやナトリウムイオンに対する膜抵抗が変化することによって膜電位が変化し，極性逆転も起こりうることが理解されます．

　以上が，活動電位の発生機序の概要です．「ナトリウムイオン流入原因説」では，活動電位の発生機序がパラドックスに陥ることを指摘してきました．「極性逆転回路における抵抗変化」では，活動電位の発生を矛盾なく説明することができます．

Q 今の説明は膜の抵抗の変化が一義的で，その結果として電位が変化するということだと思いますが，活動電位の発生では電池の大きさ(起電力)は変化しないと考えてよいのでしょうか？

A その通りです．細胞膜には膜電池があります．主なものは，①カリウム電池，②ナトリウム電池，③塩素電池でした．各膜電池の起電力は各イオンの平衡電位に等しく，膜内外のイオン濃度比によってほぼ一義的に決まります．これを計算する式が Nernst 式ですが，Nernst 式の主な変数はイオン濃度比です(第V章第2節参照)．したがって，細胞内外のイオン濃度比(濃度差)に変化がない限り，膜電池の起電力は変化しません．ただし，複数個の起電力を持った「極性逆転回路」を，1個の合成起電力で示すという簡略化手法をとるときは，便宜的に，起電力が変化したように記述することがあります．しかし，あくまで便宜的にです．生体膜で起こっていることは「膜抵抗の変化」であって，「膜起電力の変化」ではありません．簡略化表示については，本章の第3節でも触れましたが，第VIII章第1節も参照してください．

7　膜電位が変化する機序には2種類ある

　これで，膜電位が変化する機序に，異なる2種類があることがわかりました．2つの機序を区別して理解し，それぞれが適用可能な範囲を明確にしておく必要があります．

●膜電流による膜電位の変化

　1つ目は，本章第3節で示した機序です．膜を横切る正味の電流(net current)があるときで，電圧降下による電位変化です．電流が流れた結果，電圧降下が起こり，その分だけ膜電位は膜起電力から変位します．膜に電流が流れていないときは，リード線

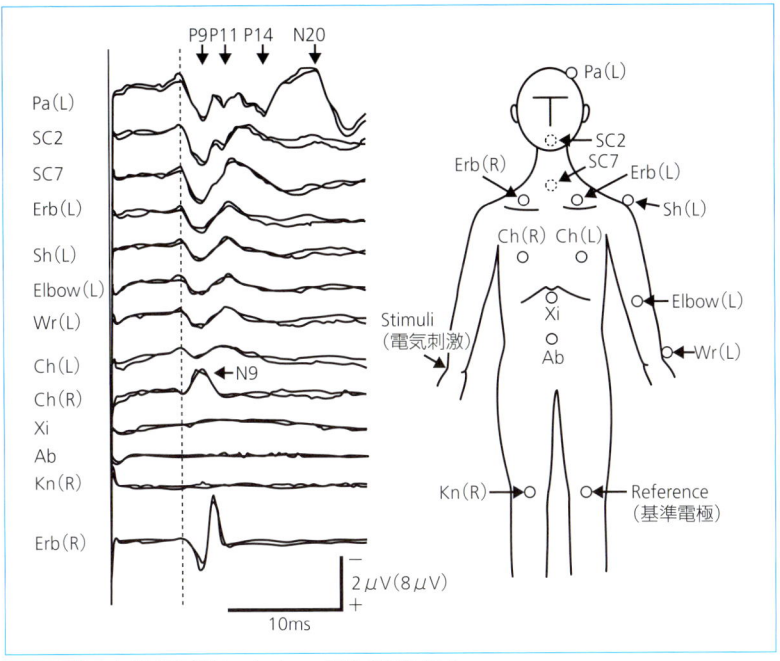

図Ⅳ-15 正中神経刺激によるP9遠隔電場電位

右手関節部で正中神経を刺激し，左膝部に置いた電極を基準電極として，種々の体部位から体性感覚誘発電位(SEP)を記録した．Erb(R)は，右のErb点からの記録で，正中神経を伝導している活動電位の近接電場電位である．Erb(R)点の活動電位とほぼ時間的に一致して，頭頂部P9電位が記録されている．Pa(L)：左頭頂部．SC2：第2頸椎棘突起．SC7：第7頸椎棘突起．Erb(L)：左Erb点．Sh(L)：左肩．Elbow(L)：左肘．Wr(L)：左手関節．Ch(L)：左胸部．Ch(R)：右胸部．Xi：剣状突起部．Ab：臍部．Kn(R)：右膝．2 μVの較正は，Erb(R)を除くすべての電位に適用される．8 μVの較正は，Erb(R)の電位に適用される．　　　（文献8より改変引用）

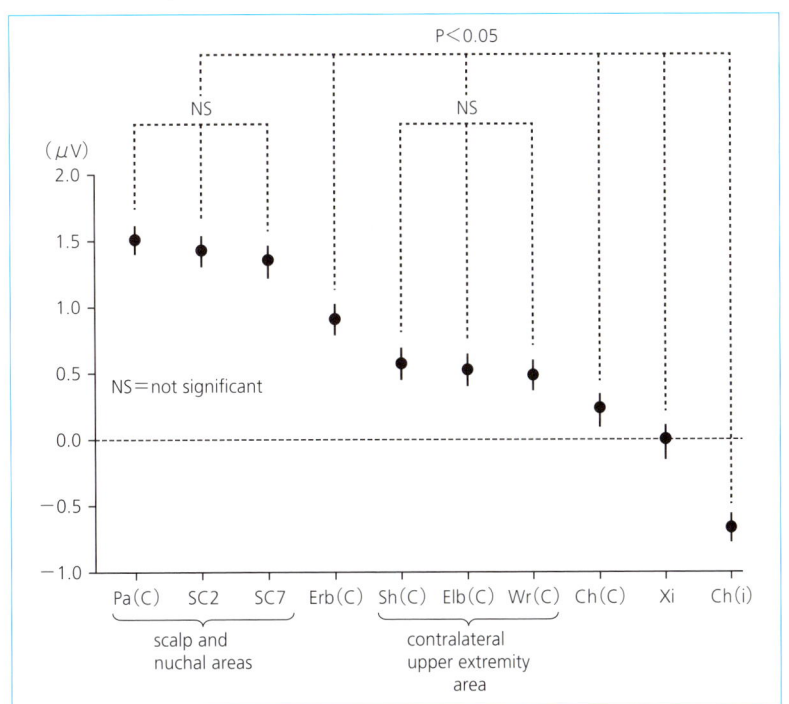

図Ⅳ-16 8人の被験者のP9/N9電位の記録各部における平均振幅[16]

有意差の検定には，Turkeyの多重比較法を用いた．(c)は刺激対側を，(i)は刺激同側を示す．NS：有意差なし．縦棒は99%信頼区間．

IV オームの法則は，生体電気現象の理解に役立つ

効果から電圧降下は起こらず，膜電位は膜起電力と等しくなります．この機序では，膜に何ら生物学的な変化は起こっていません．膜に電流が流れた結果，膜電位がオームの法則に従って，いわば「受動的」に変化するだけです．この機序による膜電位の変化は，「膜電流による膜電位の変化」とよぶことができるでしょう．ここで注意していただきたいことがあります．それは「膜電流による膜電位の変化」は，膜がその時点で持っている膜起電力から膜電位が変位する，という意味であるということです．膜が静止膜であれば静止膜電位から変位します．膜電池が，仮に−10 mVの起電力を持っているとしたら，その値から変位するという意味です．この考え方を適用するときは，「膜に電流が流れる時点で，膜起電力がいくらになっているのか考慮する必要があること」を忘れないようにしてください．

●膜抵抗の変化による膜電位の変化

2つ目は，前節で説明した機序です．「極性逆転回路」では，電池に直列配置された抵抗が変化することによって膜電位は変化し，極性を逆転させることすら可能であることを示しました．この機序では，細胞膜において膜抵抗の変化という「生物学的な過程」が起こっています．つまり，gated channel が開くという生物学的な過程が起こっているのです．たとえば，活動電位が発生するときは，電圧依存性ナトリウムチャネルが開くことによって，ナトリウムイオンに対する膜抵抗値が低くなります．この抵抗値の変化が，膜電位の変化を引き起こすのです．この機序による膜電位の変化は，「膜抵抗の変化による膜電位の変化」とよぶことができるでしょう．

8 リード線効果によるP9遠隔電場電位発生機序の理解

本節では，P9遠隔電場電位を例にとって，再びリード線効果を取り扱います．P9遠隔電場電位のような一見不思議に思える現象が，リード線効果によって理解できることを解説したいと思います．P9遠隔電場電位において，リード線（領域）となるのは，頭頸部と刺激対側上肢および下半身から両下肢にかけての領域です．これらの領域は，活動電位が刺激側の鎖骨近傍を伝導している時点において電流は流れておらず，まさにリード線領域となっています．

P9遠隔電場電位とは，基準電極を頭部外に置いた場合，鎖骨近傍の末梢神経を伝導している活動電位に由来する電位が，頭頂部から記録されるというものです．末梢神経刺激後，約9 msで記録される陽性電位のため，P9（positive 9）と名付けられています．電位が極めて小さいため，加算平均法を用いて記録する必要があります．加算平均法とは，ある刺激時点で記録波形をそろえ，コンピュータを用いて波形を加算するものです．こうすれば，刺激と関連のある波形は加算され大きくなり，関連のない偶然の波形は大きくなりません．これによって，刺激と関連のある波形をノイズと区別して取り出そうとする方法で，いわゆるS/N比（信号/雑音比）が改善することになります．S/N比は，加算回数の平方根に比例してよくなることが知られています．

図IV-15では，右手関節部で正中神経を電気刺激し，基準電極を刺激対側の左膝部に置き，胸腹部，頸部，頭頂部，左上肢から記録した体性感覚誘発電位（SEP）を示しています[8]．正中神経の活動電位がまだ鎖骨近傍部を伝導している時点で，すでに頭頂部では陽性電位（P9）が記録されています．Erb(R)は右 Erb 点（右鎖骨上窩）からの記録で，その部位を伝導している活動電位の近接電場電位です．頭頂部のP9電位が，このErb点の電位とほぼ同時期に出現していることがわかります．つまり，頭頂部のP9は，Erb点を伝導している活動電位に由来する電位と考えられます．なぜ，このように離れたところを伝導している活動電位によって，頭頂部に電位（P9）が出現するようになるのか，その機序を巡っていろいろな考えが表明されてきました[8-15]．私は，頭頸部がリード線となっているためと考えています．

図IV-15を見れば，9 ms近傍に頂点がある胸部の電位〔SC7，Erb(L)，Sh(L)，Ch(L)，Xi〕は，場所によって大きさが変化していることがわかります．さらに，右胸部〔Ch(R)〕では極性が逆転して陰性（N9）となっています．図IV-16に，8人の被験者のP9/

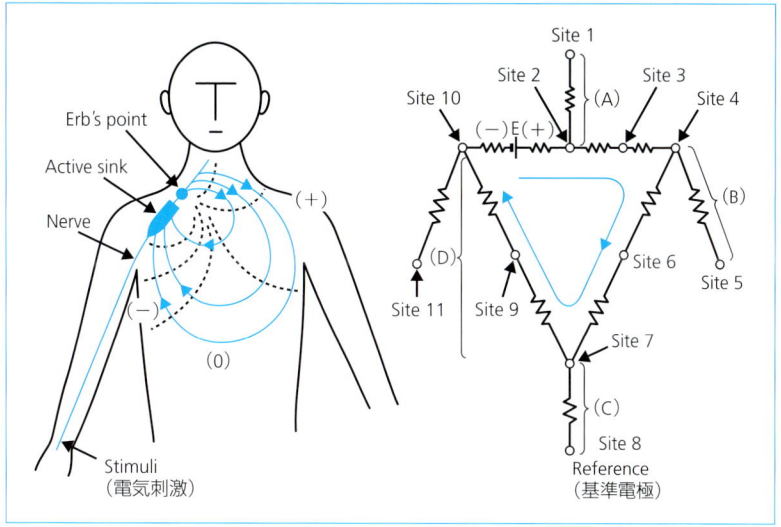

図Ⅳ-17 P9 遠隔電場電位の電流分布と電気的等価回路による解析
左：P9 頂点潜時の時点で，胸部に惹起されていると考えられる電流の分布．実線で電流を示し，破線で等電位線を示す．頭頸部や左上肢には電流が流れず，頭頸部および左上肢はそれぞれリード線となっている．右：左図の電気的等価回路．Site8 が，基準電極が設置された部位で，腹部または下肢を表している．電流は，右 Erb 点近傍に位置する起電力によって，領域(D)（上胸部）を時計方向に流れている．領域(A)は頭頸部を，領域(B)は左上肢を，領域(C)は下腹部から下肢を，領域(D)は上胸部を，それぞれ示す．領域(A)，(B)，(C)は，いずれもリード線領域となっていることに注意．Site1：頭頂部．Site2：第 7 頸椎近傍．Site3：左 Erb 点．Site4：左肩．Site5：左肘部または左手関節部．Site6：左胸部．Site7：剣状突起部．Site8：腹部または下肢．Site9：右胸部．Site10：右肩．
（文献 8 より改変引用）

N9 電位のピーク値の記録各部位における平均振幅を示します．

　以上の結果は，鎖骨近傍を伝導している活動電位によって，図Ⅳ-17 左に示すような電流が惹起され，電流の流れる方向に沿って，電圧降下が起こっていることを示しています．一方，左上肢の肩〔Sh(L)〕と左肘〔Elbow(L)〕，左手関節〔Wr(L)〕は，ほぼ同じ大きさの陽性電位(P9)を示しています．これは，左上肢がまさにリード線そのものとなっていて，電流が流れていないからです．リード線効果によって，左肩と左上肢遠位部は等電位となっているのです．

　頭頸部についても同様です．頸部下部の第 7 頸椎 (SC7) 部と頸部上部の第 2 頸椎 (SC2)，および頭頂部〔Pa(L)〕は，9 ms 近傍の電位に関しては，リード線効果によって等電位となります．つまり，右正中神経刺激後 9 ms の時点では，SC7 を除いた頭頸部領域には電流が流れていないため，この領域全体がリード線となっているのです．したがって，頭頂部からも，SC7 に生じたのと同じ電位変化が記録されることになります．これが頭頂部で記録される P9 遠隔電場電位というわけです．図Ⅳ-17 右は，以上のことを説明するための電気的等価回路です．このように，P9 遠隔電場電位は，「リード線効果」という考え方を導入することで，その発生機序を理解することが可能となります．

IV　オームの法則は，生体電気現象の理解に役立つ

オームの法則のまとめ

電気回路のリテラシーを得るために，これまでに述べたオームの法則と電気回路についてまとめておきます．

(1) オームの法則による3つの原理
　1．電圧降下の原理：電流が抵抗の中を流れるとき，電流の流れる方向に沿って電位は低下していく．降下する電位の大きさ（絶対値）は，電流×抵抗（IR）で与えられる．
　2．リード線効果，あるいは，電流ゼロの原理：抵抗の値いかんに関わらず，電流が流れていない部分（リード線）の両端には，電位差は存在しない．
　3．抵抗ゼロの原理：電流が流れていても，その電流の強さにかかわらず，抵抗がない部分には電位差は存在しない．もっとも，抵抗ゼロは極限化による理念的なもので，抵抗ゼロのものが実際に存在するわけではない．

(2) オームの法則と電気回路
　1．抵抗の直列配置：2個の抵抗が直列に配置されているとき，それらを1個の等価な抵抗に合成したとすれば，その合成抵抗の値は，それぞれの抵抗値の和となるため，元のそれぞれの抵抗値より大きくなる．
　2．抵抗の並列配置：2個の抵抗が並列配置されているとき，合成抵抗の値は，元のそれぞれの抵抗の値より小さくなる．
　3．電圧分配の原理：2個の抵抗が直列配列されているとき，それぞれの抵抗両端には，直列回路全体にかかる電圧を，2個の抵抗値の比で分割した電圧が出現する．

(3) オームの法則と膜電位の変化の機序
　1．膜電流による膜電位の変化：静止膜に内向き電流が流れれば膜は過分極し，外向き電流が流れれば脱分極する．このとき細胞膜には生物学的な変化は起こっていない．この機序による膜電位の変化は物理的な過程である．
　2．膜抵抗の変化による膜電位の変化：極性逆転回路では，膜抵抗が変化することで膜電位が変化し，膜電位は陰性にも陽性にもなることができる．このとき細胞膜では生物学的な過程が起こっている．

●文　献●

1) Hern JEC, Landgren S, Phillips CG and Porter R：Selective excitation of corticofugal neurons by surface-anodal stimulation of the baboon's motor cortex. J Physiol, 161：73-90, 1962.
2) Landau WM, Bishop GH and Clare MH：Site of excitation in stimulation of the motor cortex. J Neurophysiol, 28：1206-1222, 1965.
3) Gorman AL：Differential patterns of activation of the pyramidal system elicited by surface anodal and cathodal cortical stimulation. J Neurophysiol, 29：547-564, 1966.
4) Stuart GJ and Sakmann B：Active propagation of somatic action potentials into neocortical pyramidal cell dendrites. Nature 367：69-72 1994.
5) Markram H, Helm PJ, Sakmann B：Dendritic calcium transients evoked by single back-propagating action potentials in rat neocortical pyramidal neurons. J Physiol 485：1-20 1995.
6) Maruhashi J, Mizuguchi K and Tasaki I：Action currents in single afferent nerve fibres elicited by stimulation of the skin of the toad and the cat. J Physiol, 117：129-151, 1952.
7) Hodgkin AL and Katz B：The effect of sodium ion on the electrical activity of the giant axon of the squid. J Physiol, 108：37-77, 1949.
8) Hashimoto S, Kawamura J, Segawa Y, Yamamoto T, and Nakamura M：Possible model for generation of P9 far-field potentials. Muscle Nerve, 15：106-110, 1992
9) Cunningham K, Halliday AM and Jones SJ：Simulation of 'stationary' SAP and SEP phenomena by 2-dimensional potential field modeling. Electroencephalogr Clin Neurophysiol, 65：416-428, 1986.
10) Kimura J, Mitsudome A, Yamada T and Dickins QS：Stationary peaks from a moving source in far-field recording. Electroencephalogr Clin Neurophysiol, 58：351-361, 1984.

11) Kimura J, Kimura A, Ishida T, Kudo Y, Suzuki S, Machida M, Matsuoka H and Yamada T：What determines the latency and amplitude of stationary peaks in far-field recording? Ann Neurol, 19：479-486, 1986.
12) Nakanishi T, Tamaki M and Kudo K：Possible mechanism of generation of SEP far-field component in the brachial plexus in the cat. Electroencephalogr Clin Neurophysiol, 63：68-74, 1986.
13) Stegeman DF, Oosterom AV and Colon EJ：Far-field evoked potential components induced by a propagating generator：computational evidence. Electroencephalogr Clin Neurophysiol, 67：176-187, 1987.
14) Hashimoto S, Kawamura J, Segawa Y, Suenaga T and Nakamura M：Bifurcation of P9 far-field potentials induced by changes in the shoulder position. Neurosci Lett, 110：102-106, 1990.
15) Hashimoto S, Segawa Y：Model of generation of P9 far-field potentials using an electric circuit diagram. In：Recent advances in clinical neurophysiology, ed by Kimura J and Shibasaki H, Elsevier, Amsterdam, 1996, pp 251-254.
16) 橋本修治：電気回路による臨床電気神経生理学入門．pp119-142，永井書店，大阪，1997．

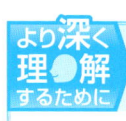

より深く理解するために　極性逆転回路の解析

ここでは，図Ⅳ-14 において，$R_1 \neq 0$，$R_2 \neq 0$ の場合について，数式を使った一般的な解法を示します．A 点を基準電位にした C 点の電位を V_{C-A} とします．図に示した方向に流れている電流を I とします．電圧降下の原理から，電池 1 側では，

$V_{C-A} = -70 + IR_1$ ……［Ⅳ-1］

が成立します．一方，電池 2 側では，

$V_{C-A} = +70 - IR_2$ ……［Ⅳ-2］

が成立します．
したがって，

$V_{C-A} = -70 + IR_1 = +70 - IR_2$ ……［Ⅳ-3］

この［Ⅳ-3］式から，C 点の電位は，-70 mV より高く $+70$ mV より低い，両者の中間の値になることがわかります．
また，［Ⅳ-3］式を I について解くと，

$I = \dfrac{140}{R_1 + R_2}$ ……［Ⅳ-4］

となります．この［Ⅳ-4］式を［Ⅳ-1］式に代入して，

$V_{C-A} = \dfrac{70(R_1 - R_2)}{R_1 + R_2}$ ……［Ⅳ-5］

を得ます．［Ⅳ-5］式から，C 点の電位は，$R_1 = R_2$ のときは 0 mV，$R_1 < R_2$ のときは陰性，$R_1 > R_2$ のときは陽性となることがわかります．つまり，$R_1 < R_2$ のときは電池 1 の極性と一致し，逆のときは電池 2 の極性と一致します．膜電位には，抵抗が低い側の電池の起電力が，より大きく反映するわけです．そして，抵抗値の大小関係によって，C 点の電位は，陰性にも陽性にもなることができるというわけです．

第V章 膜電池の発生機序─濃淡電池，膜が1種類のイオンに対してのみ透過性を持つ場合

　電気回路に電流が流れるためには，電荷を動かすエネルギー源(電源)が必要です．生体では，細胞膜に存在する膜電池がこの役割を果たします．膜電池のお陰で生体電気現象が存在し，様々な生命活動が営まれています．私たちは，電気生理学的な手法を用いて，その一部の活動を垣間みているのです．イオン濃度が異なる2つの電解質溶液を，特定のイオンだけを通過させる膜で隔てて接触させると，2つの溶液間に電位差が発生します．これを「濃淡電池」といいます．細胞膜の内外には，イオン濃度の異なる電解質溶液が存在し，しかも，細胞膜には特定のイオンだけを通過させるイオンチャネルが存在しています．細胞膜は濃淡電池を形成する条件を備えているのです．本章では，膜電池を理解するために，濃淡電池について解説していきます．

1　膜電位の発生と平衡状態の意味

●電位差の発生

　まず最初に，図V-1に示した状態を想定してください．左のコンパートメントAには濃い塩化カリウム(KCl)の電解質溶液が入っており，右のコンパートメントBには薄い塩化カリウム(KCl)溶液が入っているとします．膜には孔があいていて，陽イオンであるカリウムイオンだけを通過させるとします．陰イオンである塩素イオンは，膜を通過できないとするのです．このとき，カリウムイオンと塩素イオンは，どのような動きを示し，最終的には，どのようなイオン分布が出現し，膜電池が完成することになるのか，それらを順にみていきましょう．

　2つのコンパートメントに，濃淡2種類の溶液を入れた直後は，コンパートメントAもコンパートメントBも，電気的に中性です．いずれのコンパートメントにも，陽イオン(カリウムイオン)と陰イオン(塩素イオン)が同数ずつ存在し，電気的には中性となっています．コンパートメントの境にある膜は，カリウムイオンだけを通過させます．したがって，カリウムイオンは濃度差に従って，左のコンパートメントAから右のコンパートメントBへ向かって動いていきます(図V-2)．今，とりあえず，ごく初期の状態，つまりコンパートメントAとBに2種の溶液を入れた直後の初期状態を考えてみます．この時期に，少数のカリウムイオンがコンパートメントAからBへ移動したとします．このとき，陰イオンである塩素イオンは膜を通過することはできません．したがって，コンパートメントBへ移動したカリウムイオンと同数の塩素イオンが，コンパートメントAに残ります．

　こうして，元の溶液の電気的中性は破られ，右のコンパートメントBには，より多くの陽イオンが存在し，左のコンパートメントAには，より多くの陰イオンが存在することになります．このため，コンパートメントBは陽性に，コンパートメントAは陰性に帯電し，両者の間に電位差が発生します．

●平衡状態の発生

　次に，カリウムイオンが，さらに引き続いて移動をしようとすると，どうなるかを考えます．先行して移動している少量のカリウムイオンによって，コンパートメントBは陽性に帯電しています．コンパートメントAは陰性に帯電しています．カリウムイオンが，濃度差に従ってコンパートメントBへ移動しようとしても，帯電したコンパートメントの電位によって，妨げられることになります．カリウムイオンは，コンパートメントBの陽性電位によって反発され，コンパートメントAの陰性電位によって引き止められ移動しにくくなります(図V-3)．初期のように，容易に移動するというわけ

60

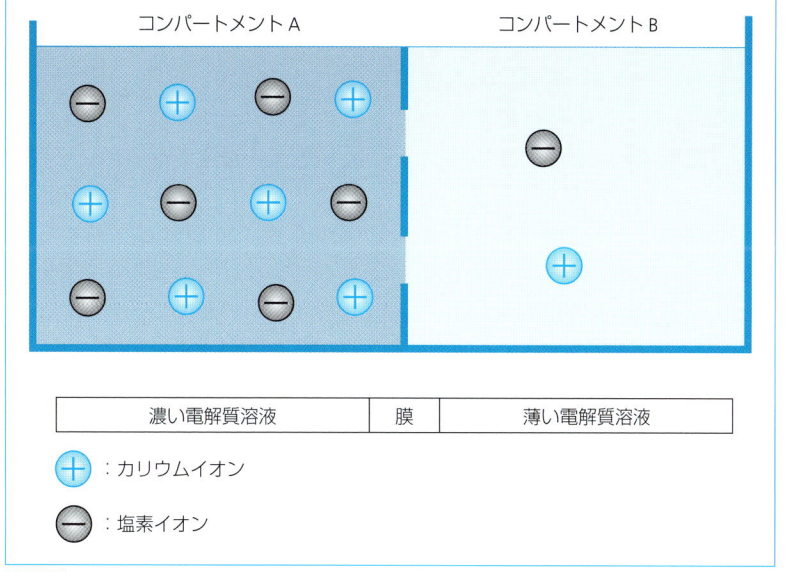

1 膜電位の発生と平衡状態の意味

図V-1 濃淡電池
コンパートメントAには，濃度の高い電解質溶液（塩化カリウム溶液）が，コンパートメントBには，濃度の低い電解質溶液（塩化カリウム溶液）が入っている．両者の溶液は膜を境として接している．膜は陽性電荷（カリウムイオン）のみを通過させ，陰性電荷（塩素イオン）を通過させないとする．

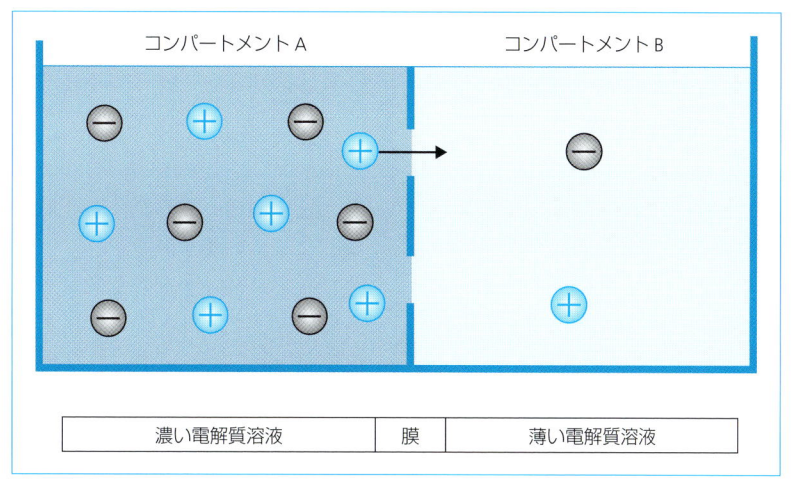

図V-2 濃淡電池
膜孔を陽性電荷（カリウムイオン）が通過していく．

V 膜電池の発生機序―濃淡電池，膜が1種類のイオンに対してのみ透過性を持つ場合

V 膜電池の発生機序─濃淡電池，膜が1種類のイオンに対してのみ透過性を持つ場合

にはいかなくなります．

こうして，コンパートメントAからBへ移動していくカリウムイオンの数は，時間の経過とともに次第に減少し，最終的にはまったく移動できなくなってしまうでしょう．「濃度差によるイオンの移動（拡散）」が，「電位差による逆向きの力」によって完全に拮抗された状態が出現することになります．濃度差が完全になくなるまで，イオンの移動が続くのではありません．電気的な力によって拮抗され，イオンの移動は途中で止まってしまいます．この状態を「平衡状態」とよんでいます．「拡散しようとする力」と「電気的な力」が釣り合ってバランスをとっている状態という意味です．

● 移動するイオンの数

コンパートメントAとBの濃度差は残ったままです．ではどのくらいの数のカリウムイオンが移動して平衡状態が出現するのでしょうか．カリウムイオンがコンパートメントAから出て行けば，コンパートメントAのカリウムイオン濃度は低下するはずですが，それはどの程度のものでしょうか．答えは，「ごく少数のイオンが移動するだけであって，濃度が実質的に変化するほど多くのイオンが移動するわけではない」ということになります．Blausteinらのモノグラフでは，細胞膜において，約−90 mVの電位差を発生させるのに必要なカリウムイオンの移動量は，比率でいえば，100万個のカリウムイオンのうち，20個ほど移動するだけでよい，と計算されています[1]．つまり，「濃度的」には無視できる数のイオンの移動で，「電気的」には有意な電位差が出現するというわけです．

なお，平衡状態でも，膜を横切って移動するカリウムイオンが存在しないわけではありません．実際には，カリウムイオンがコンパートメントAからBへ動いていると考えられます．しかし，同時に同数のカリウムイオンがコンパートメントBからAへ帰ってきています．カリウムイオンがコンパートメントAからBへ移動するのは，濃度差によっています．コンパートメントBからAへ移動するのは電気的な力によります．この2つの力がバランスをとって「動的」な平衡状態が出現し，正味のイオンの移動（net flux）はなくなっている，と考えられます．

2　平衡電位とNernst式

「平衡電位」とは，「平衡状態」のときに，膜両側に出現している電位差のことです．この例では，カリウムイオンの平衡電位ということになります．この電位は，以下のNernst式で計算されます．

$$V_{A\text{-}B} = \frac{RT}{F} \ln \frac{[K]_B}{[K]_A}$$

F：Faraday定数（Avogadro数個の電子の持つ電気量）
R：気体定数
T：絶対温度

ここで，$V_{A\text{-}B}$は，コンパートメントBを基準電位としたときの，コンパートメントAの電位です．$[K]_A$はコンパートメントA内のカリウムイオン濃度（正確には活量（activity））で，$[K]_B$はコンパートメントB内のカリウムイオン濃度です．コンパートメントAの方が，カリウムイオンの濃度が高い（$[K]_A > [K]_B$）ので，$V_{A\text{-}B}$は陰性となることがわかります．コンパートメントAとコンパートメントBの間に，Nernst式で計算される電位差が出現すると

き，膜を横切って移動する正味のカリウムイオンはなくなっています．

ここで，Nernst式の変数はイオン濃度（比）と絶対温度（T）だけであることに注意してください．絶対温度（＝摂氏温度＋273.15）は大きく変化しませんから，平衡電位を決めるのは，実質的に膜内外のイオン濃度比であるといえます．膜のイオン透過性の程度は関係がありません．もちろん，膜にイオン透過性がなければ膜電位は発生しませんが，イオン透過性が存在してさえすればよく，その程度は平衡電位の大きさに関係しません．第Ⅳ章の図Ⅳ-8に，細胞膜の電気的等価回路を書きました．そこに示した，カリウム電池，ナトリウム電池，塩素電池の各起電力は，各イオンの平衡電位に等しくなります．したがって，各電池の起電力自体は通常は変化しません．もっとも，病的な状態になって細胞外のイオン濃度が大きく変化すれば話は別です．一方，膜抵抗は変化します．イオンチャネルが開けば膜抵抗は下がり，

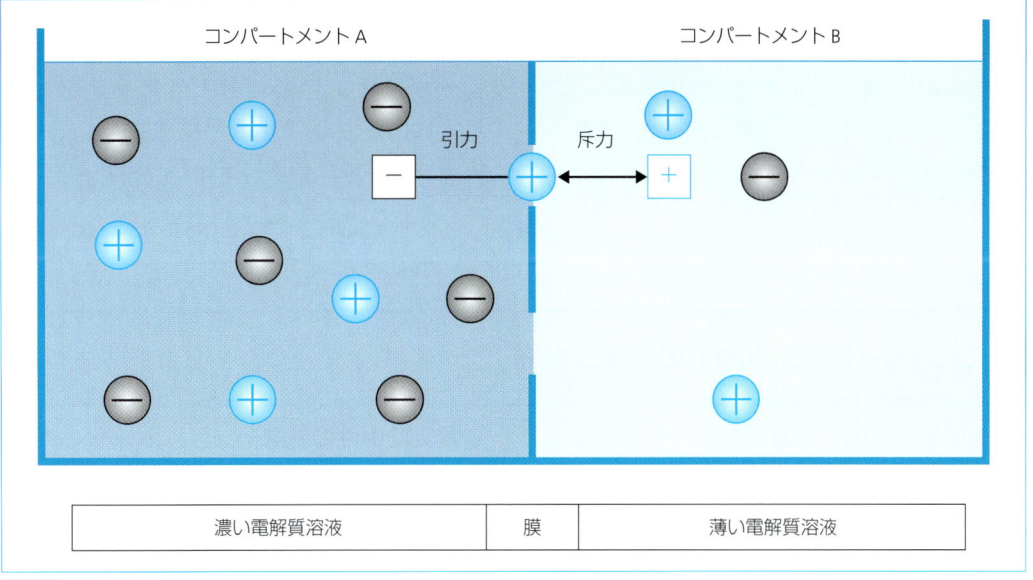

図V-3 濃淡電池
陽性電荷がコンパートメントB内へ移動すると，コンパートメントAは陰性に帯電し，コンパートメントBは陽性に帯電する．このため，さらなる陽性電荷がコンパートメントBへ移動しようとしても，電気的には移動しにくくなる．

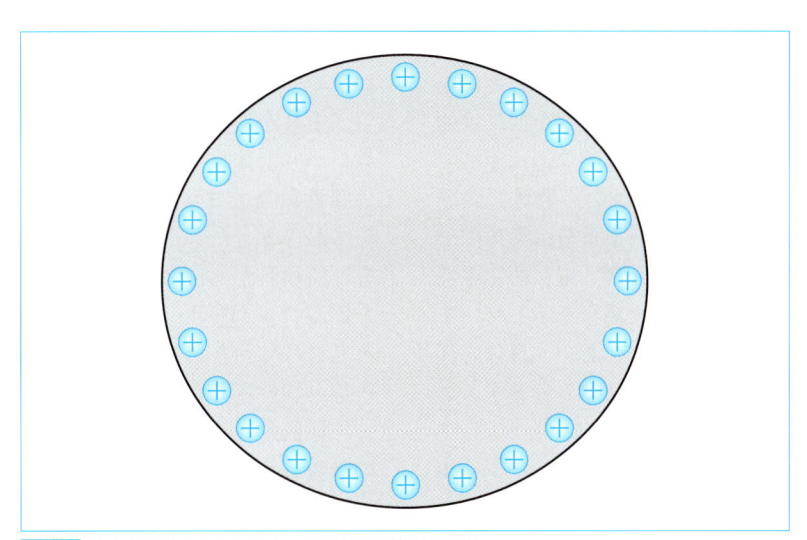

図V-4 金属導体に与えられた陽性電荷の分布
金属導体に陽性電荷与え帯電させたとき，陽性電荷がとる導体内分布．導体内の余分な陽性電荷は，互いに反発し合うため，導体の表面だけに分布し内部には分布しない．金属導体内に電位勾配は存在せず導体内に電位差は存在しない．

V　膜電池の発生機序―濃淡電池，膜が1種類のイオンに対してのみ透過性を持つ場合

V 膜電池の発生機序—濃淡電池，膜が1種類のイオンに対してのみ透過性を持つ場合

閉じれば高くなります．第Ⅳ章の図Ⅳ-14において「極性逆転回路」をモデルとして用いながら，膜電位は膜抵抗が変化することによって変化する，と説明しました．以上から膜電位が変化するときであっても膜起電力は変化しないことがわかると思います．各イオンチャネルが持つ起電力は，膜内外のイオン濃度比にのみ依存して決まる平衡電位であるからです．

Nernst式という数式自体を覚える必要はありませんが，イオン移動に対する平衡状態の意味と，Nernst式で計算される平衡電位は，イオン濃度比によってほぼ一義的に決まるということは，覚えておいてください．

3 コンパートメント内でのイオン分布

●コンパートメント内でのカリウムイオンと塩素イオンの分布

次に，膜を透過したカリウムイオンや，透過できずに元のコンパートメント内に残った塩素イオンは，各コンパートメント内でどのような分布をとるのか考えてみます．

はじめに，コンパートメントBに入り込んだカリウムイオンの分布を考えます．コンパートメントB内へ進入したカリウムイオンは，どこに存在するのでしょうか．コンパートメントBの溶液内部に一様に分布するのでしょうか．そのようなことはないと考えられます．なぜなら，余分な電荷間には強い反発力が作用するからです．電気的な力は極めて強いのです．図V-4を見てください．導体に余分な電荷を与えると，それらの余分な電荷は導体内部に分布することはありません．図は，電気的に中性であった導体に陽性電荷を与えた場合を示しています．余分な陽性電荷は相互に反発しあい，導体内部に分布することはなく，導体表面にのみ分布するようになります．これと同じで，コンパートメントB内に入ったカリウムイオンは，コンパートメントB内では余分な陽性電荷であるため，コンパートメントBの内部には分布せず，周辺部に分布するようになります．

コンパートメントA内でも同様です．コンパートメントAでは，塩素イオンが余分に存在しています．この余分になった塩素イオンも，コンパートメントA内で，コンパートメントの周辺部に分布するようになると考えられます．

●電気的中性の法則

膜の近傍では，コンパートメントA側の塩素イオンとコンパートメントB側のカリウムイオンは，電気的に引き合います．しかし，膜以外のコンパートメント周辺壁に分布したイオンには，相互に反発力（斥力）が作用します（図V-5）．このようにして，最終的には，コンパートメントB内に進入したカリウムイオンは，コンパートメントB内で膜に沿って配列し，膜孔を通過できなかった塩素イオンは，コンパートメントA内で膜に沿って配列するようになると考えられます．こうして，膜をはさんで電気二重層が形成されます．この電気二重層によって，コンパートメントAは陰性に，コンパートメントBは陽性になります．図V-6に電気二重層の図を示しておきました．電気二重層が形成される膜近傍部を「膜相」と名付けておきます．これに対し，膜相を除くコンパートメント内の領域を「溶液固有域」と名付けておきましょう．「膜相」全体で，陽性電荷総数と陰性電荷の総数は等しくなっています．同様に，溶液固有域内では，陽性電荷の総数と陰性電荷の総数も等しくなっています．このように，分子やイオンレベルでみれば，電荷の分布に偏りがあっても，マクロな領域を全体としてみれば，陽性電荷数と陰性電荷数は等しくなります．これを「電気的中性（electrical neutrality）の法則」とよんでいます．なお，第1節で述べたように，膜相の電気二重層に参加するイオンの数は，溶液固有域内のイオンの数に比べると極めて小数です．無視できるほどの数といってよいでしょう．

図V-5 濃淡電池
コンパートメント内での余分な電荷の分布．陽性電荷と陰性電荷は膜を挟んで引き合うが，同じコンパートメント内では，同種電荷が相互に反発し合う．

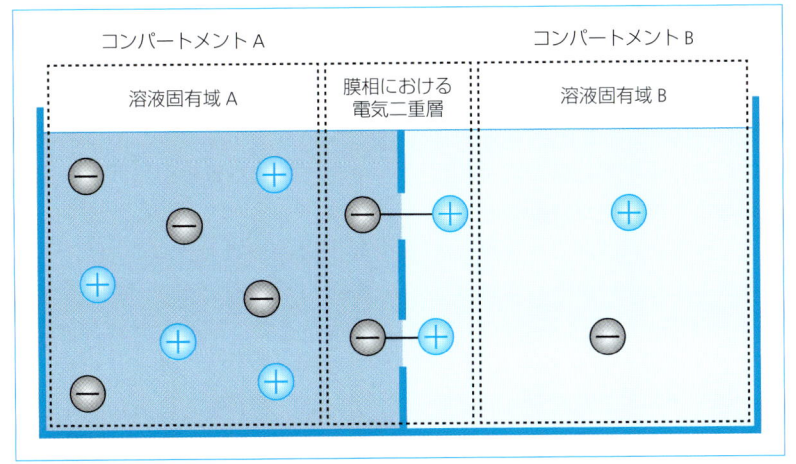

図V-6 膜をはさんで生じた電気二重層
電気二重層の領域を「膜層」，それ以外の領域を「溶液固有域」と名付けておく．膜層では，陽性電荷と陰性電荷が向かい合って電気二重層を作っている．電気二重層に参加するイオン数は，溶液固有域内のイオン数に比べると極めて小数である．

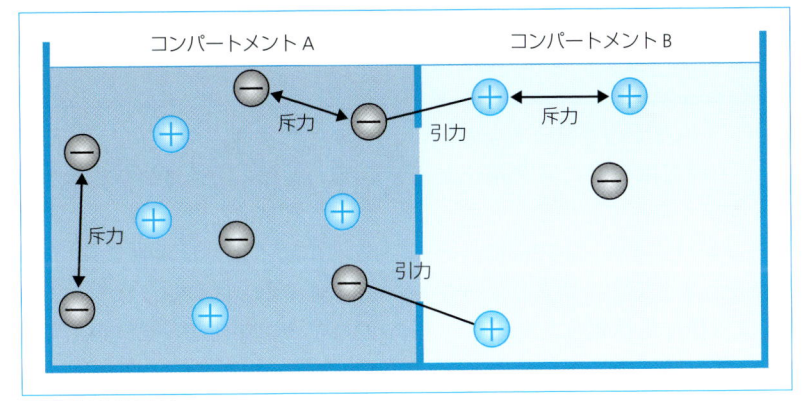

V 膜電池の発生機序—濃淡電池，膜が1種類のイオンに対してのみ透過性を持つ場合

4 コンパートメント内での電位分布

次に，コンパートメント内部での電位分布を考えます。コンパートメント内部は一様に同じ電位となっているのか，電位勾配が存在するのか，という問題です。答えは，「各コンパートメント内部は，それぞれ一様に同じ電位を示す」です。つまり，コンパートメントA内部は一様に陰性電位を示し，コンパートメントB内部は一様に陽性電位を示します。なぜそうなるのかみていきましょう。

静電気学によれば，陽性電荷の近くは電位が高く，そこから離れるにつれて電位は低くなっていくはずです。図V-7を見てください。コンパートメントBの溶液固有域内で，部位1は膜相の陽性電荷群に近く，部位2は陽性電荷群から隔たっています。したがって，部位1の方が部位2より電位が高くなっているはずです。同様に，コンパートメントAの溶液固有域内でも，極性は逆ですが膜近傍で陰性の度合いが強く，膜から離れると陰性度が弱くなっているはずです。しかし，そうであれば同じコンパートメント内で電位差が発生してしまいます。これは不都合です。なぜなら，「導体内」に電位差があれば，オームの法則に従って必ず電流が流れるからです。つまり，単一コンパートメント内で電流が流れることになりますが，回路がない状態で電流が流れ続けることはできません。したがって，コンパートメント内はどこでも等電位になっているはずです。

●コンパートメント内が等電位になる機序

では，どのような機序が働いて等電位になるのでしょうか。それは静電誘導によっています。次にそれについて解説します。静電誘導そのものについては，本章章末の「より深く理解するために①静電誘導」を参照してください。

まず，図V-8の左を見てください。陽イオンと陰イオンが規則的に配列した結晶構造を示しました。では，結晶が水に溶けた電解質溶液では，イオン分布はどうなっているのでしょうか。それは，この結晶が膨張し緩く結合したような，比較的規則的な分布をとると考えられています[2]。これを図V-8右に示しました。次に，ここに電気的な力が作用したとしましょう。すると，規則的なイオン配列に乱れが生じます。図V-9(1)に示したように，電解質溶液の左側に陽性電荷を置き，右側に陰性電荷を置いて，電気的な力を電解質溶液に作用させれば，溶液内の陰イオンは陽性電荷に引かれて左側に移動し，陽イオンは右側に移動します。こうして，規則的なイオン配列から変位が生じます。次に，図V-9(2)を見てください。同様に，コンパートメントBの溶液固有域内では，膜相における電気二重層によって，イオン分布が変化します。溶液固有域B内のイオンは，電気二重層の陽性電荷（カリウムイオン）の影響で，陰イオン（塩素イオン）が膜相側へ引きつけられ，陽イオン（カリウムイオン）は遠ざけられるように移動していきます。陰イオンは膜に引きつけられ，陽イオンは膜から遠ざかるように分布していきます。こうして，溶液固有域内のイオン分布は，電気二重層が作り出す電位勾配と逆の電位勾配を作り出すことになります。そして，両者の電位勾配は相殺され，コンパートメントB内はどこでも等電位となります（図V-10）。あるいは，等電位となるまで，溶液固有域内のイオン配列に変化が起こり続けると言い換えてもよいでしょう。等電位でない部位が局所的にあれば，そこには電位勾配が存在しているわけで，イオンは電位勾配に沿って移動していきます。このようにして，最終的にはすべての部位が等電位となり，イオンの移動がなくなって安定します。この過程は，静電誘導とされているものとまったく同じ過程です。結果として，コンパートメントB内は，どこでも同じ陽性電位を示すことになります。コンパートメントAでも同様のことが起こり，A内はどこでも同じ陰性電位を示すようになります。コンパートメント内部はどこでも等電位であり，膜をはさんでのみ電位差が存在するわけです。こうして，電解質溶液の濃淡と膜孔のイオンに対する選択的透過性によって，膜電池が完成します。なお，余談になりますが，オームの法則におけるリード線効果も，ここに記したのとまったく同様の考え方で説明可能です。本章章末の「より深く理解するために①：静電誘導」の項をご参照ください。

4 コンパートメント内での電位分布

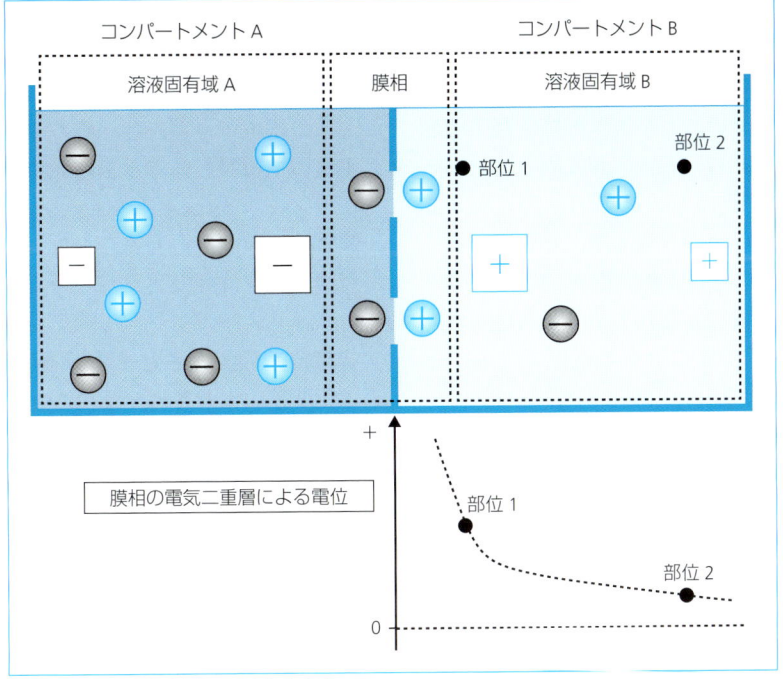

図V-7 溶液固有域内の電位勾配
膜層の電気二重層による電位勾配．

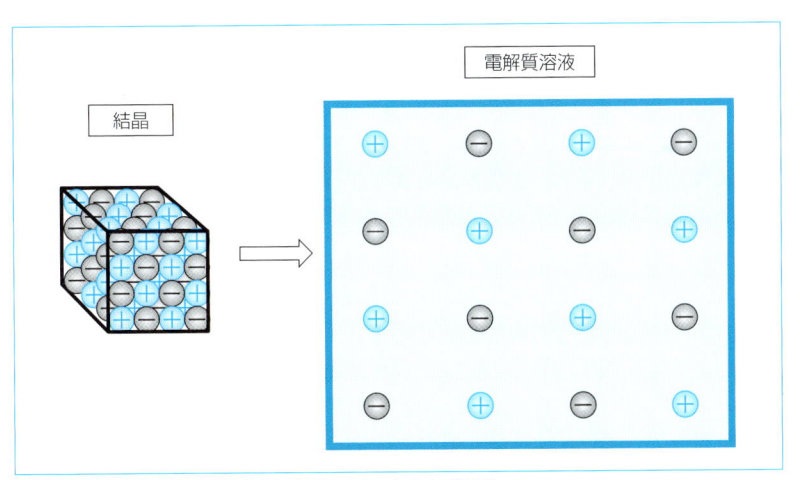

図V-8 結晶構造と電解質溶液内でのイオン配列

V 膜電池の発生機序—濃淡電池，膜が1種類のイオンに対してのみ透過性を持つ場合

67

V 膜電池の発生機序—濃淡電池，膜が1種類のイオンに対してのみ透過性を持つ場合

5 濃淡電池の電気的等価回路

図V-11(2)に，以上のことを電気的等価回路で表現してみました．コンパートメントA内とコンパートメントB内の電解質溶液の抵抗値は高くありませんが，ゼロではないという意味で，それらを抵抗A,抵抗Bとしました．抵抗Aの両端A_2とA_1は，リード線効果によって等電位となります．これは，コンパートメントA内部はどこでも等電位であることに対応しています．抵抗Bの両端も同様で，コンパートメントB内部はどこでも等電位となります．そして，膜をはさんでのみ電位差が存在します．それを膜電池の起電力としてE_mで表しました．このE_mは，Nernst式で計算される値で，この場合，カリウムイオンの平衡電位です．膜には，イオン透過性に対応する膜抵抗があります．この例では，カリウムイオンが膜を通過するときの抵抗です．この膜抵抗は，膜電池の内部抵抗に相当します．このようにして，①それぞれのコンパートメント内部は一様に等電位であること，②膜をはさんで両コンパートメント間に電位差が存在し，その値はカリウムイオンの平衡電位に等しいことを電気的等価回路で表すことができます．電流が流れていないこのような系では，膜電位は膜起電力と等しくなります．これは，第IV章の図IV-7(1)に示したことと同じことです．

●電位差の大きさとイオン濃度差

電位差の大きさは，膜相の電気二重層に参加するイオンの数が多いほど，大きくなると考えられます．したがって，濃度差が大きいほどコンパートメントA−B間の電位差は大きく，濃度差が小さいほど電位差は小さくなります．さらに，濃度差がなくなれば，イオンに対する選択的透過性をもった膜があっても電位差はなくなります．つまり，電池が消耗した状態です．以上のことはNernst式から推定される通りです．

濃淡電池では，膜内外のイオン濃度差が電気二重層を形成し，電位差維持の原動力となっています．

Q この静止膜電位に関するモデルは静電気学ですので，図V-11で，回路に流れる電流はゼロとなりB_1もB_2も同電位になるのだと理解しました．もしこの回路に活動電位の発生のようなことが生じ左向きに電流が流れると，抵抗がありますからA_1とA_2は電位が異なり，A_1が相対的陽性となりコンパートメントA内に電位差ができると考えてよいのでしょうか？

A その通りです．ここに示したモデルは静電気学的な状況です．それを電気的等価回路に置き換えると，A_1とA_2，B_1とB_2はそれぞれ等電位となります．しかし，このモデルのままで，電流が流れる状態を考えることはできません．電流が流れるためには，回路が存在しなければならないからです．回路は，コンパートメントAとBに電極を挿入し，2つの電極を抵抗を介して結べば作ることができます．そのような場合について，本章章末の「より深く理解するために②：濃淡電池の検証」(p.72)に記載しました．「濃淡電池」が，コンデンサーではなく電池となることを詳細に解説しました．複雑な文章で読み込むのが困難と感じられる方は，図V-14だけでも見ていただければ，この問いに対する答えが得られると思います．

📝 コラム　Nernst式の一般的表記

Nernst式の一般的表記は，

$$V_{A-B} = \frac{RT}{z_S F} \ln \frac{[S]_B}{[S]_A}$$

となります．ここでSはイオン種を表しています．z_Sはイオン種Sの原子価(valence)で，カリウムイオン(K^+)とナトリウムイオン(Na^+)では+1で，カルシウムイオン(Ca^{2+})では+2,塩素イオン(Cl^-)では−1となります．

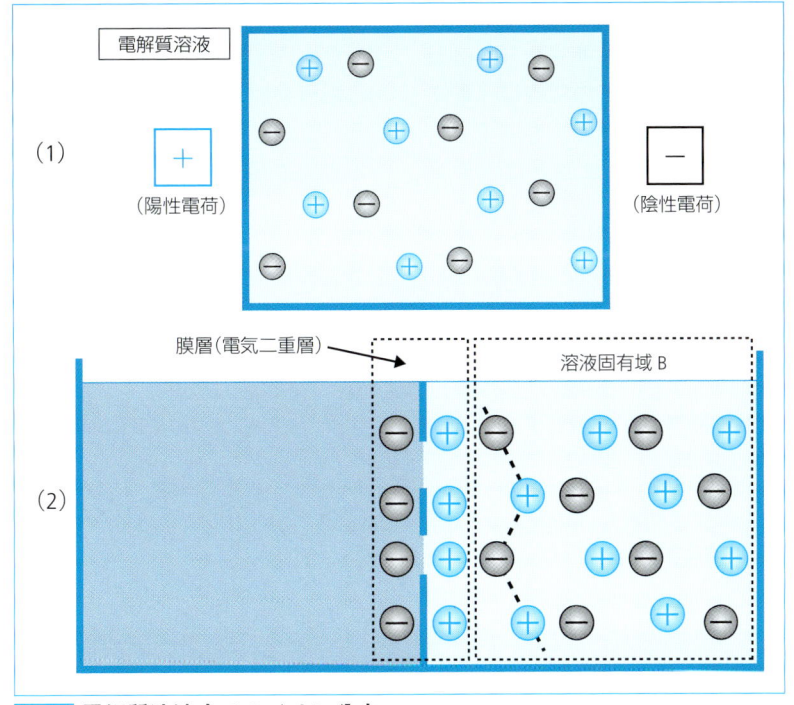

図V-9 電解質溶液内でのイオン分布
(1)外部に配置された電荷によって，溶液内の電荷分布が変化する．(2)膜層の電気二重層の影響で，溶液固有域内のイオン分布が変化する．図にはコンパートメントBだけが表示されている．

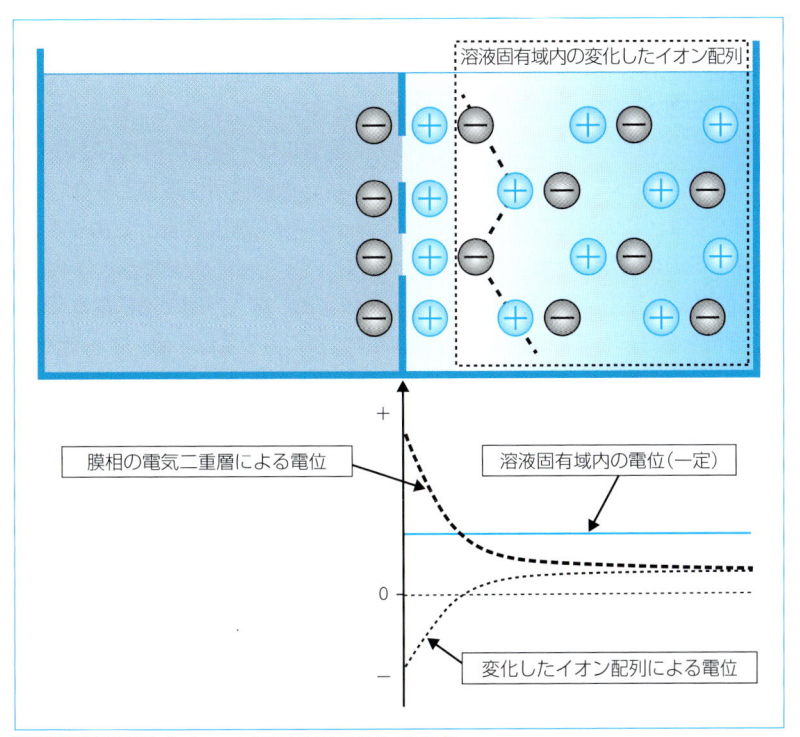

図V-10 等電位となった溶液固有域内の電位
電気二重層による電位勾配と，溶液固有域内の電荷分布が作り出す電位勾配の和が，溶液固有域内の電位となる．

5 濃淡電池の電気的等価回路

V 膜電池の発生機序——濃淡電池，膜が1種類のイオンに対してのみ透過性を持つ場合

69

V 膜電池の発生機序―濃淡電池，膜が1種類のイオンに対してのみ透過性を持つ場合

濃度が同じになろうとする「自然な力」（化学ポテンシャル，chemical potential）を電気エネルギー（electrical potential）に変換しています．電位差の背後に，電位差を発生し維持させるエネルギー源として，イオン濃度差が存在しているわけです．これがコンデンサーとの相違点であることは，第Ⅰ章の第6節で解説した通りです．なお，本章章末「より深く理解するために②：濃淡電池の検証」で，イオンの濃淡系に電極を挿入したとき，どのような化学反応が起こり，電池として機能するのかを示しました．興味ある方はご参照ください．

◉ 文献 ◉

1) Blaustein MP, Kao JPY and Matteson：Cellular physiology and neurophysiology. 2nd ed, Mosby, Philadelphia, 2012.
2) Barrow GM：バーロー物理化学，第2版（藤代亮一訳）．pp645-683, 東京化学同人，東京，1968.
3) 松尾正之，田頭　功：生体用金属電極の電気特性（生理食塩中の直流的特性）．医用電子と生体工学，8：151-159, 1970.
4) 田頭　功，松尾正之：生体用金属電極の交流特性－生理食塩中の金，白金，銀電極の電気二重層容量の検討－．医用電子と生体工学，10：222-230, 1972.
5) 橋本修治，瀬川義朗：金属電極の電極電位と分極特性－脳波記録における意味－．天理医学紀要，4：119-127, 2001.
6) 橋本修治：脳波記録技術の理論的基礎(3)．臨床脳波，44：328-333, 2002.
7) 橋本修治：脳波記録技術の理論的基礎(4)．臨床脳波，44：398-403, 2002.

より深く理解するために① 静電誘導

陽性電荷Aと陰性電荷Bが離れて存在したとして（図V-12(1)），その間に金属導体が置かれたとしましょう（図V-12(2)）．このとき，金属導体は全体として等電位になります．なぜそうなるか考えてみます．ここで，陽性電荷Aに面した金属導体の側面をC面とし，陰性電荷Bに面した側面をD面とします．

まず，金属導体がなく，陽性電荷Aと陰性電荷Bだけが存在する状態を考えましょう（図V-12(1)）．このとき，両電荷間の空間には電位勾配が存在します．電荷A側の電位は高く陽性であり，電荷B側の電位は低く陰性となります．このような，空間内の電位勾配を「外部電荷による電位勾配」とよんでおきます．ここに金属導体を持ってきたとします（図V-12(2)）．このとき，金属導体のC面側には，陽性電荷Aに引かれて金属内の電子が集積してきます．この集積によって，C面側は陰性電位を示しD面側は陽性電位となり，金属導体内に電位勾配が出現することになります．この電位勾配を「内部の電荷分布による電位勾配」とよんでおきましょう．図では，金属導体内の破線でこの電位勾配を示しました．

「外部電荷による電位勾配」と「内部の電荷分布による電位勾配」は，方向が逆になっています．「外部電荷による電位勾配」は，C面側を陽性にしていますが，「内部の電荷分布による電位勾配」は，C面を陰性にしています．この両者の和が，金属導体内の実際の電位となります．この和は一定値となって，導体内はどこでも等電位になります．図の(3)に電位勾配のプロファイルを示しておきました．なぜそんなに都合よく等電位になるのかというと，等電位となるまで電子の移動が続くからです．導体内に等電位でない所があれば，電子を動かす力が作用し電子が動いていきます．そして，等電位となったところで，電子は移動をやめます．導体内がすべて等電位となれば，電子を移動させる電気的な力はなくなり，電子の移動は止まらざるを得ないのです．このようにして，金属導体内はどこでも等電位となります．

以上の現象が，本文で述べた溶液固有域で起こる現象と同じであることは容易にわかると思います．また，「リード線効果」もこの静電誘導で説明できます．その一端が，電池の陽極か陰極どちらかと接続されているが，他端はどこも接続されていない導体では，静電誘導によって，導体内はどこでも等電位となります．これが，リード線効果が起こる機序の静電気学的説明です．

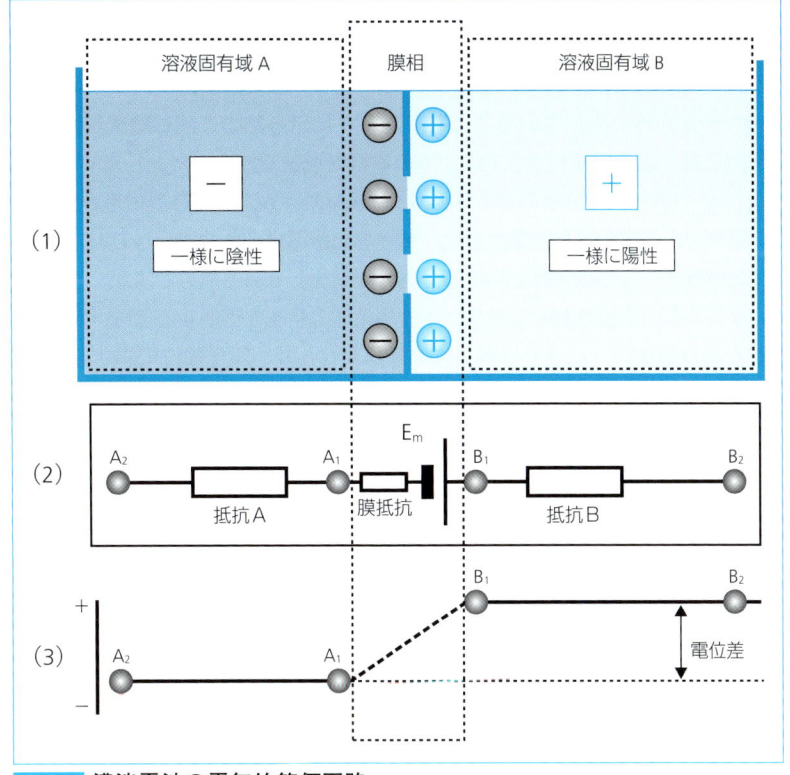

図V-11 濃淡電池の電気的等価回路
(1)電解質溶液, (2)電気的等価回路, (3)電位のプロファイル. 膜電位は, A_1 と B_1 間の電位差である. この図では, 電流が流れていないため, 膜電位は膜起電力に等しい.

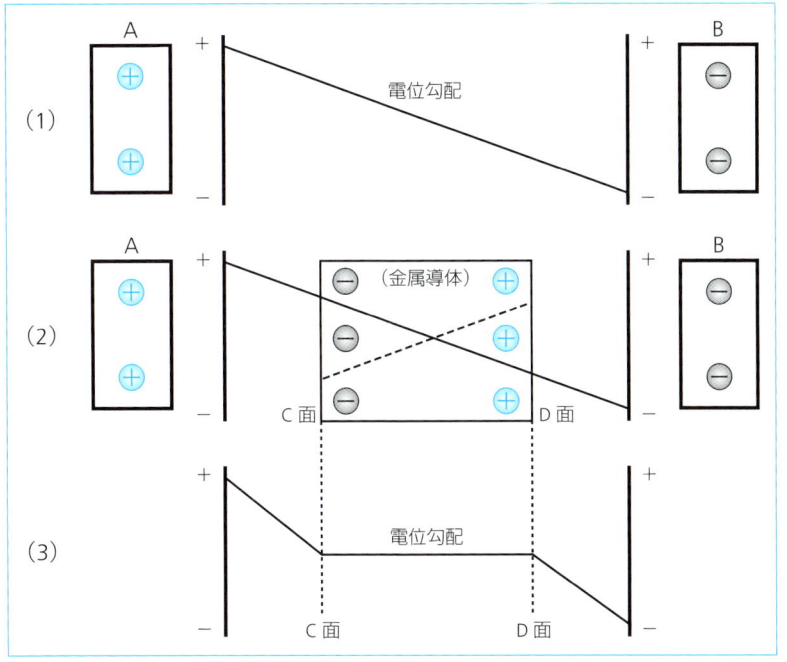

図V-12 静電誘導
(1)陽性電荷 A と陰性電荷 B が離れて存在している. 両電荷間の空間には電位勾配が存在する. (2)両電荷の間に金属導体を置いた場合. 金属導体には, (1)の電位勾配を打ち消す逆向きの電位勾配が誘導されてくる. 誘導された電位勾配を破線で示す. (3)結果として, 導体内の電位勾配はなくなり導体内は等電位となる.

V 膜電池の発生機序―濃淡電池，膜が1種類のイオンに対してのみ透過性を持つ場合

より深く理解するために② 濃淡電池の検証

　ここでは，濃度差が電池を作り出していることを，図V-1に示したのと同じ電解質溶液で考えていきます．両コンパートメント内に銀―塩化銀電極を入れ，2つの電極を抵抗で結合したとします（図V-13）．銀―塩化銀電極というのは，銀（Ag）の表面に難溶性の塩である塩化銀（AgCl＝Ag$^+$＋Cl$^-$）を付着させた電極です．図V-13の右上の囲み内に，銀ボールに塩化銀を付着させた，銀―塩化銀電極の断面を示しておきました．なぜ銀―塩化銀電極を用いるのかというと，この電極がいわゆる「不分極電極」であるためですが，それとともに，銀―塩化銀での電極反応がわかりやすいからでもあります．不分極電極の意味を理解するには，「電極電位」や「分極電圧」に関する理解が必要となります[3-7]．ここでは詳しくは触れませんが，電極電位に関するごく簡単な説明を，本解説の最後に記しておきました．

　さて，コンパートメントBはコンパートメントAに対して陽性となっています．したがって，図示したように，両コンパートメントに，銀―塩化銀を先端に付けた導線（銀―塩化銀電極）を入れて抵抗で結ぶと，電流が抵抗内をコンパートメントBからAへ向かって流れていきます．これは電子の動きでいえば，電子が電極Aから電極Bへ流れたことと等価です．この過程をもう少し詳しくみてみます．

●電子とイオンの動き

　電子が電極Aから電極Bへ向かって流れると，電極Aは，電子を1個失います．したがって，電極Aの銀（Ag）は銀イオン（Ag$^+$）となり，電極Aは陽性に帯電します．もっと正確にいうと，電子が電極Aから電極Bへ向かって流れる以前の状態と「比較して」，電極Aは「相対的に」陽性に帯電します．つまり，電極Aと電極Bを抵抗で繋ぐ前の状態は，一種の平衡状態であったわけですが，その状態と比較して「相対的に」陽性に帯電する，という意味です．

　そこで，溶液中の陰イオン，つまり塩素イオン（Cl$^-$）が，電極Aに引き寄せられ銀イオンと結合して銀塩化銀（AgCl）となります．この結果，塩素イオン1個が電極に吸着され，溶液中から姿を消します．図V-13の［1］で示したのがこの過程を表しています．これは，電極Aと溶液間で，陰イオンが溶液側から電極へ移動したことを意味しています．電流でいえば，電極Aから溶液内へ電流が流れたことに相当します．反応式で書けば，以下の通りです．

$$Ag - e^- + Cl^- \rightarrow Ag^+ + Cl^- = AgCl$$

ここで，e$^-$は1個の電子を意味しています．反応式左辺のCl$^-$は，溶液中の塩素イオンを表しています．溶液中の塩素イオン1個が電極に吸着されAgClとなります．

　電極Bでは逆の反応が起こっています．電子が流れてきて陰性に帯電した電極Bでは，電極を構成していた陰イオン（塩素イオン）が，陰性電荷に押し出されて溶液中へ溶出していきます．そして，銀イオンに電子が1個与えられて，銀イオン自身は銀（Ag）になって銀ボールに吸着されます．この結果，溶液中には，塩素イオンが1個増えることになります（図V-13 ［2］）．これは，電極Bと溶液間で，陰イオンが電極から溶液側へと移動したことを意味しています．電流でいえば，溶液側から電極Bへ電流が流れたことに相当します．反応式で書けば，以下の通りです．

$$AgCl + e^- = Ag^+ + Cl^- + e^- \rightarrow Ag + Cl^-$$

反応式最右辺のCl$^-$は，銀―塩化銀電極（AgCl）から溶液中へ溶出した塩素イオンを表しています．

　この結果，コンパートメントA内では塩素イオンが1個なくなり，コンパートメントB内では塩素イオン1個が増えることになります．つまり，陰性であるコンパートメントA内で陰イオンが減少し，陽性であるコンパートメントB内で陰イオンが増加するわけです．このため，コンパートメントAとB間の電位差は減少します．つまり，カリウムイオンの平衡電位より小さい電位差を示すようになります．平衡電位では，濃度差による動きと電気的な力による動きが拮抗していましたが，電気的な力が弱まったため，濃度差による動きが勝ることになり，カリウムイオン1個が，コンパートメントAからBへ膜を横切って流入することになります（図V-13 ［3］）．

以上の結果，コンパートメントAでは，塩素イオン1個が電極に吸着されてなくなり，カリウムイオン1個を，膜を介して失います．つまり，塩化カリウム(KCl)が1個消失したことになります．コンパートメントBでは，電極から塩素イオン1個が溶出してきて，カリウムイオン1個を，膜を介して獲得します．つまり，KClが1個増えたことになります．回路全体としては，電子が1個コンパートメントAからBへ流れ，膜を横切って，カリウムイオン1個がコンパートメントAからBへ移動し，さらに電極と溶液間でも，塩素イオンの吸着と溶出によって電荷の動きがあったことになります．これらの結果，コンパートメント間でKClの濃度差が減少します．このような過程は，両コンパートメントのKCl濃度が等しくなるまで続きます．濃度が等しくなれば，そこで反応が止まり電流は流れなくなります．これは電池が消耗した状態です．

　以上から，①イオン濃度差と，②イオンに対する選択的透過性を持った膜によって形成されるシステムを，電池として扱うことの正当性が理解されたのではないでしょうか．

　なお，ここで，電流の流れに注意してください．電流は電子の流れと逆ですから，電池の外を，コンパートメントBからAへ向かって流れていることになります．これは，コンパートメントBの方が，コンパートメントAより電位が高いことの当然の帰結です．電池としては，コンパートメントBが陽極であり，コンパートメントAが陰極です．一方，電池内部では，陽性電荷(カリウムイオン)がコンパートメントAからBへ流れていきました．つまり，電池内部では，電流は，陰極側から陽極側へ向かって流れていくのです．このことは，第Ⅲ章第1節で強調しておいた通りです．

●電位のプロファイル

　以上のことを，図V-14(1)に電気的等価回路として示しました．図V-14(2)には，電位のプロファイルを示しました．今度は，コンパートメント内を電流が流れています．電流による電圧降下のため，コンパートメント内にも電位差が出現します．A_2点はA_1点より電位が高く，B_1点はB_2点より電位が高くなります．ここでは，仮想上のM点をもって，膜内を①膜抵抗と②膜起電力に分けてみました．この操作によって，電池を,「内部抵抗のない純粋な起電力のみの電気素子」とみなすことになります．このとき，A_1点からM点へ向かって電流が流れるため，M点はA_1点より電位が低くなります．膜起電力によって，M点よりB_1点は電位が高くなります．膜電位はA_1点とB_1点間の電位差ですから，膜を横切る電流があるとき，膜電位は，膜起電力と異なった値をとることがわかります．Nernst式は，膜を横切る電流がない「平衡状態」での膜起電力を与える式であったことを思い出してください．平衡状態での電位プロファイルは，図V-11(3)に示した通りで，膜電位と膜起電力は等しくなります．

●電極電位

　以上の解説では，電極電位を省略しました．銀―塩化銀電極が電解質溶液と接すると，両者の接触面に電位差が発生します．電解質溶液に対する電極内部の電位を「電極電位」とよんでいます[3-7]．これは直流電位です．コンパートメントAとBで，電解質の組成が異なるため，電極Aと電極Bでは電極電位の大きさが異なりますが，それらを無視したというわけです．なお，生体から電位を記録する際，電極と電極ペーストや皮膚との接触面にも電極電位が発生します．このため，臨床で用いられる増幅器は，電極電位等の直流電位をカットして交流成分だけを増幅する，交流増幅器(ac amplifier)となっています．第XII章第2節もご参照下さい．

V

膜電池の発生機序―濃淡電池，膜が1種類のイオンに対してのみ透過性を持つ場合

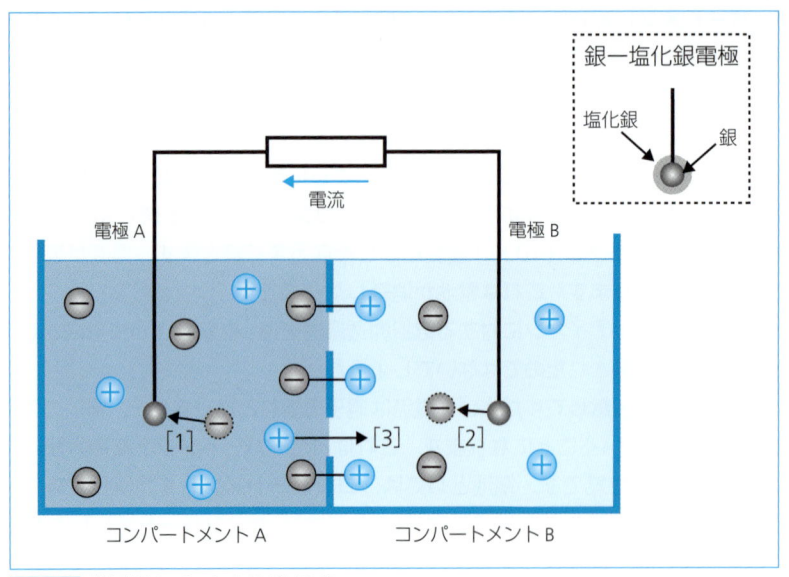

図V-13 膜電池における化学反応

コンパートメントAとB内に，銀―塩化銀電極を入れ，両電極を抵抗を介して結合した．コンパートメントA内では，塩素イオンが電極に吸着され（[1]），コンパートメントB内では，塩素イオンが電極から溶出してくる（[2]）．カリウムイオンは膜を横切って，コンパートメントAからBへ移動する（[3]）．

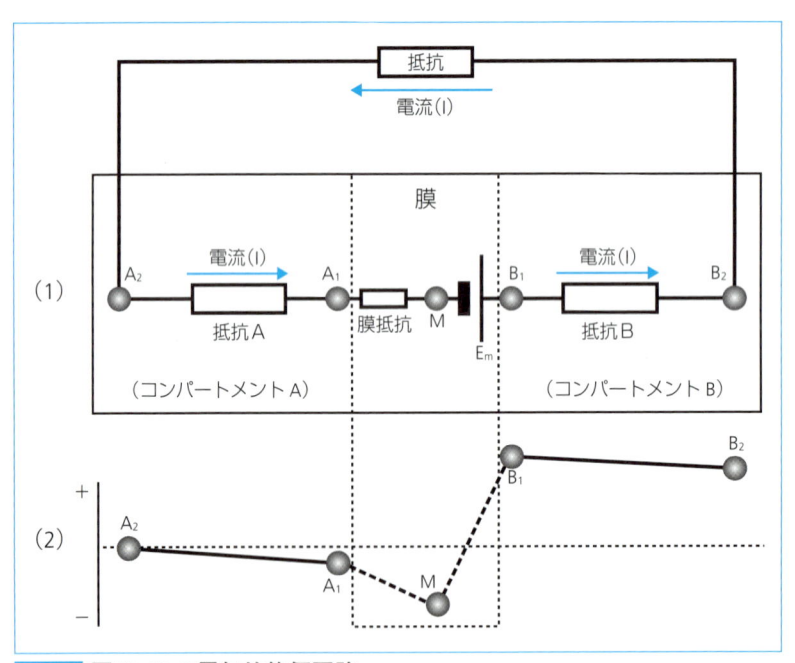

図V-14 図V-13の電気的等価回路

電流が流れているため，膜電位（A_1-B_1間の電位差）は膜起電力（M-B_1間の電位差）と等しくない．

NOTE

V 膜電池の発生機序―濃淡電池，膜が1種類のイオンに対してのみ透過性を持つ場合

第VI章 膜電池の発生機序—膜が複数のイオンに対して透過性を持つ場合

本章では，膜が複数のイオンに対して透過性をもつ場合について，膜電位はどうなるのかを，Hodgkin-Katz-Goldman式と電気的等価回路を用いて解説します．さらに，膜が複数のイオンに対して透過性をもつ場合，膜を横切るイオンの動きはどうなるのかについて考察し，それとの関連で能動輸送の役割を解説します．

1 膜が2種類のイオンに対して透過性を持つ場合の膜電位の計算

● Hodgkin-Katz-Goldman式

本節では，膜が2種類のイオンに対して透過性を持つ場合について考えます．図VI-1を見てください．コンパートメントAには，高濃度の塩化カリウム（KCl）と低濃度の塩化ナトリウム（NaCl）の混合溶液が入っています．コンパートメントBには，逆に低濃度の塩化カリウム（KCl）と高濃度の塩化ナトリウム（NaCl）の混合溶液が入っています．さらに，膜は陽イオンのみを通過させ，陰イオンを通過させないとします．このとき，コンパートメントBを基準電位としたときのコンパートメントAの電位はいくらになるのか，というのが解くべき問題です．コンパートメントBを基準電位としたときのコンパートメントAの電位を，この系における膜電位と考え，それをV_{A-B}と表記します．

第V章のときと同様に，カリウムイオンは，左のコンパートメントAから右のコンパートメントBへ，濃度差に従って膜を通過していきます．一方，ナトリウムイオンは，逆にコンパートメントBからAへ，濃度差に従って膜を通過していきます．しかし，塩素イオンは膜を通過できません．このようにして，カリウムイオンと塩素イオンは，コンパートメントBを陽性にしコンパートメントAを陰性にする電気二重層を形成します．ナトリウムイオンと塩素イオンは逆に，コンパートメントAを陽性にしコンパートメントBを陰性にする電気二重層を形成します（図VI-2）．コンパートメントBを基準電位とした場合，カリウムイオンの平衡電位は陰性となり，ナトリウムイオンの平衡電位は陽性となり

ます．両者で極性が逆になっています．ここから，膜電位（V_{A-B}）は，カリウムイオンの平衡電位より陽性で，ナトリウムイオンの平衡電位より陰性の電位になるであろうと推測できます．

このような状況でのV_{A-B}を計算する式は，Hodgkin-Katz-Goldman式（以下，Goldman式と略記）で与えられます．元々のGoldman式には，塩素イオンの項が含まれていますが，今は塩素イオンの透過性をゼロ（$P_{Cl}=0$）としているため，塩素イオンの項は省略できます．

$$V_{A-B} = \frac{RT}{F} \ln \frac{P_K[K^+]_B + P_{Na}[Na^+]_B}{P_K[K^+]_A + P_{Na}[Na^+]_A} \quad \cdots\cdots [VI-1]$$

ここでP_Kは，カリウムイオンの透過係数（permeability coefficient）を意味します．透過係数は，速度の次元を持つ係数で，値が大きいほどイオン透過性が良好で，抵抗としては小さいことを意味します．P_Kが0（ゼロ）ということは，カリウムイオンに対する透過性がまったくなく，カリウムイオンに対する膜抵抗が無限大であることを意味します．この例では，塩素イオンに対する透過係数（P_{Cl}）は0（ゼロ）です．

以下，同様にして，

P_{Na}：ナトリウムイオンの透過係数

$[K^+]_A$：コンパートメントA内のカリウムイオンの濃度

$[K^+]_B$：コンパートメントB内のカリウムイオンの濃度

$[Na^+]_A$：コンパートメントA内のナトリウムイオンの濃度

$[Na^+]_B$：コンパートメントB内のナトリウムイオ

1 膜が2種類のイオンに対して透過性を持つ場合の膜電位の計算

⊕：カリウムイオン
⬠：ナトリウムイオン
⊖：塩素イオン

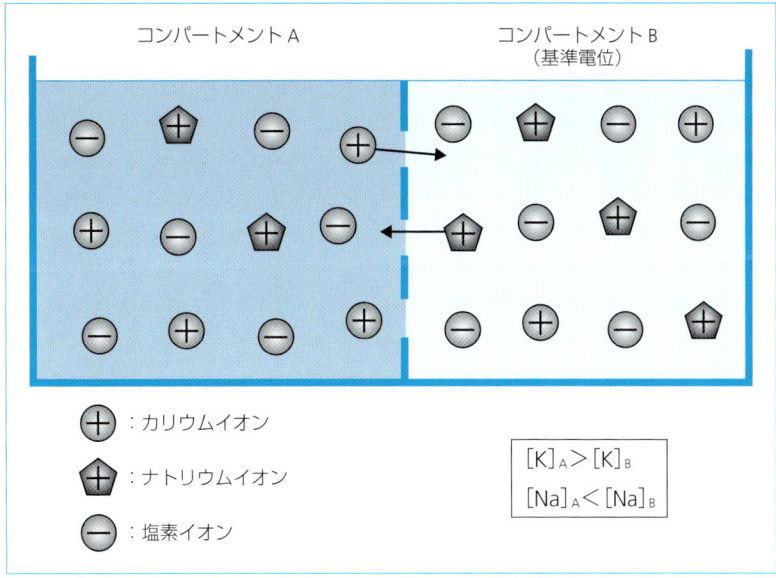

$[K]_A > [K]_B$
$[Na]_A < [Na]_B$

図Ⅵ-1 膜が2種類の陽イオンに対し透過性を持つ場合
コンパートメントAには，高濃度の塩化カリウム（KCl）と低濃度の塩化ナトリウム（NaCl）の混合溶液が入っており，コンパートメントBには，低濃度の塩化カリウム（KCl）と高濃度の塩化ナトリウム（NaCl）の混合溶液が入っている．カリウムイオンとナトリウムイオンは，それぞれ，濃度勾配に従ってコンパートメントを移動していく．

⊕：カリウムイオン
⬠：ナトリウムイオン
⊖：塩素イオン

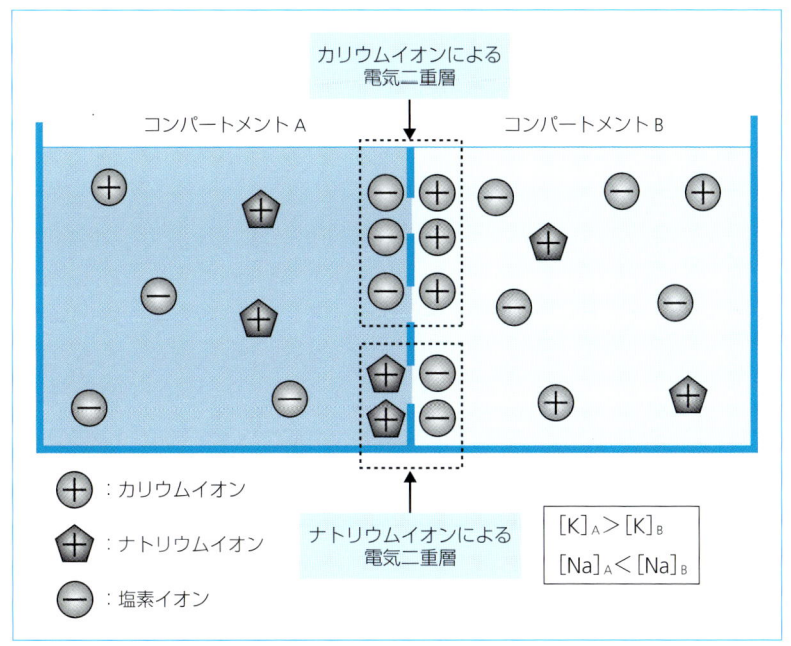

$[K]_A > [K]_B$
$[Na]_A < [Na]_B$

図Ⅵ-2 2種類の電気二重層
カリウムイオンの方がナトリウムイオンより膜透過性が大きいとすれば，イオン移動が始まった初期には，カリウムイオンの方がナトリウムイオンよりも多く膜を透過していく．図には，3個のカリウムイオンがコンパートメントAからBへ移動し，2個のナトリウムイオンがBからAへ移動した場合を示した．この結果，コンパートメントAは陰性に，Bは陽性に帯電する．この電位によって，カリウムイオンの移動は抑制されナトリウムイオンの移動が促進されるため，最終的には，単位時間に膜を透過する両イオンの数は等しくなる（定常状態）．このときの膜電位がGoldman式で計算される．

VI 膜電池の発生機序―膜が複数のイオンに対して透過性を持つ場合

ンの濃度を意味します.

● 膜電位の変化

ここで, P_{Na} が P_K よりも十分小さい場合 ($P_{Na}/P_K \ll 1$) を考えてみましょう. [VI-1] 式の分母分子を P_K で割ると,

$$V_{A-B} = \frac{RT}{F} \ln \frac{P_K[K^+]_B + P_{Na}[Na^+]_B}{P_K[K^+]_A + P_{Na}[Na^+]_A}$$

$$= \frac{RT}{F} \ln \frac{[K^+]_B + P_{Na}/P_K[Na^+]_B}{[K^+]_A + P_{Na}/P_K[Na^+]_A} \quad \cdots\cdots \text{[VI-2]}$$

と変形されます. いま, $P_{Na}/P_K \ll 1$ と仮定しましたので, 上記の式は,

$$V_{A-B} = \frac{RT}{F} \ln \frac{P_K[K^+]_B + P_{Na}[Na^+]_B}{P_K[K^+]_A + P_{Na}[Na^+]_A} \fallingdotseq \frac{RT}{F} \ln \frac{[K^+]_B}{[K^+]_A}$$
$$\cdots\cdots \text{[VI-3]}$$

となり, 膜電位は Nernst 式で近似されます. つまり, 膜が, ナトリウムイオンに比べて, カリウムイオンをよりよく透過させるときは, 膜電位は, カリウムイオンの平衡電位で近似されことがわかります. この例では, $[K^+]_A > [K^+]_B$ であるため, 膜電位は陰性となります.

一方, P_K が P_{Na} よりも十分に小さい ($P_K/P_{Na} \ll 1$) とすれば, [VI-1] 式の分母分子を P_{Na} で割ると,

$$V_{A-B} = \frac{RT}{F} \ln \frac{P_K[K^+]_B + P_{Na}[Na^+]_B}{P_K[K^+]_A + P_{Na}[Na^+]_A}$$

$$= \frac{RT}{F} \ln \frac{P_K/P_{Na}[K^+]_B + [Na^+]_B}{P_K/P_{Na}[K^+]_A + [Na^+]_A}$$

$$\fallingdotseq \frac{RT}{F} \ln \frac{[Na^+]_B}{[Na^+]_A} \quad \cdots\cdots \text{[VI-4]}$$

と変形されます. つまり, 膜が, カリウムイオンと比べてナトリウムイオンをよりよく透過させるとき, 膜電位はナトリウムイオンの平衡電位で近似されることになります. この例では, $[Na^+]_A < [Na^+]_B$ であるため, 膜電位は陽性となります. そして実際の膜電位は, カリウムイオンの平衡電位とナトリウムイオンの平衡電位の中間値になると考えることができます. つまり, 膜がカリウムイオンとナトリウムイオンの2種類のイオンを通過させる場合, それぞれのイオンの平衡電位が, 膜電位のとりうる最小値と最大値になるわけです.

このように, Goldman 式は, 膜のイオンに対する透過性が相対的に変化すると, 膜電位が変化することを示しています. たとえば, 当初, カリウムイオンに対する透過性の方が圧倒的に高かった細胞膜が, ある時ナトリウムイオンに対する透過性を亢進させ, カリウムイオンに対する透過性を大きく凌いだとすれば, 膜電位は, 陰性から陽性へと変化することになります. これが, 活動電位の発生機序です. 第IV章第7節において, 膜電位が変化する機序には2通りあることを指摘しました. ①「膜電流による膜電位の変化」と②「膜抵抗の変化による膜電位の変化」です. ここで述べたのは②の機序によるものに相当します.

2 膜が2種類のイオンを透過させる場合の電気的等価回路

● 電気的等価回路

次に, 図VI-2 に示した系の電気的等価回路を考えたいと思います (図VI-3). 膜に, カリウム電池とナトリウム電池が並行して存在しているとしました. カリウム電池の起電力は, Nernst 式で計算されるカリウムイオンの平衡電位に等しく, ナトリウム電池の起電力はナトリウムイオンの平衡電位に等しいとします. カリウム電池は, コンパートメント A を陰性にしています. ナトリウム電池はコンパートメント A を陽性にしています. それぞれの電池には抵抗が接続されています. R_K は, 膜のカリウムイオンに対する抵抗であり, この部分を流れる電流は, カリウムイオンによって担われます. これを I_K としました. R_{Na} は膜のナトリウムイオンに対する抵抗で, この部分を流れる電流はナトリウムイオンによって担われます. それを I_{Na} としました. コンパートメント内の溶液自体の抵抗は膜抵抗に比べて極めて小さいので 0Ω としました.

2 膜が2種類のイオンを透過させる場合の電気的等価回路

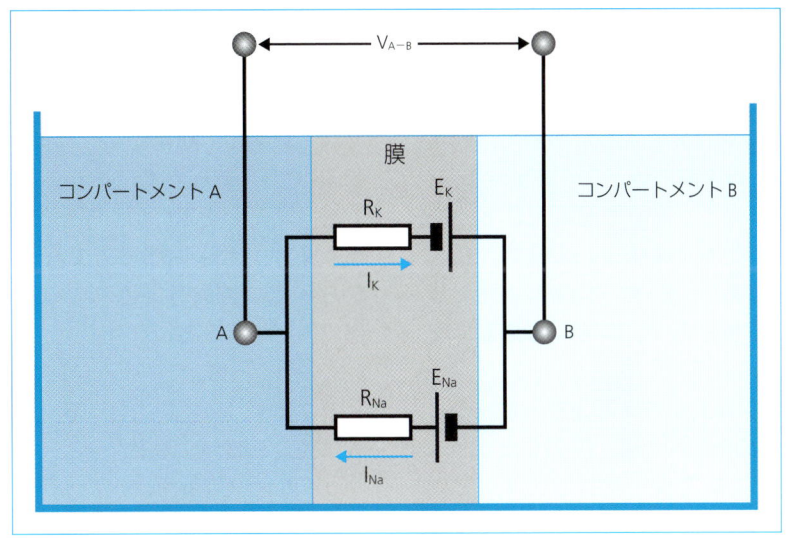

図Ⅵ-3 図Ⅵ-1の電気的等価回路

E_K：カリウム電池の起電力で，カリウムイオンの平衡電位に等しい．R_K：カリウムイオンに対する膜抵抗．I_K：カリウムイオンによる電流．E_{Na}：ナトリウム電池の起電力で，ナトリウムイオンの平衡電位に等しい．R_{Na}：ナトリウムイオンに対する膜抵抗．I_{Na}：ナトリウムイオンによる電流．カリウムイオンによる電流（I_K）とナトリウムイオンによる電流（I_{Na}）は，流れる方向が逆で大きさは等しいため，膜を横切ってコンパートメントAとBを行き来する正味の電流はないことに注意．

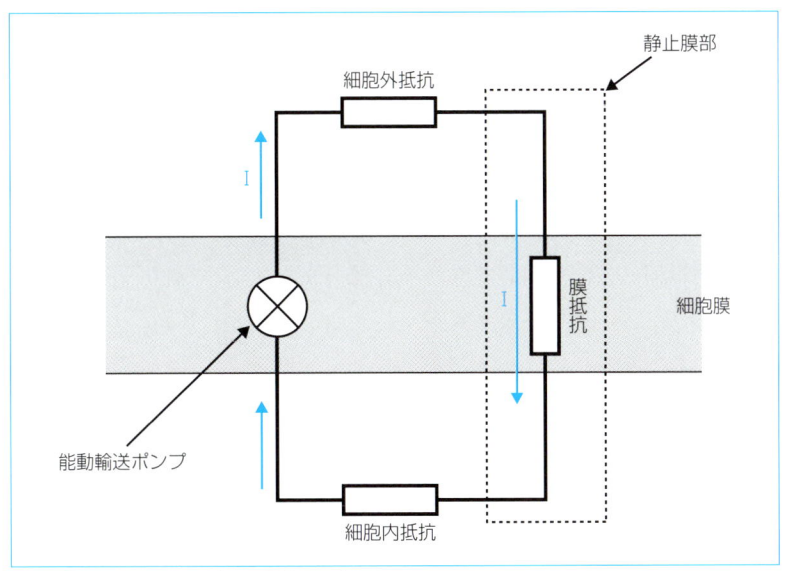

図Ⅵ-4 能動輸送の電気的等価回路

ポンプは一種の電池であり，外向き電流がポンプ部を流れている．ポンプと静止膜部は，細胞内抵抗と細胞外抵抗によって電気的に繋がった構造をしており，電気回路を構成している．このため，ポンプ部を外向き電流が流れれば，静止膜部を内向き電流が流れる．この電流によって静止膜は過分極する．

VI 膜電池の発生機序—膜が複数のイオンに対して透過性を持つ場合

この回路の特徴は，カリウム電池（E_K）とナトリウム電池（E_{Na}）が，極性を逆にして並行に配置されている点にあります．これは，第Ⅳ章第6節で述べた「極性逆転回路」そのものです．したがって，膜電位（V_{A-B}）は，E_K と E_{Na} の中間の値となります．なお，これからの議論において，電池の起電力はB点を基準電位にしたものと考えます．たとえば，E_K = -100 mV と負の値であり，E_{Na} = $+50$ mV と正の値とします．この表記方法は，第Ⅲ章の図Ⅲ-6 ですでに説明しています．

電気回路では電流保存則が成立します．電池から流れ出た電流は，抵抗を流れる間，消失したりわき出したりすることなく一定値を維持します．したがって，$I_K = I_{Na}$ の関係が成立します．それをIとします．これは，膜を流れる両方向の電流（I_K と I_{Na}）はそれぞれ存在しているが，A点からB点，あるいはB点からA点へと流れる正味の電流（net current）は存在しないことを意味しています．回路を流れる電流Iは，

$$I = \frac{-E_K + E_{Na}}{R_K + R_{Na}} \quad \cdots\cdots \text{［Ⅵ-5］}$$

で与えられます．ここで E_K の前にマイナス記号が付いているのは，E_K を負の値としたためです．［Ⅵ-5］式が正しいことを，具体的な値を代入して検証しておきましょう．いま，E_K = -100 mV としました．E_{Na} は $+50$ mV です．回路を時計方向に一周してみれば，2つの電池は同じ方向を向いて直列に配置されています．したがって，回路に電流を流す総起電力は 150 mV になります．一方，$-E_K + E_{Na}$ = $-(-100\text{ mV}) + (+50\text{ mV}) = 150\text{ mV} = E_{総起電力}$ となり，［Ⅵ-5］式が正しいことがわかります．オームの法則を用いて計算式を立てるうえで，正負（プラス・マイナス）の決め方が，難点となっていることは認めざるをえません．

●膜電位を半回路で考える

では次に，膜電位（V_{A-B}）を，カリウムイオンの半回路の方で考えてみましょう．B点を基準電位（0 mV）として，そこから出発し，カリウム電池とカリウムイオンに対する膜抵抗を通過して，A点へ至る経路を考えます．カリウム電池を通過すると，電位は E_K だけ低下します．この場合，-100 mV になります．次に，抵抗を通り過ぎると，電流がA点か

らB点へと流れているため，電位は IR_K だけ上昇します．したがって，B点を基準としたA点の電位は，

$$V_{A-B} = E_K + IR_K \quad \cdots\cdots \text{［Ⅵ-6］}$$

で表されます．蛇足かもしれませんが，ここは「E_K」であって，「$-E_K$」ではありません．E_K = -100 mV であったことを思い出してください．一方，ナトリウムイオンの半回路の方で考えれば，電流がB点からA点の方向へと流れているため，電位は抵抗部で降下することになり，

$$V_{A-B} = E_{Na} - IR_{Na} \quad \cdots\cdots \text{［Ⅵ-7］}$$

となります．［Ⅵ-5］式を，［Ⅵ-6］式あるいは［Ⅵ-7］式に代入し整理すると，

$$V_{A-B} = \frac{R_{Na}E_K + R_K E_{Na}}{R_K + R_{Na}} \quad \cdots\cdots \text{［Ⅵ-8］}$$

となります．ここで，Goldman 式との対比を行うために，電気伝導度（コンダクタンス，conductance, g）という変数を導入します．Goldman 式は，抵抗（R）ではなく透過係数（P）で表されていました．イオンの通りやすさを変数としていました．そこで，電気回路においても，電流の流れやすさを表す変数を含んだ式に，変換しておきたいと思います．コンダクタンス g は「電流の流れやすさ」を示すもので，単位はS（ジーメンス）です．抵抗（R）の逆数になります．したがって，

$$g_K = 1/R_K, \quad g_{Na} = 1/R_{Na}$$

の関係が成立します．そこで，［Ⅵ-8］式の分母分子を，「$R_K \times R_{Na}$」で割り，g を用いて書き直せば，

$$V_{A-B} = \frac{R_{Na}E_K + R_K E_{Na}}{R_K + R_{Na}} = \frac{E_K/R_K + E_{Na}/R_{Na}}{1/R_K + 1/R_{Na}}$$

$$= \frac{g_K E_K + g_{Na} E_{Na}}{g_K + g_{Na}} \quad \cdots\cdots \text{［Ⅵ-9］}$$

となります．これが，電気的等価回路における Goldman 式に相当する式です．この式の分母分子を，g_K で割ったり，g_{Na} で割ったりすると，

$$V_{A-B} = \frac{g_K E_K + g_{Na} E_{Na}}{g_K + g_{Na}} = \frac{E_K + g_{Na}/g_K E_{Na}}{1 + g_{Na}/g_K} = \frac{g_K/g_{Na} E_K + E_{Na}}{g_K/g_{Na} + 1}$$

$$\cdots\cdots \text{［Ⅵ-10］}$$

となります．これで，本章第1節の解説との対比ができます．

［Ⅵ-10］式から，ナトリウムイオンの伝導度が，カリウムイオンの伝導度よりはるかに小さい（$g_{Na}/g_K \ll 1$）場合，膜電位は，カリウムイオンの平衡電位（E_K）で近似され，陰性となることがわかります．逆

に，カリウムイオンの伝導度がナトリウムイオンの伝導度よりはるかに低い（$g_K/g_{Na} \ll 1$）場合は，膜電位はナトリウムイオンの平衡電位（E_{Na}）で近似され，陽性となります．以上のことは，第1節のGoldman式において，$P_{Na}/P_K \ll 1$ のとき膜電位はカリウムイオンの平衡電位で近似され，$P_K/P_{Na} \ll 1$ のときナトリウムイオンの平衡電位で近似される，としたことに相当します．いずれにせよ，膜のイオン透過性の変化，すなわち膜の電気伝導度の変化が膜電位を変化させることに変わりはありません．

最後に，g_K と g_{Na} の比が，$g_K E_K + g_{Na} E_{Na} = 0$ となる比率のとき，膜電位は0 mVになります．例えば，$E_{Na} = +50$ mV，$E_K = -100$ mVとすれば，$g_K : g_{Na} = 1 : 2$ のとき，膜電位は0 mVになります．実は，これが興奮性シナプス後電位（EPSP）の発生機序と関係しているのですが，それについては第X章で解説します．

3　膜が2種類のイオンに対して透過性を持つ場合－膜を介したイオンの動きはどうなっているのか

●膜を介したイオンの動き

次に，図VI-1に示したような系において，イオンの動きがどうなっているのかを見ておきます．このような系では，カリウムイオンはコンパートメントAからBへと移動を続け，ナトリウムイオンは，逆方向に，つまりコンパートメントBからAへと移動し続けています．これは第2節の電気回路における I_K や I_{Na} に相当します．この際，$I_K = I_{Na}$ としました．つまり，カリウムイオンとナトリウムイオンは1対1で交換され，膜を横切って流れる正味の電流は存在しません．実体としてのイオンは移動を続けているのですが，電荷の移動は存在しない状態になっています．このような状態は，電気的な「定常状態」とよぶことができるでしょう．

では，なぜ，カリウムイオンやナトリウムイオンは流れ続けるのでしょうか．それは，Goldman式から計算される膜電位がいずれのイオンの平衡電位とも等しくないからです．膜電位が平衡電位からずれているとすれば，イオンが濃度差に従って移動しようとするのを完全に阻止することはできません．したがって，カリウムイオンもナトリウムイオンも移動していきます．

●定常状態では，カリウムイオンとナトリウムイオンは同数ずつ交換される

条件を設定して，上記の過程を見てみましょう．前提として，カリウムイオンに対する透過性の方がナトリウムイオンよりかなり大きく，Goldman式で計算される膜電位（V_{A-B}）は，陰性になっているとしておきます．ただし，このとき膜はナトリウムイオンに対する透過性を小さいながら持っているため，膜電位は陰性であっても，カリウムイオンの平衡電位より陽性側に偏っているとします．たとえば，カリウムイオンの平衡電位が-100 mVであったとして，膜電位（V_{A-B}）は-70 mVと陽性側に偏っているとします．このときカリウムイオンはコンパートメントAからBへ移動していきます．第V章で詳述したように，平衡電位においては，濃度勾配に従ったイオンの動きは逆向きの電気的な力によって完全に拮抗されました．カリウムイオンの場合，コンパートメントAの陰性電位によって，コンパートメントAからBへの動きは完全に抑制されていました．しかし，膜電位（V_{A-B}）が，平衡電位（-100 mV）より陽性側（-70 mV）に偏ると，この電気的な抑制力が不十分となり，カリウムイオンはコンパートメントAからBへ移動していくことになります．一方，ナトリウムイオンでは，濃度勾配も電気的な力も，ナトリウムイオンをコンパートメントBからAへ移動させるように作用しています．コンパートメントBは陰性ですから，電気的な力は，ナトリウムイオンを引き込むように作用しています．このようにして，カリウムイオンは，濃度勾配に従いつつ，電気的な力には逆らって移動していき，ナトリウムイオンは，濃度勾配に従いつつ，かつ，電気的な力にも助けられて移動していきます．ここで，はじめに置いた前提を思い出してください．カリウムイオンに対する膜の透過性が，ナトリウムイオンに対する透過性よりもかなり大きいとしました．ナトリウムイオンの移動は，膜の透過性が低いことによって制限されます．このため，移動するイオンの数は同数と

VI 膜電池の発生機序—膜が複数のイオンに対して透過性を持つ場合

なります．これが，電気的等価回路において，$I_K = I_{Na}$ に相当することはすでに述べました．カリウムイオンとナトリウムイオンは，1対1で交換されます．

4 能動輸送が必要となる理由

引き続き図VI-2と図VI-3について考えていきます．カリウムイオンは，膜を通過して，コンパートメントAからBへ移動しています．ナトリウムイオンは，逆にコンパートメントBからAへ移動しています．この過程が持続すれば，カリウムイオンがコンパートメントBで増加し，ナトリウムイオンがコンパートメントAで増加していきます．

さて，生体では細胞内でカリウムイオン濃度が高く，細胞外でナトリウムイオン濃度が高くなっています．そこで，コンパートメントAを細胞内，コンパートメントBを細胞外に見立てることにしましょう．生体の細胞膜には，塩素イオンに対する透過性が存在していますが，塩素イオンの平衡電位は，静止膜電位にほぼ等しいか，若干過分極側に偏っている程度と考えられています．このため，静止膜状態では，細胞膜を横切る塩素イオンの動きはほとんどないと考えておいてよいでしょう[1]．

さて，細胞膜でも，上記のようなイオンの動きが存在していると考えられます．細胞内からカリウムイオンが流出し，ナトリウムイオンが流入し続けていると考えられます．このような過程が続くと，細胞内イオン環境を一定に保つことができません．時間の経過と共に，細胞内ではナトリウムイオンの濃度が高くなり，カリウムイオン濃度は低下していきます．これでは細胞は生きていけません．そこで，この状態を回避する方法が，イオンの能動輸送（active transport）ということになります．

カリウムイオンが流出しナトリウムイオンが流入する過程は，エネルギーを使わないで「自然に」起こる過程ですが，ナトリウムイオンを汲み出しカリウムイオンを取り込む過程は自然には起こらず，エネルギーが必要となります．細胞膜は，ATP（adenosine triphophate）の加水分解によって供給されるエネルギーを使ってイオンの能動輸送を行い，細胞内イオン環境を一定に保っています．このような能動輸送の機構は，カリウム—ナトリウムポンプ（$K^+ - Na^+$ ポンプ）とよばれています．赤血球膜で調べられた $K^+ - Na^+$ ポンプでは，3個のナトリウムイオンを汲みだし，それと引き替えに，2個のカリウムイオンを取り込むとされています[2]．これによって，細胞膜は過分極するとされています．膜電位を，このように過分極方向に変位させる能動輸送ポンプは，発電性ポンプ（electrogenic pump）とよばれています．

● 能動輸送の追加説明

下記質問ボックス内の質問（Q）に接して，能動輸送について追加記載をしておきます．今，膜が静止膜状態にあって定常状態になっているとします．このとき，本章第3節に記したように，ナトリウムイ

Q ATPをエネルギー源とする $K^+ - Na^+$ ポンプが，細胞内外のイオン濃度の調整，ひいては濃淡電池，つまり膜電位を作り出す根源と考えてよいのでしょうか．また，このポンプはいつも同じように働いているのでしょうか，あるいは状況によって動き方が変わるのでしょうか？

A $K^+ - Na^+$ ポンプは，細胞内外のイオン濃度の維持に関与しています．しかし，これが膜電位を作り出す根源かというと，それは違うと思います．細胞内外のイオン濃度差とイオンチャネルが膜電位を作り出す根源です．そしてイオン濃度差は，進化の過程と系統発生を繰り返す個体発生の複雑な過程の中で作られるものと私は考えています．

オンは，細胞膜を透過して細胞内へ入ってきます．一方，カリウムイオンは膜を横切って細胞外へ流出しています．これが，能動輸送が必要となる理由でした．ここで，$K^+－Na^+$ポンプが働いたとしましょう．ポンプ部では，陽イオン（ナトリウムイオン）が1個多く排出されています．これによって過分極が起こったとします．つまり，細胞内から1個余分に陽イオンが排出されたため，細胞内が静止膜状態より陰性になったとします．すると，ポンプ部ではない静止膜では，どのような変化が出現するでしょうか．定常状態では，ナトリウムイオンは濃度差と細胞内陰性の電位に引きつけられて，細胞内へ流入していました．一方，カリウムイオンは濃度差の力の方が細胞内陰性の力より大きいため，細胞外へ流出していました．膜電位が$K^+－Na^+$ポンプによってより陰性になると，このバランスが崩れます．すなわち，細胞内がより陰性の電位になることによって，ナトリウムイオンを細胞内へ引きつける力は強まり，カリウムイオンを細胞外へ流出させる力は弱まります．この結果，ポンプが作動していないときと比べて，静止膜部分では細胞内へ流入するナトリウムイオンは増え，細胞外へ流出するカリウムイオンは減ることになります．こうして，新たな定常状態が出現するはずです．つまり，ポンプ部では陽イオンが1個多く排出されていますが，静止膜部では，それを相殺するようなイオンの流れが生じます．電気回路では，電気的中性の法則が働くので，ポンプ部で陽イオンが1個排出されるとき，静止膜部では，正味の電流（net current）として陽イオン1個に相当する電流が流入してくるはずです（図Ⅵ-4）．細胞膜を内向き電流が流れれば，膜は過分極します．こうして，3個のナトリウムイオンが2個のカリウムイオンと交換される能動輸送では，細胞膜は過分極することになります．電気回路としていえば，能動輸送ポンプは一種の電池として機能していることになります．

以上からわかることは，3:2で陽イオンを交換する能動輸送によって，細胞内陰性の静止電位が発生するわけではないということです．このポンプが働いている間，細胞膜は過分極しますが，静止膜電位自体を発生させるものではありません．また，過分極の程度は，ポンプが排出するナトリウムイオンの量に依存して変化することがわかります．多くのナトリウムイオンを排出させようとして，ポンプがより多く働けば，流れる電流が多くなって過分極も大きくなります．活動電位が頻回に発生して，細胞内ナトリウムイオン濃度が高まると，$K^+－Na^+$ポンプが一層働くようになって，細胞膜をより一層過分極させることになるでしょう[3]．

5　塩素イオンも考慮した膜電位

　実際の細胞膜は，カリウムイオンとナトリウムイオン以外に，塩素イオンに対しても透過性を持っています．したがって，3種類のイオンを同時に考慮する必要があります．しかし，3種類のイオンを考慮しても，基本は今まで述べてきたことと変わりありません．図Ⅵ-5(1)は，細胞膜に3つのイオンチャネルが並列して存在していることを示しています．図Ⅵ-5(2)は，それの電気的等価回路です．

　3つのイオンを考慮した場合，Goldman式は，

$$V_{i\text{-}o} = \frac{RT}{F} \ln \frac{P_K[K^+]_o + P_{Na}[Na^+]_o + P_{Cl}[Cl^-]_i}{P_K[K^+]_i + P_{Na}[Na^+]_i + P_{Cl}[Cl^-]_o}$$

　……［Ⅵ-11］

となります．
ここでは，

$V_{i\text{-}o}$：膜電位．細胞外を基準電位としたときの細胞内電位
P_{Cl}：塩素イオンの透過係数
$[Cl^-]_o$：細胞外の塩素イオンの濃度
$[Cl^-]_i$：細胞内の塩素イオンの濃度

を意味します．

●塩素イオンは，細胞内陰性の膜起電力を形成する

　この式では，塩素イオンは陰性電荷であるため，カリウムイオンやナトリウムイオンとは分母と分子が逆になっていることに注意してください．また，実際の生体では，これまでの説明と異なり，塩素イオンは細胞外で多く，細胞内で少なくなっています．

VI 膜電池の発生機序—膜が複数のイオンに対して透過性を持つ場合

したがって，濃度勾配は塩素イオンを細胞内へ移動させるように作用しています．このため，塩素イオンは細胞内陰性の膜起電力（E_{Cl}，塩素イオンの平衡電位）を形成します．この E_{Cl} は，前節でも述べたように，カリウムイオンの平衡電位よりいくぶん陽性側に偏っていて，静止膜電位にほぼ等しいか，わずかに陰性側に偏っているだけとされています（表VI-1 参照）．このため，静止膜状態では，図VI-5(2) の電気的等価回路で示した I_{Cl} はほとんど 0（ゼロ）に等しく，塩素イオンは膜を横切ってほとんど移動しないと考えられます．なぜなら，R_{Cl} は 0 Ω でないため，R_{Cl} に電流が流れると，膜電位（V_{B-A}）は E_{Cl} から変位することになるからです．つまり，膜電位と塩素イオンの平衡電位が相違することになります．したがって，R_{Cl} には電流はあまり流れていないと考えることができます．

一方，図VI-5(2) に示した電気的等価回路の膜電位は，

$$V_{B-A} = \frac{g_K E_K + g_{Na} E_{Na} + g_{Cl} E_{Cl}}{g_K + g_{Na} + g_{Cl}} \quad \cdots\cdots \quad [VI\text{-}12]$$

で与えられます．この電気的等価回路が「極性逆転回路」になっていることは，すでに指摘しておきました．したがって，各イオンに対する膜抵抗の変化によって，膜電位は変化し，陰性にも陽性にもなることができます．

6 Nernst 式と Goldman 式の関係

最後に，Nernst 式と Goldman 式の関係について考えておきましょう．ここまでの説明で，特殊な状態では，Goldman 式は Nernst 式に還元されることがわかりました．しかし，両者には大きな相違点があります．それは，Nernst 式が，「平衡状態」での膜電位を計算する式であるのに対して，Goldman 式は「定常状態」での膜電位を計算する式であるということです．

平衡状態とは，膜を通過するイオンが存在しない状態です．イオンを移動させる濃度差の力と電気的な力が完全に釣り合っているため，膜を通過するイオンが存在しなくなった状態です．一方，定常状態では，膜を通過するイオンが存在しています．濃度差の力と電気的な力が完全に拮抗していないため，イオンは，膜を通過しています．図VI-2 でいえば，カリウムイオンはコンパートメント A から B へ移動し，ナトリウムイオンは，コンパートメント B から A へ移動し続けています．しかし，陽イオン同士が 1 対 1 で交換されるため，電気的には相殺されて，膜を通過する正味の電流は存在しないという状態が「定常状態」です．Nernst 式は平衡状態での膜電位，すなわち膜起電力 E を計算するための式であり，Goldman 式は定常状態での膜電位 V を与える式である，という相違点を覚えておいてください．

●文 献●

1) Eccles JC：The physiology of nerve cells. pp116-120, The Johns Hopkins Press, Baltimore, 1966,.
2) Post. RL, Jolly PC. The linkage of sodium, potassium, and ammonium active transport across the human erythrocyte membrane. Biochim. Biophys Acta（Amst）25：118-128, 1957.
3) Blaustein MP, Kao JPY and Matteson：Cellular physiology and neurophysiology. 2nd ed, pp133-154, Mosby, Philadelphia, 2012.
4) Hille B：Ionic channels of excitable membranes, 2nd ed. Sinauer Associates, Sunderland, 1992, pp 59-82.

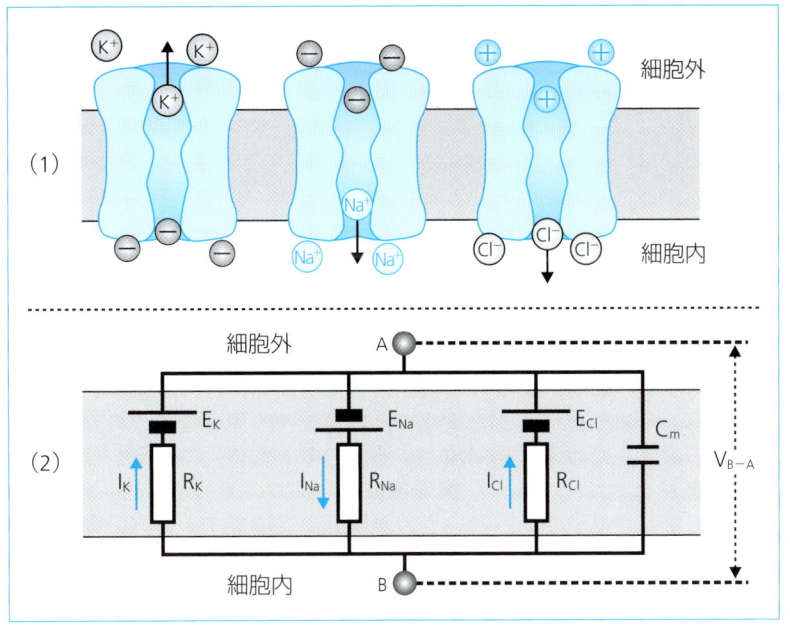

図Ⅵ-5 3種のイオンチャネルからなる細胞膜の電気的等価回路
(1) 3種のイオンチャネル．(2) 電気的等価回路．用いた記号は，カリウムイオンとナトリウムイオンに関しては，図Ⅵ-3と同じ．E_{Cl}：塩素電池の起電力で，塩素イオンの平衡電位に等しい．R_{Cl}：塩素イオンに対する膜抵抗．I_{Cl}：塩素イオンによる電流．C_m：膜コンデンサー．V_{B-A}は，A点（細胞外）を基準電位としたときのB点（細胞内）の電位で，膜電位に相当する．塩素イオンは陰性の電荷であるため，電流の向きは塩素イオンの動きと逆になることに注意．

表Ⅵ-1 ほ乳類の骨格筋におけるイオン濃度と各種イオンの平衡電位[4]

イオン種	細胞外濃度 (mM)	細胞内濃度 (mM)	$\dfrac{[Ion]_o}{[Ion]_i}$	平衡電位[a] (mV)
Na^+	145	12	12	+67
K^+	4	155	0.026	−98
Ca^{2+}	1.5	10^{-7} M	15,000	+129
Cl^-	123	4.2[b]	29[b]	−90[b]

a：Nernstの式を用いて37℃で計算された値．b：筋線維膜の静止膜電位は−90 mVでCl^-は平衡状態にあると仮定して計算された値．

Ⅵ 膜電池の発生機序──膜が複数のイオンに対して透過性を持つ場合

第VII章 膜コンデンサー

　本章ではコンデンサーについて解説します．コンデンサーは，抵抗や電池と同様，電気回路において重要で基本的な働きをしています．コンデンサーについての理解は，生理学においては，「生体膜における電位変化の時間経過」を理解するうえで必須です．医用工学関係においては，増幅器（アンプ）の「フィルター機能」や「商用電源から入る交流障害（いわゆる，ハム）の機序」を理解するうえで必須です．

　生理学におけるコンデンサーの意味，すなわち細胞膜の電位変化に占めるコンデンサーの役割は，理解が難しいものかもしれません．今まで述べてきたように，「膜電位が，脱分極するのか，過分極するのかといった電位変化の方向と，その大きさだけを考察対象とする」のであれば，コンデンサーを省略した電気回路を用いて考えても差し支えありません．つまり，膜の電位変化について「定性的」に理解するだけであれば，コンデンサーを無視した方がわかりやすい，というのが筆者の立場です．一方，電位変化の時間経過を検討しようとするときは，コンデンサーを無視することはできません．

　以上のことを念頭において，本章でははじめに，電気素子としてのコンデンサーそのものについて解説し，その後で，コンデンサーを含む電気回路において，電位変化の時間経過がどのようになるのか解説したいと思います．

1　コンデンサーは直流を通さないが交流は通す

　コンデンサーとは，2枚の極板間に絶縁体を入れ，電荷を蓄えることができるようにした電気素子です．図VII-1に，平行板を極板としたコンデンサーを示しました．上部の極板には陽性電荷が，下部の極板には陰性電荷が，それぞれ蓄えられているところを示しています．蓄えられている陽性電荷の数と陰性電荷の数は同数です．

　コンデンサーに直流を流したときのことを考えてみましょう．コンデンサーと電池からなる電気回路を考えます．コンデンサーには，まだ電荷が蓄積していないとします．はじめは，スイッチが開いていて，回路に電流は流れていません（図VII-2(1)）．スイッチが閉じると電流が流れ出します（図VII-2(2)）．

　電流が流れ出すと陽性電荷が極板αに蓄積しだします．しかし，この陽性電荷は，極板間にある絶縁体のため極板βへ達することはありません．一方，対側の極板βでは，電池の陰極に引っ張られて陽性電荷が流出していきます．もともと電気的に中性であった極板βから陽性電荷が出て行くわけですから，極板βには陰性電荷が残存します．こうして極板αには陽性電荷が蓄積し，極板βには陰性電荷が蓄積します．極板αは陽性電位を示し，極板βは陰性電位を示し，2枚の極板間に電位差が発生します．ここでは，この電位差を「コンデンサー電圧」とよんでおきます．コンデンサー電圧の表記法は，起電力や電位差と同様とします．たとえば，極板αを基準とした極板βの電位を$V_{\beta-\alpha}$で表記することにします．コンデンサー電圧が電池の起電力と等しくなるまで，陽性電荷がコンデンサーに蓄積していきます．そして，両者が等しくなった時点で電流は流れなくなります．図VII-2の回路で，A_1，A_2側を基準電位とすれば，電池の起電力Eは負（マイナス）の値となり，$V_{\beta-\alpha}$も負の値です．したがって，記号で書けば，$E = V_{\beta-\alpha}$となった時点で，電流が流れなくなるのです．実は，以上の過程は，抵抗がないためほんの一瞬で完成します．このようにしてコンデンサーに直流を流したとき，コンデンサーには電荷が蓄積します．しかし，$V_{\beta-\alpha} = E$となった後は，直流がコンデンサーを流れることはありません．

　電流が流れている一瞬の間，電流はA_2点側からB_2点側へ向かって流れています．実際には，電荷は極板α-β間を移動していませんが，電流は，極板

1 コンデンサーは直流を通さないが交流は通す

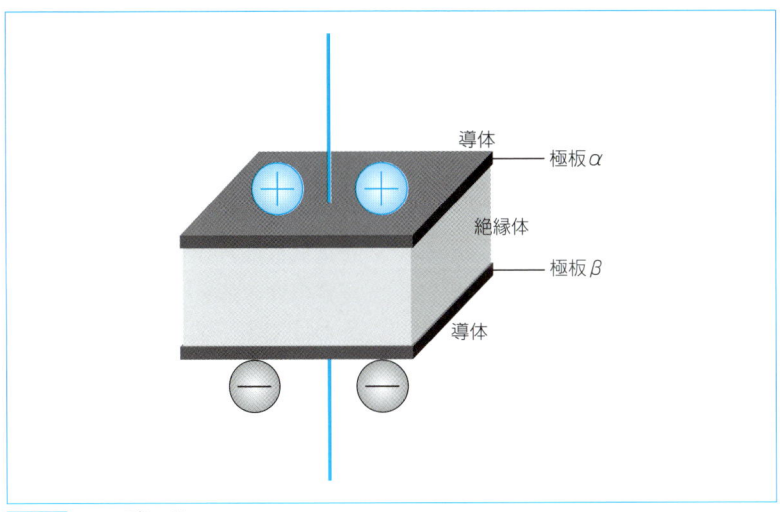

図Ⅶ-1 コンデンサー

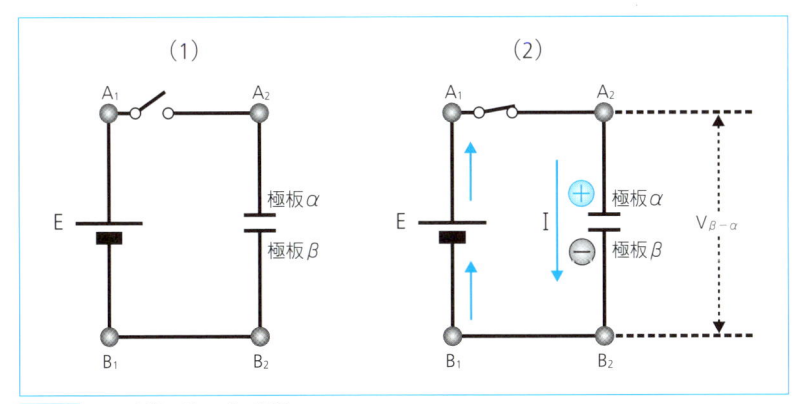

図Ⅶ-2 コンデンサーと直流

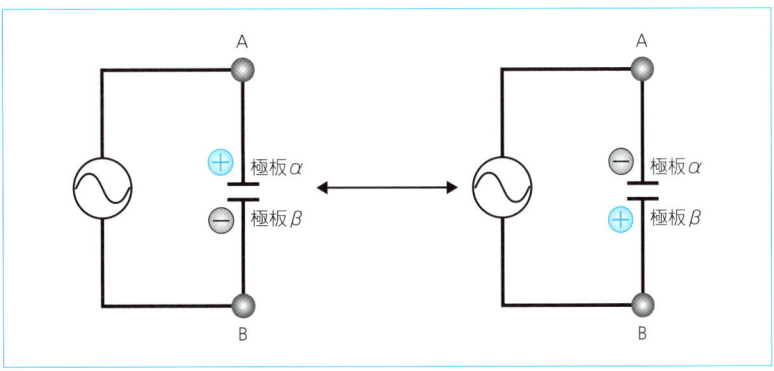

図Ⅶ-3 コンデンサーと交流

87

VII 膜コンデンサー

αから極板βへ向かって流れたとみなすことができます．このような電流の結果，極板βの方が極板αより電位が低くなります．これは抵抗の場合と同様で，コンデンサーでも，電流が流れる方向に電位は低くなっていきます．

● 交流の場合

次に，コンデンサーに交流を流した場合のことを考えてみましょう．図VII-3を見てください．交流では，電流の方向が変わり続けています．ある時点でA点から極板αへ向かって流れ，極板βからB点へ向かって流れていた電流は，次の時点には逆に流れていきます．最初，陽性に帯電していた極板αは，次の時点には陰性に帯電します．極板βでは逆のことが起こっています．交流では，この過程が止まることなく続いていきます．ここでも，電荷は実体としてコンデンサーの極板間を通過していませんが，交流電源からみれば電流が流れ続けることになるわけです．つまり，電流としての交流はコンデンサーを通過するとみなしてよいことになります．以上から，「直流はコンデンサーを通過できないが，交流はコンデンサーを通過できる」という結論が得られます．コンデンサーは，直流に対して無限に大きな電気抵抗として振るまい，交流に対しては，ある一定の大きさを持った電気抵抗として振るまうというわけです．コンデンサーの交流に対する抵抗を，容量リアクタンス (capacitive reactance) とよんでいます．単位はΩです．私たちの周りにはいわゆる商用電源が存在します．商用電源は，関東では50 Hz，関西では60 Hzの交流となっています．これら交流はコンデンサーを通過できるわけですが，このことが交流雑音（いわゆるハム）の原因となっています．

2 コンデンサーの電気容量と容量リアクタンス

本節では，コンデンサーの電気容量と容量リアクタンスについて説明します．はじめに，電気容量とは何かを説明し，その次に容量リアクタンスの説明に移りたいと思います．

コンデンサーの電気容量とは何かを考えるとき，コンデンサーを貯水槽にたとえるとわかりやすいでしょう．コンデンサーは電荷を蓄える電気素子であり，貯水槽は水を蓄える設備であり，お互いよく似しているからです．（図VII-4）

貯水槽に蓄えられた水の量を Q, 貯水槽内の水の高さを V, 貯水槽の底面積を C とすれば，

Q = VC

の関係があります．

一方，コンデンサーに蓄えられた電気量（電荷の量）を Q としましょう．このときの両極板間の電位差を V, コンデンサーの電気容量を C とすれば，

Q = VC　……　[VII-1]

の関係が成立します．これは，貯水槽の場合とまったく同じ関係式です．ここから，コンデンサーに蓄えられた電気量 Q は貯水槽の水量に相当し，電位差 V（コンデンサー電圧）は水の高さに相当し，電気容量 C は貯水槽の底面積に相当することがわかります．貯水槽では，底面積が大きいほど多くの水が蓄えられますが，これと同じように，コンデンサーの電気容量 C とは，コンデンサーが電荷を蓄える能力を表しています．容量が小さいと，わずかな電気量が付加されただけでコンデンサー電圧 V は大きくなります．この V が回路に電流を流す起電力 E と等しくなれば，コンデンサーにはそれ以上電流が流れません．図VII-1 に示した平行板コンデンサーの場合，コンデンサーの電気容量 C は極板の大きさに比例し，2枚の極板間の距離に反比例します．つまり，極板が大きいほど，また極板間距離が短いほど，コンデンサーはより多くの電気量を蓄えることができる「容量（能力）」を持っているというわけです．

これで，容量リアクタンスを数式で表す準備ができました．容量リアクタンスとは，交流がコンデンサーを「通過」する際の「抵抗」です．交流の周波数を f, コンデンサーの容量を C とすれば，容量リアクタンス Xc は，

$$X_c = \frac{1}{2\pi f C} \quad \cdots\cdots \quad [\text{VII-2}]$$

で与えられます．上式から，交流がコンデンサーを

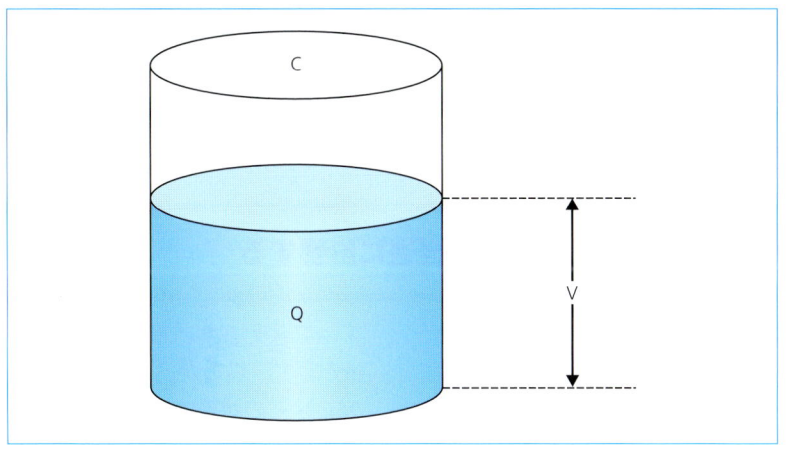

図Ⅶ-4 貯水槽とコンデンサー
貯水槽の底面積はコンデンサーの容量 C に対応する．貯められた水量 Q は，コンデンサーに蓄えられた電気量に対応する．水深 V はコンデンサー電圧に対応する．

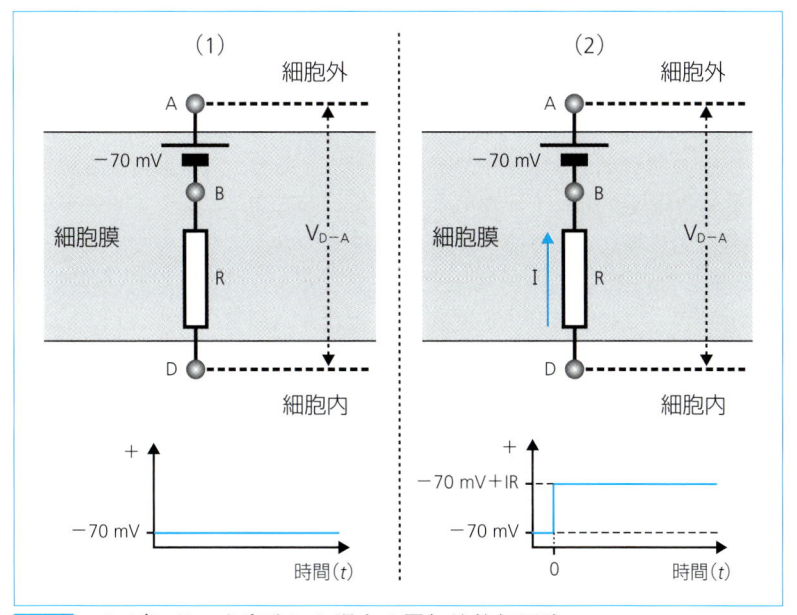

図Ⅶ-5 コンデンサーを省略した場合の電気的等価回路
(1)では，静止膜に電流は流れていない．膜電位 V_{D-A} は膜起電力に等しく−70 mV である．(2)では，外向き電流が流れているため，膜電位は脱分極する．時間軸 0 で電流が流れ出した時点を示す．瞬時に脱分極が起こっている．

VII 膜コンデンサー

通過するとき，その周波数(f)が高いほど通過しやすく，低いほど通過しにくいことがわかります．また，同じ周波数の交流では，コンデンサーの容量が大きいほど通過しやすく，容量が小さいほど通過しにくくなることも分かります．このようなコンデンサーの性質が，増幅器のフィルターに応用されているのです．

3 コンデンサーは電位変化の時間経過に影響する

● 抵抗のみからなる回路での電位変化

電位変化の時間経過を問題とするときは，コンデンサーを考慮する必要があるとしてきました．ここでは，抵抗とコンデンサーが並列配置された電気回路で，電位変化の時間経過がどのようになるのか説明します．

はじめに，今まで何度も見てきた図ですが，コンデンサーを含まない回路での電位変化の時間経過を図Ⅶ-5 に示します．その後で，コンデンサーを含む回路を示し，その回路での電位変化の時間経過と電流の時間経過を検討します(図Ⅶ-6，図Ⅶ-7)．

図Ⅶ-5 は，静止膜状態の電気的等価回路です．図Ⅶ-5(1)では，膜を横切る電流が流れていないため，膜電位(V_{D-A})は膜起電力に等しくなります．膜起電力を－70 mV としましたので，V_{D-A} ＝－70 mV です．これが静止膜状態です．この膜部分に定電流 I を流したとします．定電流とは，時間的に変化せず一定強度で流れ続ける電流のことです．図Ⅶ-5(2)では，定電流 I が膜を横切って外向きに流れていますから，膜電位は IR 分だけ脱分極することになります．したがって，膜電位(V_{D-A})は－70 mV＋IR になります．この脱分極は，電流 I が流れ出した瞬間に起こります．この電位変化の様子を，図Ⅶ-5(2)の下に記しました．

● 抵抗とコンデンサーからなる回路での電位変化

次に，電気的等価回路にコンデンサーを導入するとどうなるかを見てみましょう．図Ⅶ-6(1)に，コンデンサーを導入した場合の，静止膜状態における電気的等価回路を示しました．この回路では，回路内を時計方向や反時計方向に流れる電流はありません．なぜなら電池の起電力とコンデンサー電圧が釣り合っているからです．したがって，抵抗 R には電流が流れず，この部分での電圧降下はありません．膜電位(V_{D-A})は，電池の起電力に等しく－70 mV です．コンデンサー電圧を $V_{\beta\text{-}\alpha}$ とすれば，これも－70 mV です．以上が，静止膜状態での膜電位と膜コンデンサーの状態です．

次に，この細胞膜に，外向きの定電流 I を流したとします．このとき，膜電位(V_{D-A})は，図Ⅶ-7(1)に示したような時間経過をとって脱分極していきます．そして，最終的には－70 mV＋IR となります．つまり，最終的にはコンデンサーがなく抵抗だけの回路のときと同じ膜電位を示すようになります．しかし，コンデンサーがないときは瞬時に最終値まで脱分極した(図Ⅶ-5(2))のですが，コンデンサーが存在すると，電位は指数関数的に脱分極していきます．つまり，コンデンサーが存在すると，時間経過をもつようになるのです．

なぜ，このような時間経過をとるのかというと，電流が，図Ⅶ-7(2)に示したような時間経過をとって変化していくからです．外部から流れてきた定電流 I は，コンデンサー側を流れる電流(コンデンサー電流)と，抵抗側を流れる電流に分かれます．しかし，電流が流れ始めた瞬間は，定電流 I のすべてがコンデンサーを流れ，抵抗には流れません．その後，コンデンサー電流は徐々に減少していき，最終的にはまったく流れなくなります．一方，抵抗を流れる電流は徐々に増加し，最終的には定電流 I のすべてが抵抗を流れるようになります．以上のような経過で，電位変化に時間経過が出現することになります．

図Ⅶ-5(2)と図Ⅶ-7(1)を見比べれば，両者の相違は，時間経過にあることがわかります．どちらも脱分極しているのですが，時間経過が異なっています．また，コンデンサーを含む回路でも，抵抗を流れる電流は，最終的に I に等しくなるので，最終的な電位変化の大きさは両者で同じです．したがって，コンデンサーを省略した回路で考えても，最終的な電位変化の状態はコンデンサーを導入した回路で考えたものと同じになります．こういう事実があるため，

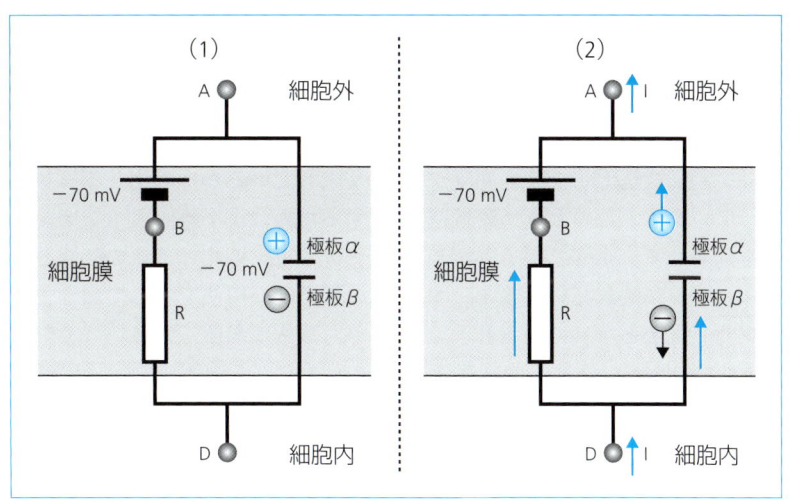

図Ⅶ-6 コンデンサーを導入した電気的等価回路
(1)では，静止膜に電流は流れていない．コンデンサー電圧は膜起電力と等しく−70 mVである．
(2)では，外向き電流が流れているため，膜電位は脱分極する．しかし，コンデンサーが存在するため，電位変化の時間経過は指数関数的になる．

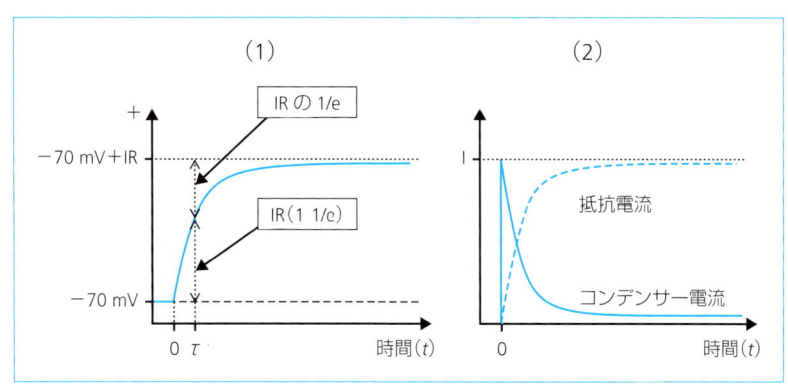

図Ⅶ-7 コンデンサーを導入した場合の膜電位と膜電流の時間経過
(1)に，膜電位の時間経過を示す．時間軸0は電流が流れ出した時点を示す．$\tau = RC$は回路の時定数．eは自然対数の底である．時定数の時点で，膜電位は最終的な電位変化(IR)の約63%の値になっている．(2)に電流の時間経過を示す．はじめに回路に与えられた外向き電流Iは，そのすべてがコンデンサーを流れ，抵抗には流れない．時間が経つと，コンデンサー電流は減少し，抵抗電流が増加していく．十分に時間が経つと，回路に与えられた電流Iすべてが抵抗を流れるようになる．(2)には，時定数の時点は記入していない．

VII 膜コンデンサー

膜電位変化の定性的な理解には，コンデンサーを省略して抵抗だけの回路で考えてもよいと，今まで主張してきたのです．

以上の過程を，より実体的なモデルに置き換えてみると図VII-8のようになります．(1)では，電流が流れ出した瞬間を示しています．このとき，陽性電荷はイオンチャネルを通過せず，すべてがチャネル以外の膜部分(コンデンサー)に流れていきます．すべての電流がコンデンサー電流となっているわけです．(2)では，しばらく時間が経ったときの状態を示しました．全電流 I は，コンデンサー電流と抵抗を流れる電流に分かれ，コンデンサーと抵抗の両方を流れるようになっていきます．(3)は十分に時間が経った後を示しています．チャネル以外の膜部分(コンデンサー)を流れる電流はなくなり，すべてがチャネル(抵抗)を通過する電流となっています．以上のような電流の流れ方が，電位変化の時間経過に反映しているわけです．本章章末の「より深く理解するために①：抵抗とコンデンサーからなる回路における電位変化と電流の時間経過」に，以上の過程の数学的な解法を示しておきました．興味ある方は，そちらもご参照ください．なお，コンデンサーを含む回路での時間経過は，指数関数に従っています．この指数関数的に変化する変量の時間経過を特徴づける定数に，時定数があります(本章章末のより深く理解するために②：時定数とは何か」)．

Q 容量性電流(capacitive current)という言葉をときどきみますが，これは膜のコンデンサー成分を流れる電流のことでしょうか？

A その通りです．ここでは，コンデンサー電流としたものが容量性電流です．細胞膜の場合は，膜のコンデンサー成分を出入りする電流のことです．

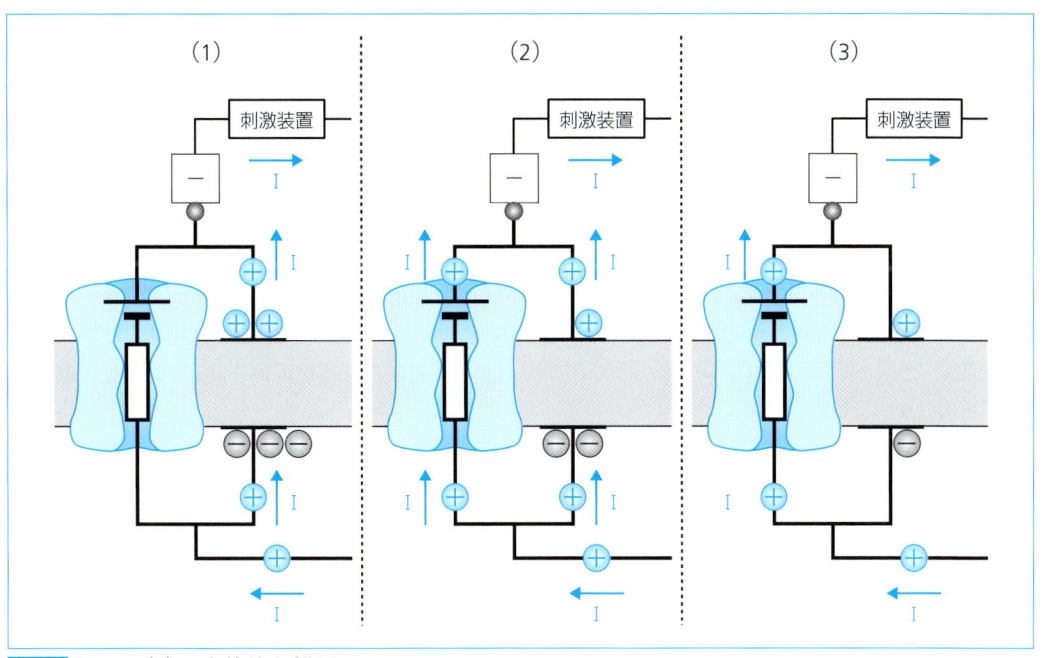

3 コンデンサーは電位変化の時間経過に影響する

図Ⅶ-8 図Ⅶ-7(2)の実体的な描写
(1)電流Iはすべてコンデンサーを流れている．(2)電流Iはコンデンサーと抵抗に分かれて流れている．(3)電流Iはすべて抵抗を流れている．

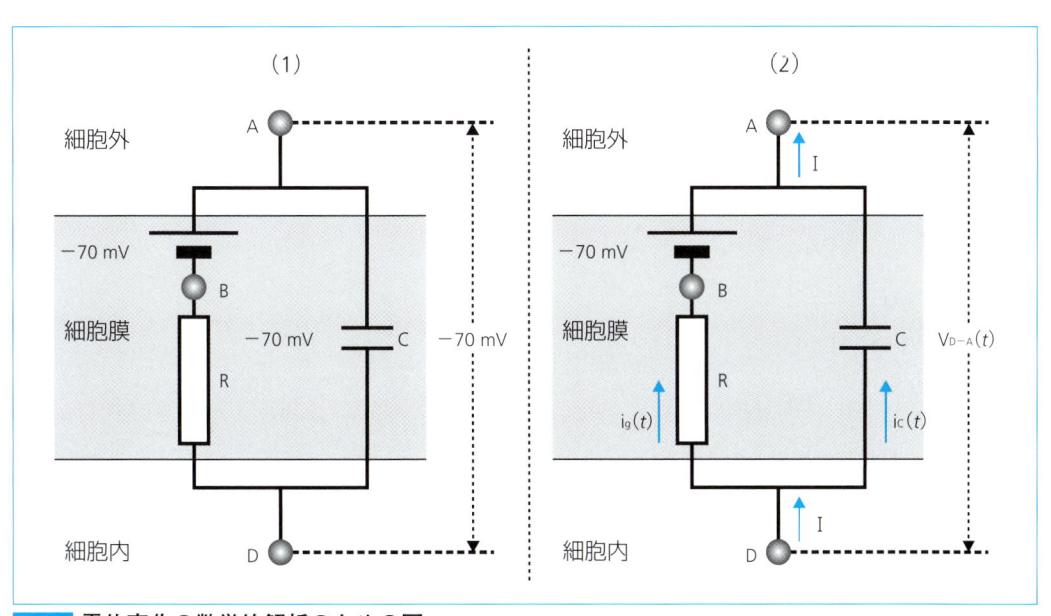

図Ⅶ-9 電位変化の数学的解析のための図

VII 膜コンデンサー

より深く理解するために ① 抵抗とコンデンサーからなる回路における電位変化と電流の時間経過

　抵抗とコンデンサーからなる静止膜状態での電気的等価回路を，図VII-9(1)に示しました．膜起電力は，細胞外(A点)を基準電位として－70 mVとしました．静止膜状態では，膜コンデンサーの電圧も－70 mVで膜起電力と釣り合っています．この回路に電流は流れていません．

　この状態に，図VII-9(2)に示したように外部から定電流を流したとします．定電流は，細胞内(D点)から細胞外(A点)へ向かって流れるとします．定電流の値(強さ)はIとして一定とします．D点から回路内へ入った定電流Iは，コンデンサー側を流れる電流(コンデンサー電流)と，抵抗側を流れる電流(抵抗電流)に分かれます．これらの電流は，時間tに伴い変化するため，時間の関数(t)として表現しておきます．コンデンサー電流を$ic(t)$，抵抗電流を$ig(t)$とすれば，

$$ic(t) + ig(t) = I（一定） \quad \cdots\cdots \quad [\text{VII-7}]$$

の関係が成立します．

　一方，コンデンサーに蓄積される電気量を$Q(t)$とします．また，A点を基準としたD点の電位を$V_{D-A}(t)$とします．これらも時間とともに変化していくため，時間の関数(t)として表現しておきます．ここで，コンデンサーでは，

$$V_{D-A}(t) = \frac{Q(t)}{C} \quad \cdots\cdots \quad [\text{VII-8}]$$

の関係が成立していること思い出しておきましょう．[VII-8]式を時間について微分すれば

$$\frac{dV_{D-A}(t)}{dt} = \frac{1}{C} \times \frac{dQ(t)}{dt} \quad \cdots\cdots \quad [\text{VII-9}]$$

を得ます．これを変形して次の[VII-10]式を得ます．

$$\frac{dQ(t)}{dt} = C\frac{dV_{D-A}(t)}{dt} \quad \cdots\cdots \quad [\text{VII-10}]$$

また，ある時点tにおける，コンデンサーの電気量Qの変化速度は，その時点tにおいてコンデンサーに出入りする電流の強さに等しいので，

$$ic(t) = \frac{dQ(t)}{dt} \quad \cdots\cdots \quad [\text{VII-11}]$$

の関係が成立します．
[VII-10]式と[VII-11]式から，

$$ic(t) = C\frac{dV_{D-A}(t)}{dt} \quad \cdots\cdots \quad [\text{VII-12}]$$

を得ます．一方，抵抗ではオームの法則から，

$$V_{D-A}(t) = -70 + ig(t)R$$

の関係が成立しています．これを変形して，

$$ig(t) = \frac{V_{D-A}(t) + 70}{R} \quad \cdots\cdots \quad [\text{VII-13}]$$

を得ます．[VII-12]式と[VII-13]式を[VII-7]式に代入すれば，

$$ic(t) + ig(t) = C\frac{dV_{D-A}(t)}{dt} + \frac{V_{D-A}(t) + 70}{R} = I \quad \cdots\cdots \quad [\text{VII-14}]$$

を得ます．[VII-14]の微分方程式を，t＝0のときV(0)＝－70の初期条件を入れて解くと，

$$V_{D-A}(t) = IR(1 - e^{-t/RC}) - 70 \quad \cdots\cdots \quad [\text{VII-15}]$$

となります．これは，膜電位の時間経過を表しています．さらに，[VII-15]式と[VII-12]式から，

$$ic(t) = Ie^{-t/RC} \quad \cdots\cdots \quad [Ⅶ\text{-}16]$$

が導出されます．これは，コンデンサー電流の時間経過を表す式となっています．また，[Ⅶ-15]式と[Ⅶ-13]式から，

$$ig(t) = I(1-e^{-t/RC}) \quad \cdots\cdots \quad [Ⅶ\text{-}17]$$

が導出されます．これは，抵抗を流れる電流（抵抗電流）の時間経過を表しています．

これら[Ⅶ-15]式，[Ⅶ-16]式，[Ⅶ-17]式で，$t=RC(=\tau)$とすれば，時定数τの時間が経った時点における，膜電位，コンデンサーを流れる電流，抵抗を流れる電流の値がそれぞれわかります．また，[Ⅶ-15]式から，膜電位$V_{D\text{-}A}(t)$は，$t=0$のとき-70 mVで，時間が経過するにつれ-70 mV$+$IRに近づき，最終的には-70 mV$+$IRになることがわかります．[Ⅶ-16]式から，コンデンサー電流の強さは，$t=0$のとき，Iの強さの電流が流れ，時間経過とともに減少し，最終的には流れなくなることもわかります．さらに，[Ⅶ-17]式から，抵抗電流の強さは，$t=0$のとき，電流は流れず，その後次第に増加し，最終的にはIの強さの電流が流れることがわかります．つまり，定電流が流れ出した直後は，定電流Iはすべてコンデンサーを流れ，抵抗には流れず，最終的には，コンデンサーを流れる電流はなくなり，すべての電流が抵抗を流れるようになるのです．したがって，膜電位，コンデンサー電流，抵抗電流の時間経過は，図Ⅶ-7に示したようになることがわかります．

より深く理解するために② 時定数とは何か

ここでは，時定数について解説します．時定数は，抵抗×容量（RC）で計算される値で，通常，τで表示されます．時定数は，時間に従って指数関数的に変化する，ある変量があったとき，その変量がどのくらいの速さで増加や減衰を示すのかの指標となります．時定数が長いと，変化は緩徐であり，短いと変化は速くなります．図Ⅶ-7(1)を見てください．この図では，時間の経過とともに，膜電位が，指数関数に従って増加しています．このような変量の場合，最終値の約63％（$1-e^{-1}$）に達するのに要する時間が時定数τです．ここで，eは自然対数の底で約2.7です．一方，図Ⅶ-7(2)のコンデンサー電流は，指数関数に従って減少しています．このような，時間とともに指数関数的に減少する変量の場合は，初期値の約37％（e^{-1}）に達するのに要する時間が時定数となります．

時定数は，コンデンサーを含む電気回路では，様々なところに顔を出します．コンデンサーを含む回路を定量的に扱おうとするときは，時定数を無視することはできません．

その名前が示す通り，時定数は「時間」の物理的次元をもっています．それを，以下で確認しておきましょう．まず，オームの法則から，Rは，

$$R = \frac{V}{I} \quad \cdots\cdots \quad [Ⅶ\text{-}3]$$

となります．また，[Ⅶ-1]式から，

$$C = \frac{Q}{V} \quad \cdots\cdots \quad [Ⅶ\text{-}4]$$

となります．したがって，RCは，

$$RC = \frac{Q}{I} \quad \cdots\cdots \quad [Ⅶ\text{-}5]$$

となります．電流の強さIとは，単位時間に流れる電気量（電荷の量）ですから，電流の強さIに時間をかければ，その時に流れた電荷の総量Qが得られます．つまり，物理的次元でいえば，Qは［電流の強さ］×［時間］です．したがって，Qを電流の強さIで割れば，［時間］の次元が残ります．したがって，RCは時間の次元を持っていることになり，時定数とよばれています．

第VIII章 活動電位の発生機序

　本章では，活動電位の発生機序と終息機序について述べます．発生機序に関しては，いままでも断片的に触れてきましたが，ここでまとめておきたいと思います．第II章第3節に記したパラドックスの解明も，本章の目的の1つです．膜電位が変化する機序には2つあると説明してきました．1つ目は，「膜電流が膜抵抗を流れること」による電位変化です．細胞膜を内向き電流が流れると膜は過分極し，外向き電流が流れると脱分極します．2つ目は，極性逆転回路において，「膜抵抗が変化することによる電位変化」です．活動電位が発生する機序は，このうち2番目の機序によっています．それを電気的等価回路で考えていきましょう．

1 静止膜電位の発生と静止膜の簡略化モデル

●静止膜電位の発生機序

　活動電位を考える出発点として，先に静止膜状態を考えておきます．活動電位は，静止膜状態と比較することでよりよく理解できるようになるからです．図VIII-1は，今まで何度も出てきた神経細胞膜の電気的等価回路です．静止膜状態では，カリウムイオンとナトリウムイオンと塩素イオンを透過させるイオンチャネルが開いています．カリウム電池（E_K）と塩素電池（E_{Cl}）は，細胞内陰性の起電力を持ち，ナトリウム電池（E_{Na}）は細胞内陽性の起電力を持っています．なお，細胞膜には膜コンデンサーが存在していますが，ここではコンデンサーを省略しています．

　Hodgkinらによると，イカの巨大神経線維では，静止膜状態においてこれらの膜電池に直列に配置された膜抵抗（R_K，R_{Na}，R_{Cl}）は，カリウムイオンに対する抵抗が最も低く，ナトリウムイオンに対する抵抗が最も高いとされています．具体的には，R_K：R_{Na}：R_{Cl} ＝ 1：25：2.2 です．透過係数の比に表し直せば，P_K：P_{Na}：P_{Cl} ＝ 1：0.04：0.45 です[1]．したがって，静止膜電位（V_m）は，カリウム電池の起電力（E_K）に近いと想定できます．ここで，図VIII-1において，カリウムイオンに対する抵抗を0Ωとし，一種の極限化状態を考えてみましょう．それを，図VIII-2(1)に示しました．このとき，膜電位はカリウム電池の起電力と等しくなります．これは，極性逆転回路のところで見てきた通りです（第IV章第6節参照）．実際には，カリウムイオンに対する抵抗は0Ωではなく，さらにナトリウムイオンも静止膜電位に寄与するので，静止膜電位は，カリウム電池の起電力より陽性側に偏ります．たとえば，E_K ＝ －90 mVとすれば，膜電位は－70 mV程度となります．正確な値は，Goldman式（第VI章の［VI-11］式）に，透過係数の比率を入れて計算します．あるいは，電気的等価回路で考えるとすれば，第VI章の［VI-12］式で計算します．これが，静止膜電位の発生機序です．

　ここで，参照の便宜のため，Goldman式を［VIII-1］式として，第VI章の［VI-12］式を，［VIII-2］式として書き出しておきます．

$$V_{i\text{-}o} = \frac{RT}{F} \ln \frac{P_K[K^+]_o + P_{Na}[Na^+]_o + P_{Cl}[Cl^-]_i}{P_K[K^+]_i + P_{Na}[Na^+]_i + P_{Cl}[Cl^-]_o} \quad \cdots\cdots \text{［VIII-1］}$$

$$V_{B\text{-}A} = \frac{g_K E_K + g_{Na} E_{Na} + g_{Cl} E_{Cl}}{g_K + g_{Na} + g_{Cl}} \quad \cdots\cdots \text{［VIII-2］}$$

●静止膜の簡略化モデル

　次に，静止膜の電気的等価回路を簡略化して表現しておきます．図VIII-2(2)にそれを示しました．このような簡略化表示を行う理由は，第IV章第3節にも述べましたが，3種類の膜電池と3種類の膜抵抗のままでは，今後の考察が困難になるからです．このため，1個の合成膜電池と1個の合成膜抵抗で簡略化して表示しておきます．図VIII-2(2)において，合成膜電池の起電力（E_r）は，Goldman式や［VIII-2］

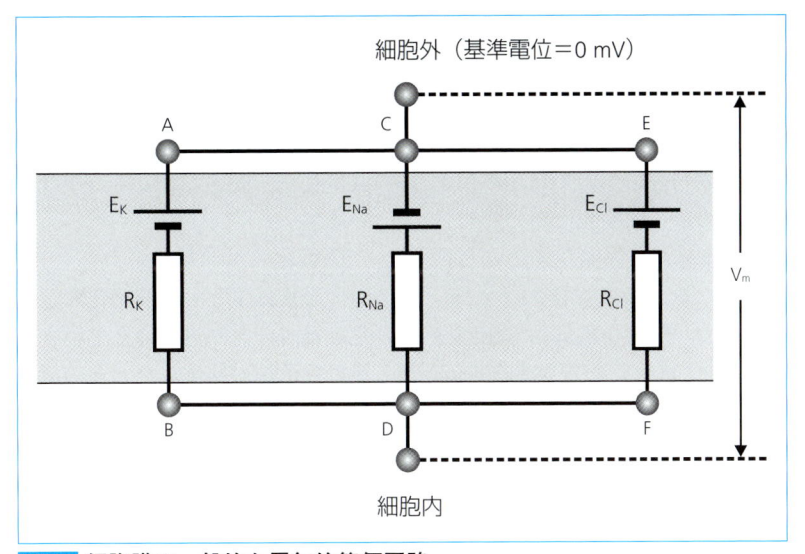

図VIII-1 細胞膜の一般的な電気的等価回路
コンデンサーは省略されている．

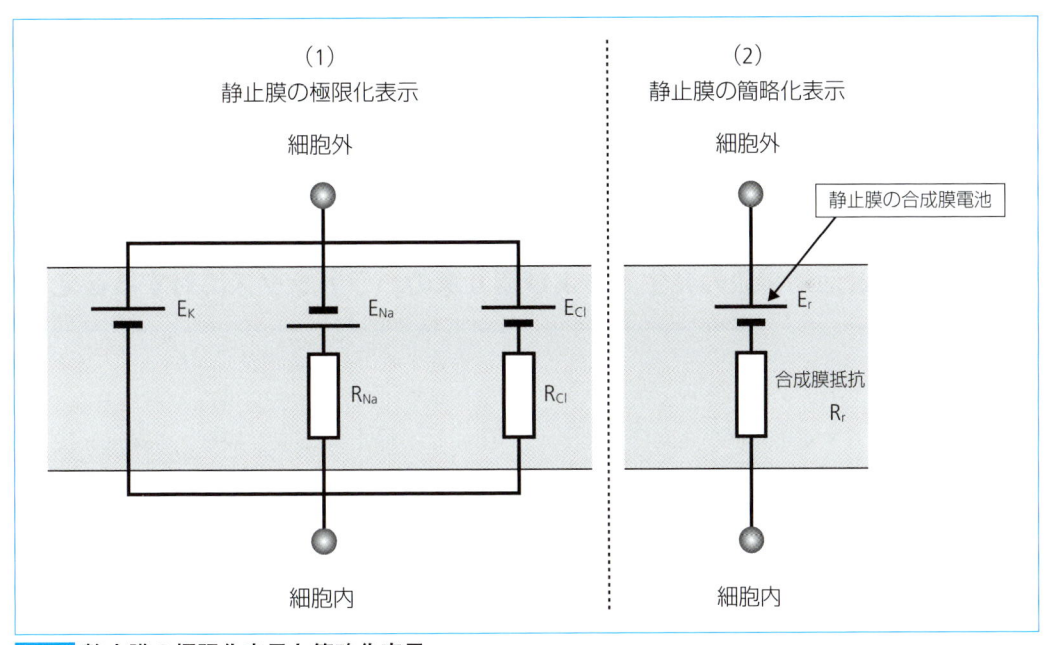

図VIII-2 静止膜の極限化表示と簡略化表示
(1)では，静止膜の極限化状態として，カリウムイオンに対する膜抵抗をゼロとしている．この状態では，膜電位は E_K に等しくなる．(2)では，膜電池と膜抵抗をそれぞれ1つに合成した簡略化が行われている．

式で計算される値となります。これらの計算式で計算される値は，厳密にいえば膜電位であって，膜起電力ではありません。しかし，簡略化表示では，この値をもって静止膜が持っている「膜起電力」とみなします。簡略化表示の妥当性については，本章章末「より深く理解するために：簡略化回路の妥当性の検討」(p.106)に記載しました。簡略化することに疑問を感じる方は，そちらをご参照ください。

先へ進む前に，細胞膜の一般的な電気的等価回路である図Ⅷ-1と，静止膜に特化した電気的等価回路である図Ⅷ-2(2)を比べておきましょう。簡略化表示は，細胞内陰性の電池のみが配置されている点で，あくまで静止膜に限った電気的等価回路となっています。一方，図Ⅷ-1は，膜抵抗の値を変えることで，静止膜状態だけでなく，活動電位が発生している状態をも表示できます。つまり，図Ⅷ-1は「一般的な」電気的等価回路であるが，図Ⅷ-2(2)は，静止膜に「特化した」電気的等価回路であるわけです。もう1点，相違点があります。それは，図Ⅷ-1の回路では，ナトリウムイオンは細胞内へ流入し，カリウムイオンは細胞外へ流出していました。これが，能動輸送が必要となる理由でもあったのです。図Ⅷ-2(2)では，そのような電流を表示できません。しかし，両者の共通点もあります。それは，図Ⅷ-1でも，図Ⅷ-2(2)でも，細胞膜を横切る正味の膜電流が存在しないことです。この点で両者は共通しています。

簡略化表示の持つこれらの特徴を承知したうえで，今後は主として簡略化表示よって，膜電位の変化と電流の流れ方を考えていきます。簡略化表示は，活動電位等が発生したときの電流の流れ方を考えるうえで，便利な表記法です。

では，簡略化表示を使って静止膜状態にある細胞を描いてみましょう（図Ⅷ-3）。細胞膜は，すべて静止膜状態にあるため，膜電位はどこでも−70 mVであり，細胞膜を横切って流れる電流は存在しません。細胞内，細胞外，いずれの容積伝導体内にも電流は流れていません。したがって，細胞外はどこでも等電位となります。これが，第Ⅳ章の図Ⅳ-4で示した状態でした。皮膚表面においた2個の電極は等電位であり，電位差を示しませんでした。

2 活動電位と活動電流の発生，および第Ⅱ章のパラドックスに対する答え

●活動電位と活動膜

活動電位は，細胞膜においてナトリウムチャネルが開いて，同イオンに対する透過性が高度に亢進することによって起こります。具体的には，$R_K：R_{Na}：R_{Cl} = 1：0.05：2.2$ と，ナトリウムイオンに対する膜抵抗は，カリウムイオンに対する膜抵抗との比率でいえば，静止膜時に対して500分の1に減少します。透過性（permeability, P_{Na}）でいえば，500倍に増加します。ここで，静止膜のときと同様にして，ナトリウムイオンに対する膜抵抗を0Ωとしてみましょう（図Ⅷ-4(1)）。すると，膜電位はナトリウム電池の起電力と等しくなり，細胞内陽性の電位となることがわかります。実際には，ナトリウムイオンに対する抵抗は0Ωではありません。このため活動電位が発生したときの膜電位は，ナトリウム電池の起電力（E_{Na}）より，いくぶん陰性電位を示します。たとえば，ナトリウム電池の起電力，すなわちナトリウムイオンの平衡電位を+60 mVとすれば，活動電位発生時の膜電位は+50 mV程度となります。正確には，静止膜電位と同様，Goldman式か[Ⅷ-2]式で計算される値となります。図Ⅷ-4(2)に，活動電位が発生した際の簡略化した電気的等価回路を記しました。活動電位を発生している膜には，細胞内陽性の膜電池が存在することになります。図では，その起電力をE_aとしました。

このようにして，ナトリウムイオンに対する電圧依存性チャネルが開くと膜は脱分極します。脱分極すると，さらにナトリウムイオンに対する電圧依存性チャネルが開きます。このようにして，ナトリウムイオンに対するチャネルは自己再生的に開いていき，一気に静止膜の500倍もの透過性亢進を示すようになります。この結果，活動電位が急峻に立ち上がることになります。

このような活動電位は，細胞膜の一部でだけ起こ

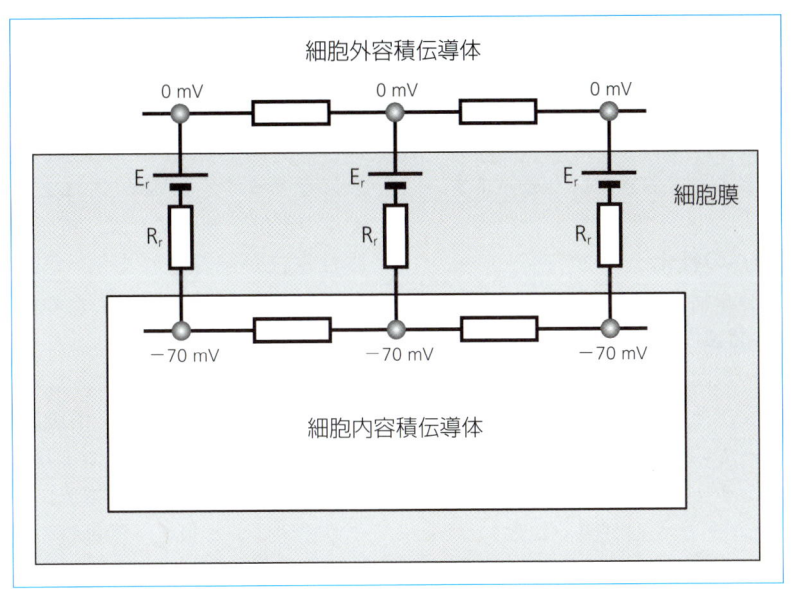

2 活動電位と活動電流の発生，および第Ⅱ章のパラドックスに対する答え

図Ⅷ-3 静止膜状態の細胞
細胞外も細胞内も電流は流れていない．このため，細胞外容積伝導体に電位差は存在しない．
細胞内ではいずれの場所も同一の膜電位（−70 mV）を示す．

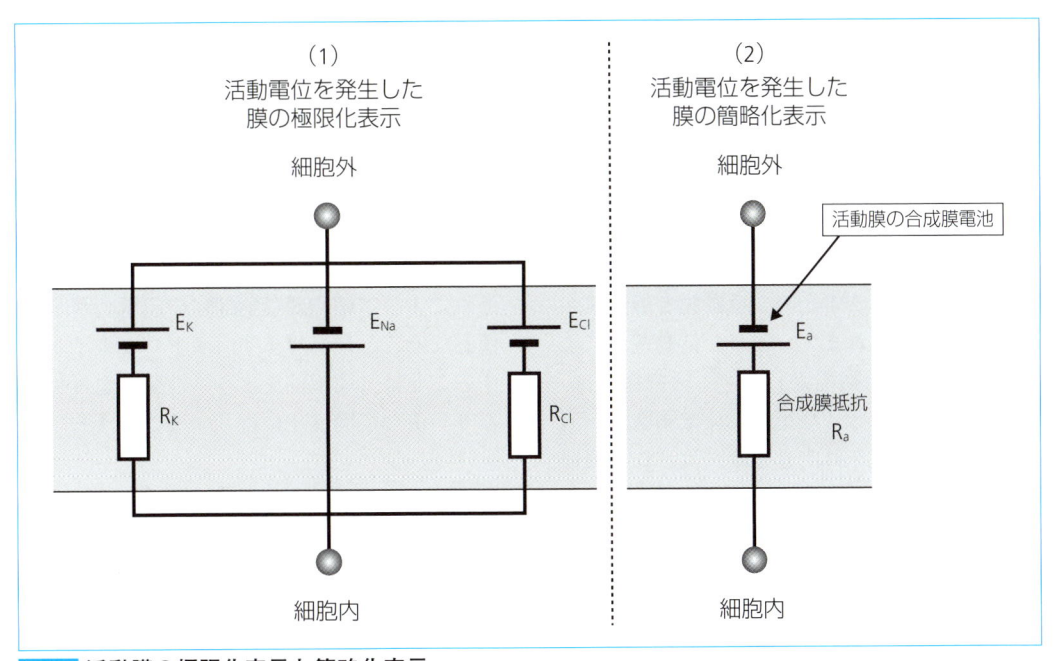

図Ⅷ-4 活動膜の極限化表示と簡略化表示
(1)では，活動膜の極限化状態として，ナトリウムイオンに対する膜抵抗をゼロとしている．この状態では，膜電位は E_{Na} に等しくなる．

ります．細胞膜全体で，活動電位が発生するといったことは，電圧固定法のような特殊な実験下以外で自然に起こることはありません．活動電位が発生した，このような膜部分を，本書では静止膜と区別する意味で，「活動膜」とよんでおきたいと思います．

● 静止膜から活動膜への転化

活動電位は，静止膜が活動膜へ転化することで起こります．それを，図Ⅷ-5のように表すことができます．しかし，この表記法において注意していただきたい点があります．それは，膜起電力が変化したかのような図になっている点です．実際には，膜にある3種類のイオンチャネルの起電力は変化していません．「ナトリウムチャネルが開くことによって，ナトリウムイオンに対する膜抵抗が下がる」ということが実際に起こっていることです．極性逆転回路の特徴として，抵抗が変化することで膜電位が変化したにすぎません．しかし，簡略化表示を用いる限り，図Ⅷ-5に示したように，あたかも膜起電力が変化したかのような表し方をするほかないのです．

静止膜と活動膜では，膜起電力が逆になっています．このため，活動膜と静止膜の間に起電力差が発生して電流が流れます．図Ⅷ-6に，その状態を示しました．破線で囲んだ領域（A-B部）が活動膜です．C1－D1部とC2－D2部は静止膜です．活動膜には細胞内陽性の起電力があり，静止膜には細胞内陰性の起電力があります．このため，活動膜と静止膜からなる回路に電流が流れます．これが活動電位による電流，すなわち「活動電流」です．活動電流は，活動膜で細胞内へ流入し，静止膜部分で細胞外へ流出しています．静止膜を外向き電流が流れれば膜は脱分極します．脱分極が，一定値（閾値）を超えれば，今度はその部分が活動膜に転化します．こうして活動電位は，隣接する静止膜を，順次活動膜へ転化しながら遠方まで伝わっていきます．図Ⅷ-6でいえば，活動電位は，C1－D1部とC2－D2部の静止膜に拡がっていくのです．このように，活動電位は，両方向性に伝導していきます（two-way conduction）（図Ⅷ-7）．図Ⅷ-7は，図Ⅷ-6の次の状態を表しています．この図からも予想される通り，活動電位は，神経線維を伝導していっても振幅が減衰することはありません．つまり，活動電位はいったん発生すると，その大きさが変化することなく伝わっていきま

す．これが，活動電位の特徴でもあります．

一方，細胞外容積伝導体では，活動電流は，静止膜部位から活動膜部位へ向かって流れています．私たちは，この電流による「電圧降下」を記録することになります．図Ⅷ-6で，C2点を基準電位としてA点の電位を測定すれば，電圧降下の原理によって陰性電位が記録されます．第Ⅳ章において図Ⅳ-4と図Ⅳ-5を用いて議論したのが，この原理による電位記録でした．

次に，活動膜での電位変化を見ておきましょう．図Ⅷ-8を見てください．活動膜ではナトリウムイオンが流入しています．つまり，活動膜を内向き電流が流れています．この電流によって電圧降下が起こります．いま仮に，活動膜の起電力を＋50 mVとしておきます．活動膜を内向きに電流が流れた結果，電位は低下します．この値を仮に10 mVとしておきましょう．そうすると，膜電位（V_{B-A}）は＋40 mVになります．HodgkinとKatzによれば，実際に記録される活動電位の大きさは，Goldman式から計算される値より，平均9 mV小さいとされています[1]．陽性電荷が流れ込むことで，電位は陰性方向に変位します．しかし，膜起電力は陽性であり，かつ，その陽性電位を打ち消すほど強い電圧降下が起こらないため，活動電位は陽性電位として記録されることになるのです．活動電位の発生にとって本質的なことは，ナトリウムイオンに対する抵抗が小さくなり，それによって細胞膜（活動膜）の起電力がE_{Na}に近い値となることにあります．ナトリウムイオンが流入することは，膜電位をより陰性側に偏らせることになり，決して陽性化に寄与することはありません．

● パラドックスに対する答え

以上が，第Ⅱ章第3節で提起したパラドックスに対する答えです．活動電位の発生は，決してオームの法則に反する現象ではありません．パラドックスにみえたのは膜起電力を無視したためでした．第Ⅳ章第7節において，「膜電流による膜電位の変化」は，膜がその時点で持っている膜起電力を無視しては意味がなくなることを強調しておきました．このように，膜起電力（膜電池）の理解は，生体の電気現象を理解するうえで外すことのできないポイントとなっています．以上の過程の静電気学的説明は，巻末補遺（p.195）をご参照ください．

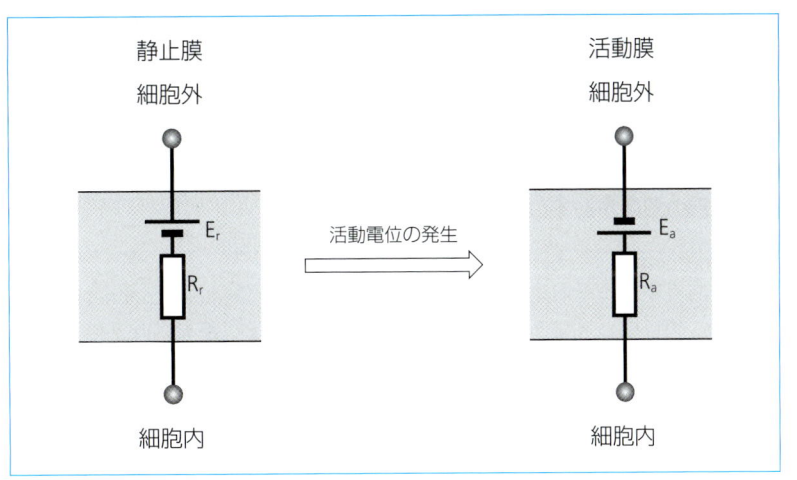

図Ⅷ-5 静止膜から活動膜への転化
図では膜電池が変化するとして描かれているが，生体で起こっていることは，膜抵抗の変化であって，膜電池の変化ではない．詳細は本文参照．

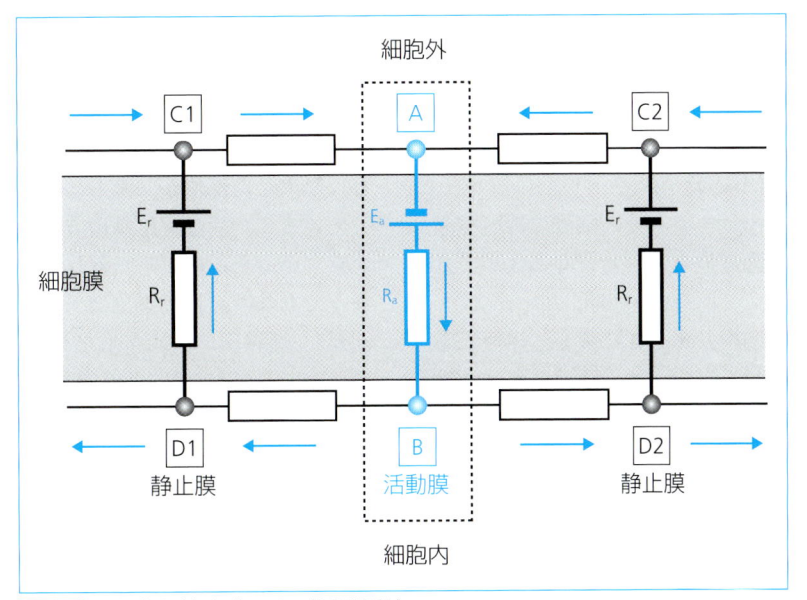

図Ⅷ-6 活動膜と静止膜および活動電流
A-B部が活動膜である．C1-D1部とC2-D2部は静止膜．活動膜と静止膜間に起電力差が存在するため，図示した方向に活動電流が流れる．活動膜には内向き電流が流れ，静止膜には外向き電流が流れる．外向き電流によって，静止膜は脱分極し，それが閾値に達すると活動電位が発生するようになる．

VIII 活動電位の発生機序

Q 活動電位の発生は，チャネルの開閉によりダイナミックに抵抗が変化して起こることがよくわかりましたが，活動電位の最初の閾値に達するまでの脱分極の部分がよくわかりません．ある部分で活動電位が発生したとき，隣接する静止膜から流出する活動電流はどこを通って流出しているのでしょう．この時はまだナトリウムチャネルの抵抗は大きいと思うのですが，別のチャネルがあるのでしょうか？ あるいは別の機序があるのでしょうか？

A 別のチャネルがあります．それは静止膜状態で開孔している resting channel を介してです．イオン種は問いません．カリウムイオンやナトリウムイオンが，細胞膜を外向きに流れてもよいでしょうし，陰イオンである塩素イオンが細胞膜を内向きに流れてもよいと思います．いずれであっても，電流が細胞膜を外向きに流れればよいわけです．おそらく，外向きカリウム電流が主体だと考えられますが，他のイオン種も流れているでしょう．その比率は，各イオン種に対する膜抵抗と，濃度に従って自然と決まると思います．ただし，塩素イオンの場合は，活動電位でナトリウムイオンが流入すると同時に静止膜部分で塩素イオンが流入するとすれば，細胞内で塩化ナトリウム（NaCl）の濃度が高くなり，細胞内の浸透圧が高まる危険があります．

3 不応期

● 絶対不応期と相対不応期

活動電位が発生したときに，その直後に神経線維を電気刺激しても活動電位を発生させることができない時期があります．これを「不応期」といいます．不応期には，「絶対不応期」とそれに続く「相対不応期」があります．絶対不応期には，いくら脱分極性の外向き電流を流しても，活動電位は発生しません．絶対不応期は，ほぼ活動電位の持続時間に相当します．また，相対不応期に活動電位を発生させるためには，通常より多くの電流が必要となります．このような不応期の存在は，神経細胞の最高発火頻度（活動電位の最高発生頻度）を決めています．また，いったん発火した部位が，直ちに再発火しないようにもしています．活動電位は両方向に伝導していきますから，いったん発火した部位が，直ちに再発火するようであれば，活動電位は何度も逆向きの発火を繰り返し，情報伝達機能を果たせなくなります．図VIII-7において，A－B部には外向き電流が流れています．A－B部が直ちに活動電位を再発生したとすれば，活動電位が同じ場所を行き来することとなり，情報を伝達することができなくなります．不応期の存在は，このような不都合が起こらないようにしています．

4 活動電位の終息

次に，活動電位の終息（再分極）について考えてみましょう．活動電位は，ナトリウムイオンに対する透過性が亢進することによって起こりました．では，終息は，どのようにして起こるのでしょうか．それは，ナトリウムイオンに対する透過性が元に戻ることによって起こります．透過性の亢進が元に戻って，$R_K : R_{Na} : R_{Cl} = 1 : 25 : 2.2$ と，ナトリウムイオンに対する抵抗が高くなれば，静止時の状態に戻るからです．これは，極性逆転回路を思い出していただければ，容易に理解されると思います．Hodgkin らが研究したイカの巨大神経線維では，ナトリウムイオンに対する透過性が亢進した直後にやや遅れて，脱分極によって電圧依存性にカリウムイオンに対する透過性も亢進します[2,3]．しかし，理論上，活動電

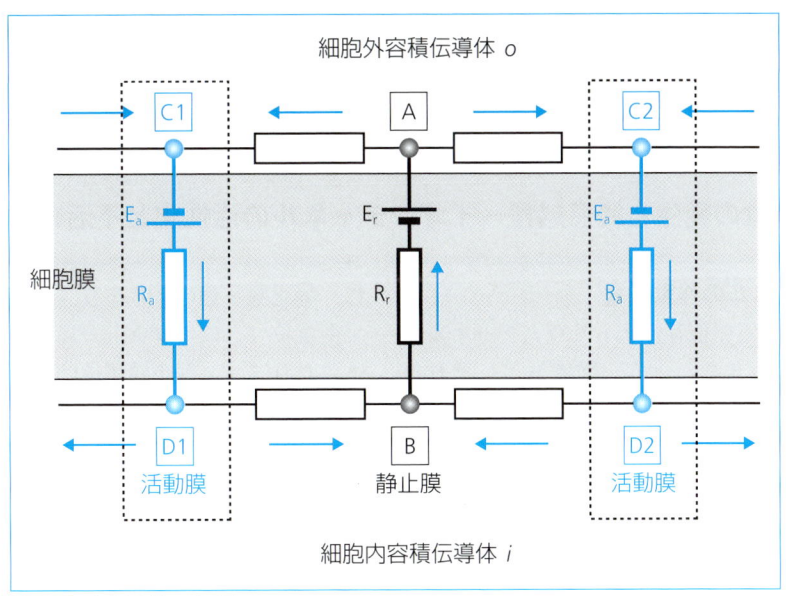

図Ⅷ-7 活動電位の伝導
活動膜が，C1-D1 部と C2-D2 部に拡がっている．A-B 部は静止膜状態に復帰している．A-B 部を外向き電流が流れているが，不応期によって同部には活動電位が発生しない．

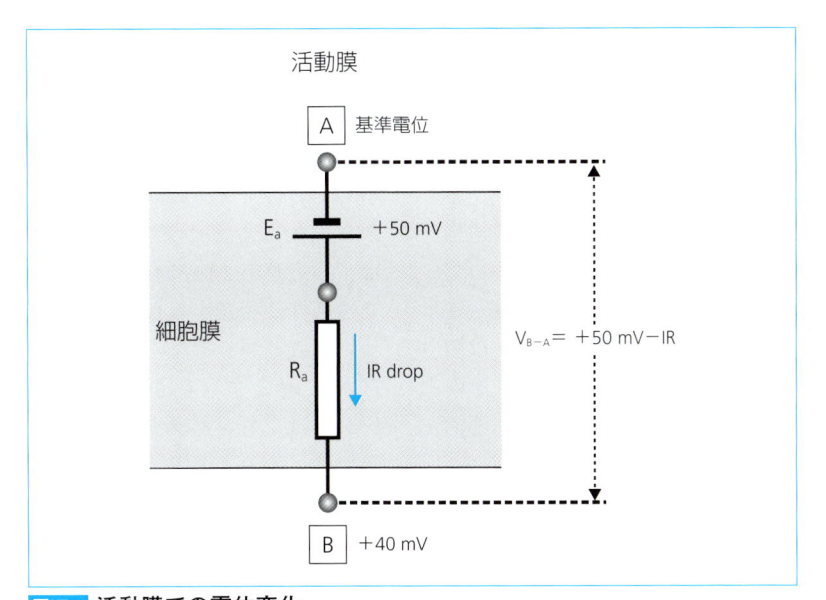

図Ⅷ-8 活動膜での電位変化
活動膜に内向き電流が流れている．このため，膜電位は膜起電力より陰性に変位する．

位が終息するのに，この過程は必須ではありません．活動電位の終息は，活動電位の発生とは逆方向の抵抗変化，つまりナトリウムイオンに対する膜抵抗が増大することで説明できます．「極性逆転回路における膜抵抗の変化」で，活動電位の発生も終息も整合的に説明することができます．

5 活動電位の発生と終息過程—イオンチャネルの活性化と不活化

●ナトリウムチャネルの作動様式

　以上をふまえて，電圧依存性ナトリウムチャネルの作動様式をみていきましょう．図Ⅷ-9は，それを模式的に描いています．電圧依存性ナトリウムチャネルには2つのゲートが存在するとされています[4,5]．すなわち，①活性化ゲート（activation gate）と②不活化ゲート（不活化粒子，inactivation particle）です．静止膜状態では，活性化ゲートは閉じています．不活化ゲートはチャネル孔を塞いでいません．これが出発点です．細胞膜が脱分極して閾値に達すると，活性化ゲートが開きます．このため，チャネル孔が開きナトリウムイオンが細胞内へ流入します．少し遅れて，不活化ゲートがチャネル孔を閉鎖していきます．このため，ナトリウムチャネルは閉鎖されます．活性化ゲートの方が速く作動するため，ナトリウムチャネルが開いた状態が短時間存在することになります．不活化ゲートによってナトリウムチャネルが閉鎖されると，ナトリウムイオンに対する透過性は減少し，膜電位は元の静止膜電位へと向かっていきます．細胞膜は再分極し，活動電位は終息します．細胞膜が再分極していくと，活性化ゲートは閉じはじめ，不活化粒子はナトリウムチャネル孔を離れだします．最終的に，活性化ゲートが閉じ，不活化粒子がチャネル孔を離れます．このようにして，元の静止膜状態へと復帰します．

　不活化ゲートがナトリウムチャネルを閉じはじめるのとほぼ同時期に，イカの巨大神経線維では，脱分極によって電圧依存性カリウムチャネルが新たに開き，カリウムイオンに対する透過性が，静止膜状態より一層亢進します．ナトリウムチャネルが閉じられ，カリウムチャネルが新たに開く結果，膜電位の再分極は加速されます．つまり，カリウムイオンの平衡電位（E_K）へ向かって変化していきます．さらに，静止膜状態のときより，一層カリウムイオンの平衡電位（E_K）に近づき，一過性ながら過分極することになります．静止膜電位は，カリウムイオンの平衡電位より陽性側に偏っていたことを思い出してください．カリウムイオンに対する抵抗が静止膜状態よりさらに小さくなるため，膜電位はカリウムイオンの平衡電位に一層近づき，過分極するのです．少し遅れて開くこのカリウムチャネルも，再分極によって閉鎖されます．こうして膜電位は元の静止膜電位に復帰します．なお，このカリウムチャネルは，Hodgkinらによってイカの無髄神経線維で詳細に調べられたものですが，活動電位の終息に必須のものでないことは先に述べた通りです．

●膜電位と膜抵抗の変化の時間経過

　膜電位と膜抵抗の変化の時間経過を，図Ⅷ-10に示しておきます．これは，HodgkinとHuxleyの論文から引用したものです[4]．図のコンダクタンス（g）は，第Ⅵ章第2節にも示しましたが，抵抗値の逆数で透過性に相当するものです．電気回路では透過性ということができないため，コンダクタンスが用いられています．左から2番目の尺度にあるmho（モー）は，コンダクタンスの単位でオーム（Ω）の逆数です．現在の国際単位系（SI単位系）では，ジーメンス（siemens，S）に置き換えられています．1 mho＝1 S＝1／Ωです．余談になりますが，モー（mho）はオーム（ohm）の逆数のため，このように表記されたのでした．Reciprocal ohmとよばれていたこともありました．奇抜な命名で，こちらの方が意味もわかり記憶しやすいかもしれません．ただ，「1モー」というより「1ジーメンス」といったほうが，学術的な雰囲気は出てくるように思いますが，いかがでしょうか．

5 活動電位の発生と終息過程—イオンチャネルの活性化と不活化

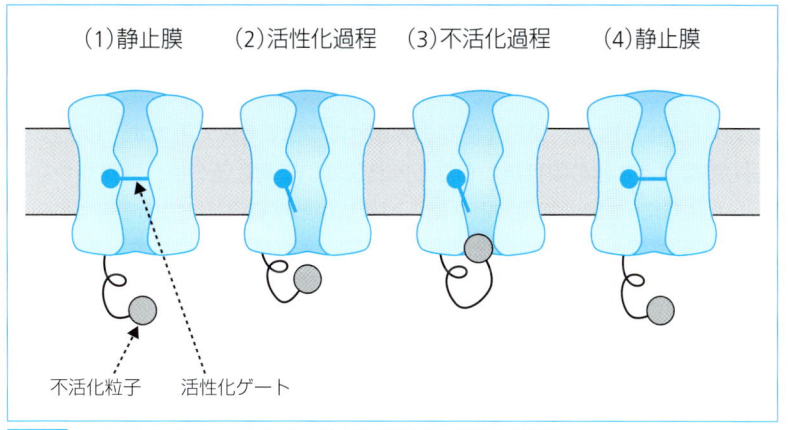

図Ⅷ-9 ナトリウムチャネルの活性化過程と不活化過程

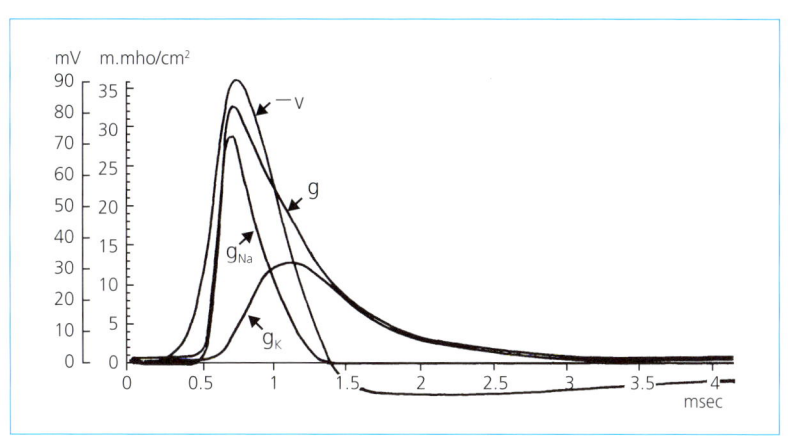

図Ⅷ-10 HodgkinとHuxleyにより計算された膜コンダクタンスと膜電位の時間経過[4]

g_{Na}：ナトリウムイオンのコンダクタンス．g_K：カリウムイオンのコンダクタンス．V：膜電位．

◎文 献◎

1) Hodgkin AL and Katz B：The effect of sodium ions on the electrical activity of the giant axon of the squid. J Physiol, 108：37-77, 1949.
2) Hodgkin AL, Huxley AF and Katz B：Measurement of current-voltage relations in the membrane of the giant axon of Loligo. J Physiol, 116：424-448, 1952a.
3) Hodgkin AL and Huxley AF：Currents carried by sodium and potassium ions through the membrane of the giant axon of Loligo. J Physiol, 116：449-472, 1952b.
4) Hodgkin AL and Huxley AF：A quantitative description of membrane current and its application to conduction and excitation in nerve. J Physiol, 117：500-544, 1952c.
5) Koester J and Siegelbaum SA：Propagated signaling：the action potential. In Principles of neural science, fifth ed, ed by Kandel ER, Schwartz JH, Jessell TM, Siegelbaum SA and Hudspeth AJ, pp148-171, McGraw-Hill, New York, 2013.
6) Rushton WAH：A theory of the effects of fibre size in medullated nerve. J Physiol, 115：101-122, 1951.
7) Blaustein MP, Kao JPY and Matteson：Cellular physiology and neurophysiology. 2nd ed, pp67-85, Mosby, Philadelphia, 2012.
8) Barrett EF and Barrett JN：Intracellular recording from vertebrate myelinated axon：mechanism of the depolarizing afterpotential. J Physiol, 323：117-144, 1982.
9) Katz B：神経・筋・シナプス（佐藤昌康監訳）．pp63-78, 医歯薬出版, 東京, 1970.
10) 橋本修治：電気回路による臨床電気神経生理学入門．pp89-91, 永井書店, 大阪, 1997.
11) Black JA, Kocsis JD and Waxman SG：Ion channel organization of the myelinated fiber. TINS, 13：48-54, 1990.
12) Burke D, Kiernan MC and Bostock H：Excitability of human axons. Clin Neurophysiol, 112：1575-1585, 2001.

VIII 活動電位の発生機序

より深く理解するために　簡略化回路の妥当性の検討

　ここでは，元の複雑な回路に対する，簡略化回路の等価性について考えてみます．しかし，細胞膜の一般的なモデルである，3個の膜電池と3個の膜抵抗からなる回路について考えるのは，計算がかなり複雑になります．そこで，参考図に示したように，2個の膜電池と2個の膜抵抗からなる回路について考えてみましょう．つまり，「電池＋抵抗」の2組が並列配置された極性逆転回路①を，「電池＋抵抗」1組に合成して簡略化する場合（回路②）を考えてみます（参考図）．

　はじめに，簡略化回路②の起電力（E_S）と膜抵抗（R_S）を，どのように決めるのか記載します．結論から言うと，回路②の起電力（E_S）を回路①の膜電位（V_{B-A}）と等しいとし，回路②の膜抵抗値（R_S）は回路①の合成膜抵抗値と等しいとします．こうすることによって，細胞膜を横切る正味の膜電流（net current, I）がない場合も，正味の膜電流（I）が存在する場合も，回路①と回路②は，同じ膜電位（$V_{B-A}=V_{S,B-A}$）を示すことになります．すなわち，両者の膜電位は，正味の膜電流（I）に対して同じ行動を示します．以下で，このことを確かめてみます．

　極性逆転回路①において，電池1の起電力を－100 mV，電池2の起電力を＋50 mVとします．回路①において，膜を横切って細胞内外を出入りする「正味の膜電流」が存在しない状態では，その膜電位（V_{B-A}）は，A点を基準電位として，

$$V_{B-A} = \frac{50R_1 - 100R_2}{R_1 + R_2} = \frac{50(R_1 - 2R_2)}{R_1 + R_2} \quad \cdots\cdots \quad [\text{VIII-3}]$$

で与えられます．この膜電位の計算方法は第IV章の「より深く理解するために：極性逆転回路の解析」をご参照ください．さて，この膜電位（V_{B-A}）を，簡略化回路②の起電力 E_S とします．つまり，$E_S = V_{B-A}$ とします．

　次に，回路②の膜抵抗 R_S は，回路①において並列配置された抵抗 R_1 と R_2 の合成値とします．公式は第III章第4節に記しています．すなわち，

$$\frac{1}{R_S} = \frac{1}{R_1} + \frac{1}{R_2} \quad \cdots\cdots \quad [\text{VIII-4}]$$

ですから，

$$R_S = \frac{R_1 R_2}{R_1 + R_2} \quad \cdots\cdots \quad [\text{VIII-5}]$$

となります．

　以上が，簡略化回路②の構成です．

　それでは次に，回路②を，回路①の替わりに用いることの妥当性について検討してみます．正味の膜電流が流れていないときと，正味の膜電流が流れたときについて，回路②の膜電位が，元の回路①と同じ値を示すのか，確認しておきます．

　まず，膜を横切る正味の膜電流が存在しない状態を考えます．このとき，回路①には時計回りに電流iが流れていますが，正味の膜電流（I）は存在しません．電流iは，回路①において，電池1と電池2によって駆動された電流です．細胞内から細胞外へ流れ出る電流iと，逆方向に流れ込む電流iは，同じ大きさで方向が逆になっていますから，膜を横切る正味の電流は存在しません．さて，このときの回路①の膜電位は，上記した［VIII-3］式で与えられます．一方，回路②の膜電位も，膜電流が存在しないときは，同じ［VIII-3］式で計算されます．なぜなら，回路②において，R_S を流れる電流が存在しないため，電流ゼロの原理から，$V_{S,B-A} = E_S$ の関係が成立するからです．したがって，回路②の膜電位（$V_{S,B-A}$）は，［VIII-3］式で計算されることになります．これは，E_S の値を決めるときに，そうとり決めたのですから，当たり前の話しです．以上から，正味の膜電流が存在しないときは，回路①も回路②も同じ膜電位を示すことがわかります．

　次に，図示したように，これらの回路に外部電源を用いて，細胞内から細胞外へ流れ出る電流Iを流した場合について考えてみましょう．つまり，細胞内から細胞外へ流れ出る「正味の膜電流（I）」が存在する状態を想定

します．計算がいくぶん複雑になるため詳細は省略しますが，この時，回路①の膜電位は，

$$V_{B-A} = \frac{50(R_1 - 2R_2) + IR_1R_2}{R_1 + R_2} \quad \cdots\cdots \quad [\text{Ⅷ-6}]$$

となります．一方，回路②の膜電位は，

$$V_{S,B-A} = E_S + IR_S$$

で与えられますから，これに，[Ⅷ-3] 式と [Ⅷ-5] 式を代入すると，

$$V_{S,B-A} = \frac{50(R_1 - 2R_2)}{R_1 + R_2} + I \times \frac{R_1R_2}{R_1 + R_2} \quad \cdots\cdots \quad [\text{Ⅷ-7}]$$

を得ます．[Ⅷ-6] 式と [Ⅷ-7] 式は同一です．

　以上から，簡略化回路②は，少なくとも膜電位に関しては，元の極性逆転回路①とよい等価性を示すことがわかります．両者の相違点は，簡略化回路②では，電流 i を表示できないこと，および抵抗値の変化で膜電位が変化することを表せないことです．これらの相違点を念頭に置きながら簡略化表示を用いるなら，生体で起こっている電気現象を，より深く追求していくことが可能となります．

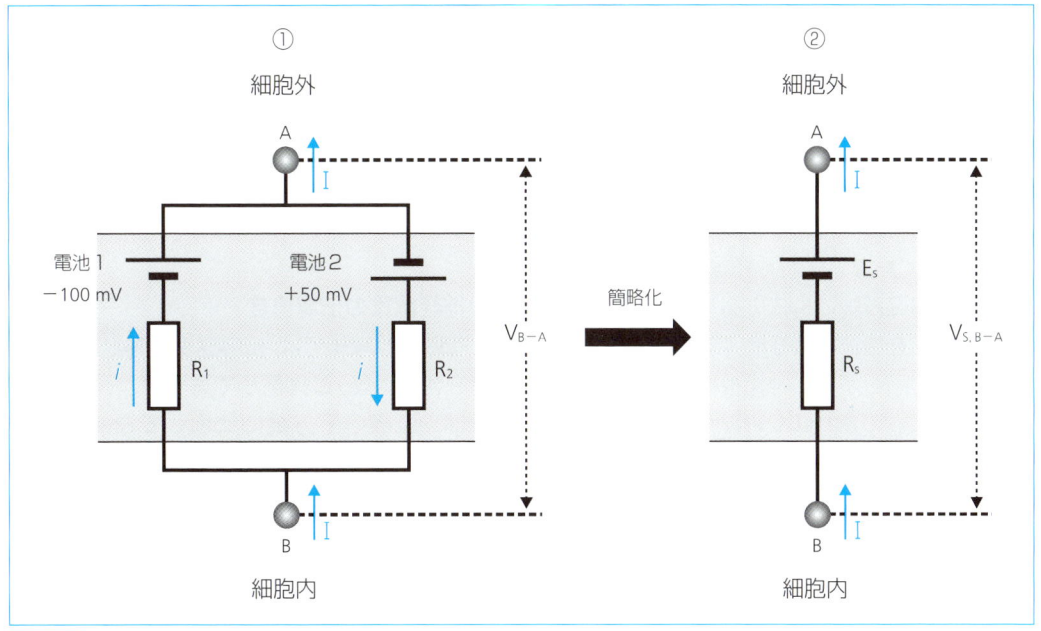

参考図　簡略化回路の妥当性の検討
回路①は極性逆転回路．回路②は，回路①の簡略化表示．A 側が細胞外，B 側が細胞内を表す．V_{B-A} は，回路①において A 点を基準としたときの回路①の膜電位．$V_{S,B-A}$ は，回路②において A 点を基準としたときの回路②の膜電位．電流 i は，正味の膜電流が存在しないときに，回路①内を流れている電流．電流 I は，外部電源によって細胞内（B 点）から細胞外（A 点）へ向かって流された「正味の外向き膜電流」を表す．

第IX章 神経線維の太さと有髄化が活動電位の伝導速度に与える影響と電気学的機序

　本章では，活動電位の伝導速度について考えます．伝導速度に影響する要因には，さまざまなものがあります．ナトリウムチャネルが開く速さ（活性化速度）も要因の1つです．温度が下がると活動電位の活性化が遅れるため，伝導速度は遅くなります．神経線維の太さも伝導速度に影響します．線維の直径が大きいほど伝導速度は速くなります．神経線維の髄鞘化（有髄神経化）も伝導速度に影響します．有髄化されると伝導速度は速くなります．本章の目的は，神経線維の太さや有髄化が，どのような電気学的機序で伝導速度に影響するのかを考えることにあります．伝導速度に影響する電気的な定数として，「長さ定数」と「伝播時定数」が知られています．長さ定数が長くなったり，伝播時定数が短くなったりすると，伝導速度は速くなります．本章では，この問題を扱います．

1　有髄神経と無髄神経の比較

●有髄神経線維の構造と跳躍伝導

　神経細胞の軸索には，髄鞘で覆われている有髄神経線維と，覆われていない無髄神経線維があります．はじめに，有髄神経線維の構造を簡単に説明しておきます（図IX-1）．有髄神経線維は，ミエリンの髄鞘で覆われています．しかし，神経線維膜（軸索膜）の全長が，髄鞘によって覆われているわけではありません．髄鞘には裂け目（cleft）があって，この部分の神経線維膜は髄鞘で覆われていません．これを「ランビエ絞輪（node of Ranvier）」といいます．有髄神経線維では，活動電位は，ランビエ絞輪の細胞膜で発生します．一方，髄鞘で覆われた部分は，「節間部（internode, internodal segment）」，または，「髄鞘節」とよばれています．髄鞘節の長さは，神経によって異なりますが，1～2 mmほどで，ランビエ絞輪の長さは約1 μmとされています[1]．つまり，髄鞘節の長さは，ランビエ絞輪の約1,000～2,000倍の長さがあることになります．

　無髄神経線維では，活動電位は連続的に伝わっていきますが，有髄神経線維では不連続に伝わります．1つのランビエ絞輪から次のランビエ絞輪へと跳躍しながら，活動電位は伝導していきます．これを「跳躍伝導（saltatory conduction）」といいます．「saltatory」とは，ラテン語でジャンプを意味する「saltare」に由来する語で，有髄神経では，活動電位は，髄鞘節をジャンプして飛び越えながら伝導していきます．

●神経線維の伝導速度

　有髄神経線維では，伝導速度は神経線維の直径（髄鞘を含む外径）に比例して速くなり，無髄神経線維では，直径の平方根に比例して速くなります[2,3]．つまり，伝導速度に対する神経線維の太さが及ぼす影響は，有髄神経線維の方が大きくなっています．このため，神経線維が太くなるときは，有髄神経線維は無髄神経線維に比し，より急速に伝導速度が速くなっていきます．逆に細くなる場合は，有髄神経線維は，より急速に伝導速度を落とすことになります．通常，同じ太さの神経線維を比較したとき，有髄神経線維の方が無髄神経線維より伝導速度が速いのですが，これには限界があります．理論上，直径約1 μmを境として，それより細いと，有髄神経線維より無髄神経線維の方が伝導速度が速くなるとされています[2,3]．これは，上記したように，有髄神経線維の方が太さの影響を受けやすいからです．ちなみに，脊椎動物の無髄神経線維であるC線維は直径が約1 μm以下であり，有髄神経線維の直径は1 μm以上になっています．

1 有髄神経と無髄神経の比較

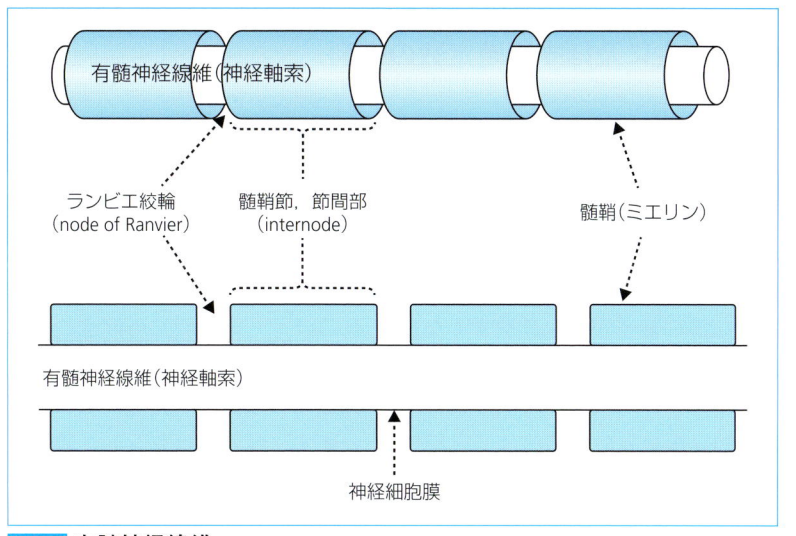

図IX-1 有髄神経線維
上段は，有髄神経の立体的な模式図を示し，下段はその縦断面を示す．神経軸索は多くの部分が髄鞘で覆われているが，周期的に覆われていない部分（ランビエ絞輪）が存在する．活動電位は，髄鞘節の神経細胞膜では生じず，ランビエ絞輪の細胞膜で生じる．活動電位はランビエ絞輪から隣のランビエ絞輪へとジャンプしながら伝わっていく（跳躍伝導）．

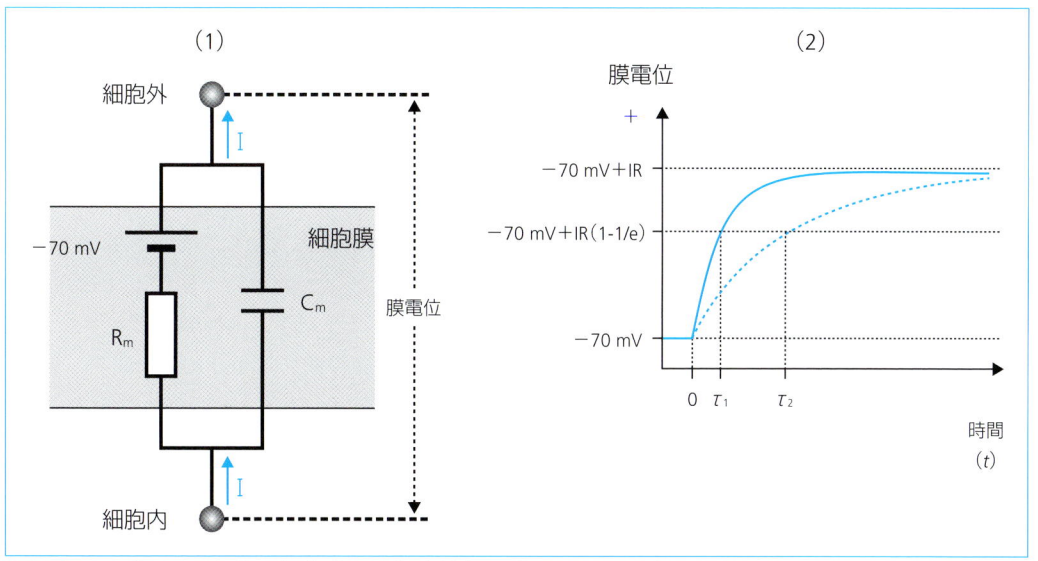

図IX-2 コンデンサーを含む細胞膜の電気的等価回路と膜電位の変化
(1)の回路に外向きの定電流を流したとき，膜電位の変化は(2)に示したように，指数関数的に増大していく．τ：膜の時定数．破線の時定数 τ_2 の方が実線の時定数 τ_1 より長い．

IX 神経線維の太さと有髄化が活動電位の伝導速度に与える影響と電気学的機序

2 活動電位の発生に及ぼす膜時定数の役割

●膜時定数とは

　長さ定数(length constant, λ)と伝播時定数(propagation time constant, τ_p)の問題に入る前に，もう1つ，膜時定数(membrane time constant, τ_m)について，述べておきたいと思います．膜時定数を考えることで，有髄神経における跳躍伝導の様子がわかりやすくなり，長さ定数と伝導速度の関係も理解しやすくなるからです．

　膜時定数(τ_m)とは，神経細胞膜の膜抵抗(R_m)と膜容量(C_m)の積($R_m C_m$)です．図IX-2(1)に，膜抵抗(R_m)と膜コンデンサー(C_m)からなる細胞膜の図を示しました．この R_m と C_m の積が膜時定数(τ_m)となります．このような抵抗とコンデンサーからなる並列回路に電流が流れた場合，電位変化は，直線的な立ち上がりを示さず，指数関数に従った緩徐な変化を示します．それを図IX-2(2)に示しました．このことは，第VII章第3節でも解説していますので，そちらもご参照ください．時定数が長いほど，電位は緩やか立ち上がりを示し，短いほど急峻な立ち上がりを示します．図では，τ_2 の方が τ_1 より長くなっており，破線のカーブの方が実線より緩やかな立ち上がりを示しています．

　有髄神経線維に活動電位が発生すると，細胞内では活動膜から静止膜へ向かって活動電流が流れます．静止膜を外向き電流が流れると，静止膜は脱分極します．この様子を図IX-3上段に示しました．活動電流には時間的な遅延がありません．活動電位が発生すると，活動膜近傍で，瞬時にして活動電流が流れ出します．第II章第2節において，「電気回路にスイッチが入ると，回路内のすべての電子は一斉に動き出す」と説明しましたが，ここでも同じことが起こります．そして，電圧降下の原理によって，近隣の静止膜では膜電位の変化(脱分極)が瞬時に始まりだしますが，膜電位は一気にその最大値まで達するのではなく，指数関数に従って緩徐に脱分極していきます．つまり閾値に達するのには時間的な遅延が存在することになります(図IX-3下段)．この遅延を作り出しているのが膜コンデンサーであり，遅延の程度を示すパラメーターが膜時定数(τ_m)ということになります(図IX-2(1))．

●ランビエ絞輪での活動電位の発生と伝導速度

　図IX-3 を見てください．ランビエ絞輪0で活動電位が発生すると，ランビエ絞輪1〜4では，活動電位によって駆動された外向き電流が流れ，それによって脱分極が発生します．活動膜から離れれば離れるほど，細胞膜を外向きに流れる活動電流は少なくなるため，脱分極は小さくなっていきます．脱分極電位の振幅は，指数関数に従って徐々に増大しています．脱分極はランビエ絞輪1で最も大きく，ランビエ絞輪2からランビエ絞輪4へと，活動膜から離れるにつれて小さくなっています．

　さて，ランビエ絞輪1では，t_1の時点で閾値に達しています．活動膜から離れたランビエ絞輪2や3では，t_1の時点では，まだ閾値に達していません．こうして，時点t_1において次の活動電位がランビエ絞輪1で発生することになりますが，この活動電位の発生には，t_1といった時間的な遅延が存在することになります．

　したがって，もしこのとき，ランビエ絞輪1で，t_1より早く閾値に到達したとすれば，活動電位の発生が早まり伝導速度は速くなっていきます．たとえば，仮に，各ランビエ絞輪で，0.01 ms 早く閾値に達し，活動電位が0.01 ms 早く発生するとすれば，10 cm 離れたところでは，約1 ms の潜時短縮が期待されます．なぜなら，髄鞘節の長さを1 mm とすれば，10 cm の間には100個のランビエ絞輪が存在することになり，0.01 ms×100＝1 ms と計算されるからです．

　以上をまとめると，①活動電位が発生すると，②時間的遅延なく活動電流が流れ，③これによって，近傍のランビエ絞輪には時間的遅延なく脱分極電位が出現するが，④この脱分極電位の変化は，膜時定数(τ_m)の存在によって緩やかな変化となるため，⑤隣接したランビエ絞輪の細胞膜が閾値に到達するのに，時間的な遅延が存在することになり，⑥活動電位は，ある時間をかけて神経線維を伝導していくことになるわけです．言い換えると，有髄神経線維では，活動膜近傍の髄鞘節やランビエ絞輪に，時間的な遅れなく，脱分極性の電位変化が出現しだすが，ランビエ絞輪部で活動電位が発生するまでに時間的

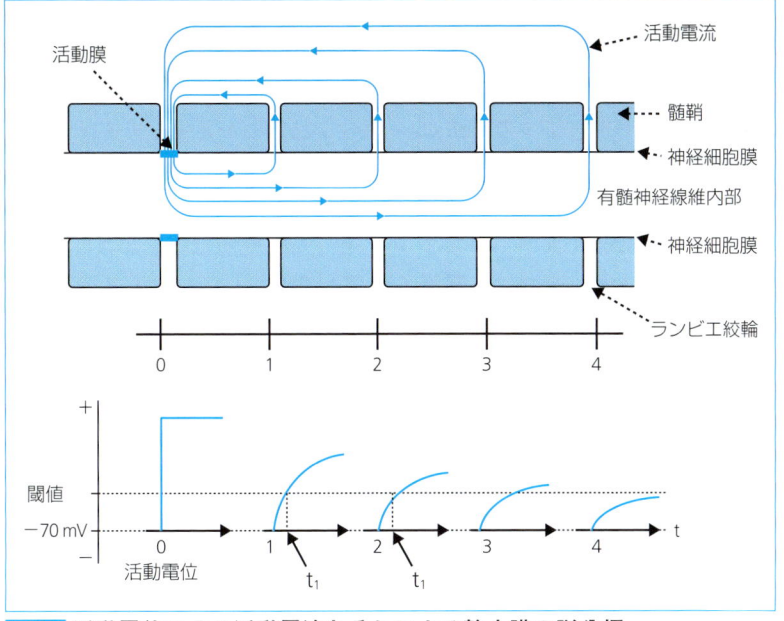

図IX-3 活動電位による活動電流とそれによる静止膜の脱分極
ランビエ絞輪0のところで，活動電位が発生している．活動電位の時間経過は，直線的な立ち上がりとして示した．この図では，膜コンデンサーを考慮しているため，脱分極の時間経過は，膜時定数に従って指数関数的に増大している．絞輪1では，時点t_1で閾値に到達している．

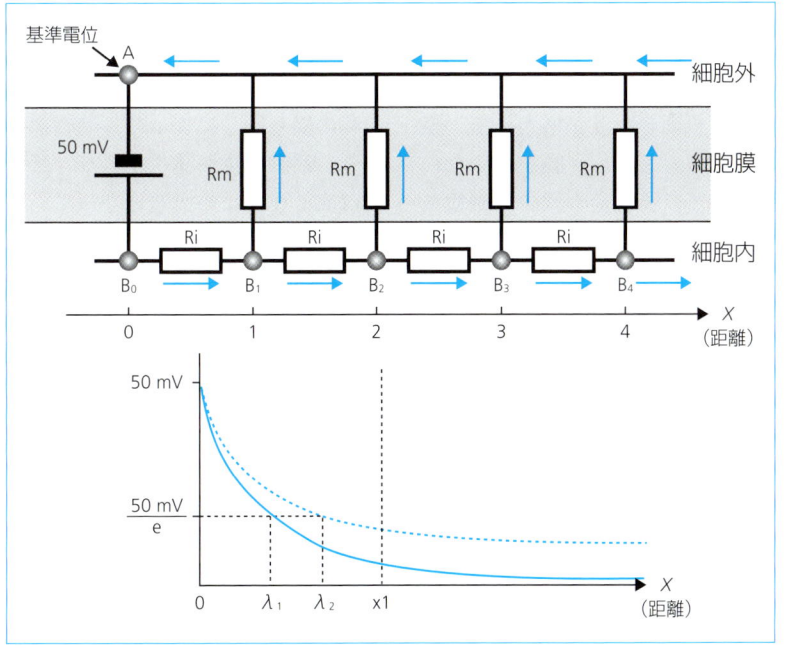

図IX-4 細胞膜のケーブル回路モデルと長さ定数
R_i：軸索長軸方向の細胞内抵抗．R_m：細胞膜の抵抗．λ_1：実線の長さ定数．λ_2：破線の長さ定数．長さ定数が長いほど，遠くまで，より大きな電位が到達できる．このことは，部位A-B_0から一定距離離れた部位X_1での電位は，長さ定数が長いほど大きいことを意味している．

IX 神経線維の太さと有髄化が活動電位の伝導速度に与える影響と電気学的機序

な遅れがあって，これが，伝導速度を規定することになります．そして，⑤の遅延時間を短くすれば，活動電位の伝導速度も速くなるわけです．

⑤の遅延時間を短くする方法には，2つの方法が考えられます．〔1〕膜時定数（τ_m）を短くして脱分極電位の立ち上がりを急峻にすることと，〔2〕活動膜に隣接したランビエ絞輪での脱分極を大きくすること，の2つです．脱分極自体が大きくなれば，閾値に達するまでの時間は短縮され，伝導速度は速くなっていきます．

しかしながら，〔1〕の膜時定数を短くする方法は良策とはいえません．膜時定数を短くするには，膜抵抗（R_m）を小さくするか，膜容量（C_m）を小さくするか，両方とも小さくする必要があります．しかし，膜抵抗が小さくなれば，外向き電流による静止膜の脱分極性変化も小さくなり，かえって伝導速度が遅くなる可能性があります．膜抵抗が小さくなることによって脱分極が小さくなることは，本章の第3節と第4節で詳しく述べますが，長さ定数が短くなることから，そのように結論できます．つまり，〔1〕の方法を満たすために膜抵抗を小さくすれば，〔2〕との間に齟齬が生じます．では，膜容量を小さくすればどうでしょうか．膜容量を小さくするためには，細胞膜を厚くする必要があります．細胞膜が厚くなれば，コンデンサーの極板間の距離が増大して，膜容量は小さくなるからです．しかし，膜が厚くなれば，膜抵抗が大きくなって，膜容量の減少は相殺されてしまいます．したがって，この方法も良策とはいえません．

● 有髄神経化と長さ定数

そこで，生体は，〔1〕ではなく〔2〕の方法によって，伝導速度を速くする方策を探り当てました．これが，長さ定数を長くするという方法です．長さ定数が長くなれば，活動膜近傍の静止膜には，より大きな脱分極が発生します．先走っていえば，長さ定数を長くする方法には，3つの方法があります．①膜抵抗を大きくすること，②膜容量を小さくすること，③細胞内抵抗を小さくすること，の3つです．これらについては，第3節以降で詳しく説明していきますが，①については，ここで簡単な説明が必要でしょう．膜抵抗が大きくなれば，膜時定数（τ_m）が長くなって脱分極電位の立ち上がりが鈍化し，伝導速度が遅くなるかもしれないからです．つまり，上述した「齟齬」が起こる心配があります．しかし，膜抵抗を高くする場所を部分的に作って，この部分では活動電位が発生しないようにして，活動電位が発生する部位では膜抵抗を高くしなければ，この齟齬を避けることができます．つまり有髄神経化です．

髄鞘で覆われた部分は，「細胞膜の膜抵抗＋髄鞘の抵抗」によって「実質的な膜抵抗」は高くなっています．一方，髄鞘に覆われていないランビエ絞輪では，膜抵抗は細胞膜の膜抵抗だけとなり高くなっていません．しかも，活動電位は，ランビエ絞輪でだけ発生するようになっています．髄鞘とランビエ絞輪の繰り返しによって，髄鞘部では膜抵抗が高くなり，活動電位が発生するランビエ絞輪では，膜抵抗は高くならない構造になっているわけです．これによって，全体としては，長さ定数が長くなりながら，活動電位が発生する部分では，膜時定数（τ_m）が長くならない工夫がなされていると考えられます．

3 長さ定数

● ケーブル回路

それでは長さ定数について説明していきましょう．細胞膜を抵抗のみからなると考え，図IX-4上段に示したようなケーブル回路を考えます．ここでは膜電池も膜コンデンサーも省略されています．あくまで，ケーブルとしての神経軸索において，電位がどのように拡がるのかを考えるためのモデルです．ケーブルの一部に細胞内陽性の電圧を加えたとき，この電圧が，距離によってどのように減衰していくのかというのが，ここでの問題です．

図IX-4のR_iは細胞内の抵抗です．より正確にいうと，軸索長軸方向に，単位長（1 cm）あたりの細胞内容積伝導体が持つ全抵抗です．R_mは膜抵抗です．より正確にいうと，幅が単位長（1 cm）の長さで，軸

索周囲を取り巻く帯状の細胞膜が持つ全抵抗です．図IX-5を参照してください．細胞内抵抗(R_i)は，断面積が S1 で長さが 1 cm の円柱が持つ抵抗となります．膜抵抗は，長さ 1 cm で面積が S2 の帯状の細胞膜が持つ抵抗となります．円周の長さ L は，直径×円周率(π)で与えられますから，L＝Dπ となります．したがって，S2＝L cm×1 cm＝Dπ cm^2 となります．この面積の細胞膜が持つ抵抗が膜抵抗(R_m)です．細胞外容積伝導体の抵抗は，細胞内に比べるとかなり小さく，ここでは無視できると考え 0 Ω としました．図IX-4 の A 点を基準電位とすれば，細胞外は「抵抗ゼロの原理」に従って，どこでも，基準電位に等しく 0 mV になります．

図IX-4 の X 軸の位置 0 に細胞内陽性の電池があります．その起電力を 50 mV としましょう．この時，電流は，図に示した方向に流れていきます．細胞内を流れながら，一部は細胞膜を流れ出て流出していきます．このとき，位置 0 から位置 4 の方向へと電位記録部位を移動させると，位置 0 に加えられた 50 mV の電位がどのように減衰していくのかが，ここでの問題です．なお，ここでいう電位とは，A 点を基準電位としたときの，細胞内の各場所($B_0 \sim B_4$)での電位を意味するものとします．

細胞内 B_0 点の電位は，A 点を基準として電池の起電力に等しく，＋50 mV です．細胞内 B_1 点の電位は，電流が B_0 点から B_1 点へと抵抗 R_i の中を流れているため，B_0 点より低い電位となります．同様の理由によって，位置 2，位置 3 と距離が増大するにつれ細胞内電位は低下していきます．一方，位置 1 では細胞膜を介して電流が流出しています．この電流は，B_0―B_1 点間を流れていた電流の一部が流れ出したものです．このため，B_1―B_2 点間を流れる電流は電流保存則に従って，B_0―B_1 点間を流れていた電流より少なくなります．したがって，B_0―B_1 点間で起こった電圧降下より，B_1―B_2 点間で起こる電圧降下の方が小さくなります．こうして距離が増大するにつれ電位は低下していきますが，低下の度合いは距離が増えるにつれ少なくなっていきます．

●長さと定数と伝導速度

以上のケーブル回路は，離散的な抵抗の組合せで表されていますが，実際の細胞膜は連続的な構造物です．このケーブル回路モデルを連続的な構造物に置き換え，そこでの電位変化を数学的に解くためには，微分方程式が必要となります[4,5]．ここでは，微分方程式による解法は省略して，結論だけを示しておきましょう．結論は，図IX-4 下段のグラフに示したように，「距離が増加すると，電位は指数関数的に減少していく」というものです．距離 X の位置の電位は，次式で与えられます．

$$V(x) = 50e^{-x/\lambda} \quad \cdots\cdots \quad [\text{IX-1}]$$

ここで，

$$\lambda = \sqrt{\frac{R_m}{R_i}} \quad \cdots\cdots \quad [\text{IX-2}]$$

であり，この λ が「長さ定数」です．「e」は自然対数の底で約 2.7 です．[IX-1] 式から，x＝λ のとき，50 mV の電位は 1/e（＝1/2.7）の値まで，すなわち，約 37％ の値まで減少することがわかります．この距離が「長さ定数(λ)」となります．したがって，λ が大きいと，距離による電位の減衰は小さくなります．これは，ある部位 x1 の電位は，長さ定数が長いときの方が，短いときより大きな電位を示すことを意味しています．図IX-4 では，実線の長さ定数を λ_1，破線の長さ定数を λ_2 としました．実線の方が長さ定数が短く，破線の方が長くなっています．そして，同じ距離 x1 で考えると，破線の方が大きな電位を記録しています．したがって，たとえば活動電位の場合，活動電位に隣接した静止膜に生じる脱分極は，長さ定数が長い方が大きくなります．これによって，閾値に達するまでの時間が短縮し，伝導速度は速くなっていきます．[IX-2] 式から，R_m が大きくなれば，長さ定数が長くなることがわかります．つまり，膜抵抗が大きくなれば伝導速度が速くなることがわかります．

IX 神経線維の太さと有髄化が活動電位の伝導速度に与える影響と電気学的機序

4 膜抵抗の変化が電位に与える影響

●膜抵抗の大きさと電流の関係

ここで，膜抵抗（R_m）が大きくなったとき，膜電位（V_m）がどのように変化するのか，簡略化した電気回路で考えておきましょう．膜抵抗が大きくなると膜外へ流出する電流が減って，その分，軸索方向に流れる電流が増えるのではないか，と直感的に考えがちですが，この直感は当たっていません．なぜなら，膜抵抗が大きくなると回路全体を流れる電流が減少するからです．回路を流れる総電流が減ることを無視して上記の直感に従うと，矛盾に遭遇します．膜抵抗が大きくなって「長さ定数」が長くなると，細胞内軸索方向に流れる電流が増えるのであれば，電圧降下の原理（IR drop）によって，細胞内の電位勾配は強くなります．これは，長さ定数が短くなることに相当します．「長さ定数が長くなる」という前提から出発して，「長さ定数が短くなる」という結果が得られるわけです．この矛盾を避けるためには，細胞内軸索方向に流れる電流が減ると考える必要があります．事実，膜抵抗が増えると，流れる総電流が減り，細胞内を軸索方向に流れる電流も減少します．これによって，細胞内の電位勾配は小さくなるのです．図IX-6でそれを確かめておきましょう．

図IX-4に示したケーブル回路を単純化して，2個の抵抗からなる「1区間だけのケーブル回路」を考えてみます．図IX-6(1)がその単純回路です．R_iは細胞内容積伝導体の抵抗を，R_mは神経細胞膜の膜抵抗を意味しています．A点を基準電位としたときのB_1点の電位を考えます．はじめに，この回路の抵抗を，$R_i = 10\,\Omega$，$R_m = 40\,\Omega$としてみましょう．回路としては，R_iとR_mが直列に配置されています．電池の起電力は50 mVです．したがって，このとき流れる電流I_1は，オームの法則（$I = V/R$）から，「50 mV $\div (10 + 40)\,\Omega$」で計算されます．$I_1 = 1$ mAになります．内部抵抗R_iで起こる電圧降下V_iは，$V_i = IR_i$で与えられます．すなわち，軸索長軸方向に沿って起こる電圧降下は，1 mA×10 Ωで計算されますから，10 mVになります．一方，抵抗R_mでの電圧降下は40 mVになります．以上から，B_1点の電位（この回路での膜電位V_mに相当）は，40 mVになることがわかります．このように，抵抗が直列配置された回路では，電源電圧は抵抗値の比率で分割されます．この場合，抵抗比は10：40であり，50 mVの電源電圧がこの比で分割され，それぞれ，細胞内抵抗（R_i）と膜抵抗（R_m）に分配されています．これは，第III章第5節で解説した「電圧分配の原理」そのものです．

●膜抵抗が大きくなると，脱分極も大きくなる

次に，膜抵抗が増大して$R_m = 490\,\Omega$になったとしてみましょう．R_iは変化せず10 Ωのままとします．すると，このとき流れる電流I_2は，回路の全抵抗が増大したためI_1より少なくなります．すなわち，$I_2 = 50$ mV$/(10+490)\,\Omega = 0.1$ mAとなり，10分の1に低下します．したがって，上述と同様，軸索長軸方向に沿って起こる電圧降下（V_i）は，1 mVと減少します．一方，B_1点の電位（膜電位V_m）は49 mVになります．つまり膜電位は大きくなります．電流は10分の1に減少しているのですが，膜抵抗が10倍以上（490/40 = 12.25倍）に増大しているため，膜電位（V_m）は大きくなるのです．図IX-6(2)に，電位変化をグラフに示しました．実線が，膜抵抗（R_m）が低い場合で，破線が膜抵抗（R_m）が大きい場合です．膜抵抗が大きくなると，回路を流れる電流の総量が減少し，細胞内を流れる電流も減少する結果，細胞内の電位変化は小さくなるというわけです．以上から，多くの区画が連続しているケーブルにおいても，膜抵抗（R_m）が大きくなると，距離による電位の減衰は小さくなると考えることができます．本章第2節において，膜抵抗が小さくなると，脱分極も小さくなると述べましたが，以上の説明から納得していただけたでしょうか．

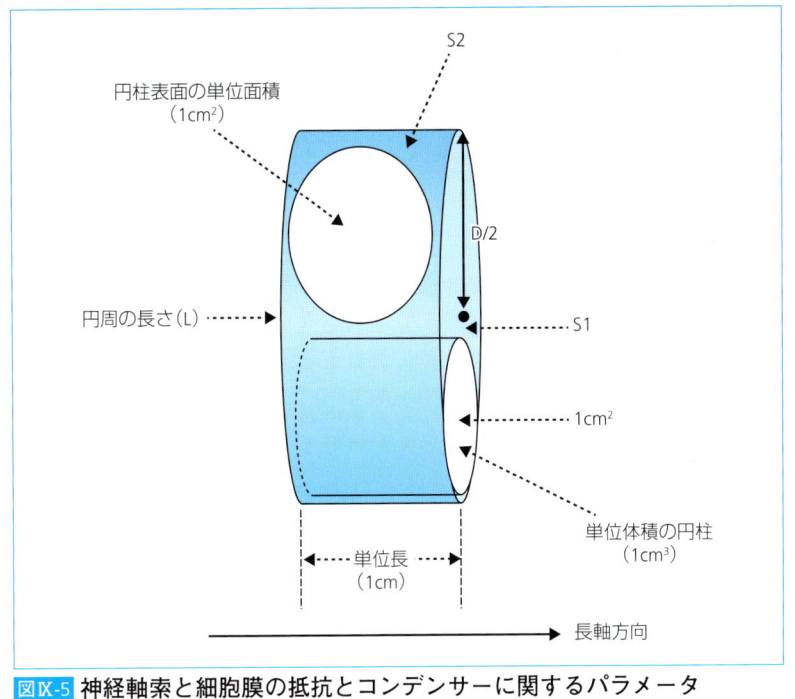

4 膜抵抗の変化が電位に与える影響

図IX-5 神経軸索と細胞膜の抵抗とコンデンサーに関するパラメータ
神経軸索は円柱で近似され，軸索長軸方向単位長（1 cm）当たりの神経軸索が図示されている．
D：円柱の直径．S1：円柱の断面積．S2：円柱表面の面積．L：円周の長さ．

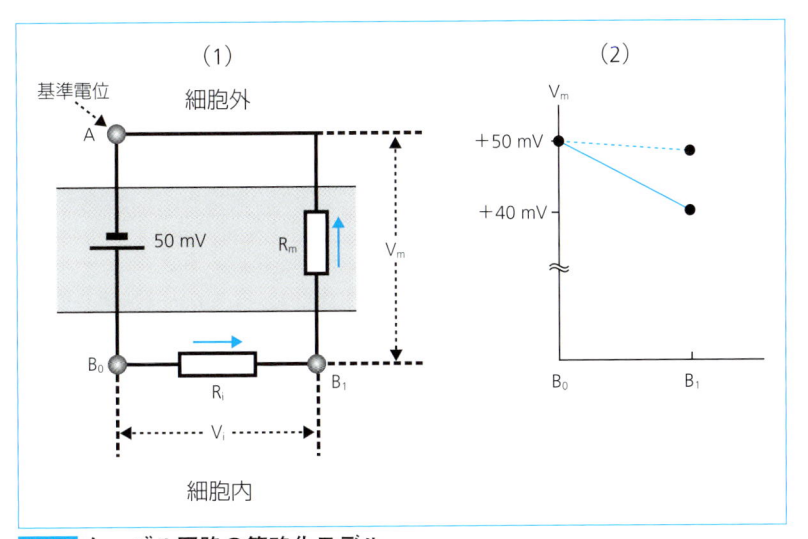

図IX-6 ケーブル回路の簡略化モデル
1区画のみからなるケーブル回路．膜抵抗（R_m）の増大が長さ定数を長くする．詳細は本文参照．

IX 神経線維の太さと有髄化が活動電位の伝導速度に与える影響と電気学的機序

> **Q** 膜抵抗が大きくなると脱分極も大きくなるということは，軸索においてオームの法則では V＝IR のうちの V が変化しないものだということから導かれているのだと思いますが，膜の起電力は不変と考えてよいのでしょうか？
>
> **A** その通りです．膜電池の起電力は，膜のイオンチャネルの状態に依存し，膜抵抗や細胞内抵抗の大きさには影響されません．しかし，電流は抵抗が変化すると変化します．電流は，回路が分岐したり合流したりしても，分岐点や合流点の前後では保存されます．しかし，回路全体を流れる電流の総量は，回路全体の抵抗値が変化することで変化します．このことを理解すると「膜抵抗が増大すると，細胞外へ流出して散逸する電流が減るため，その分，軸索方向に流れる電流が増え，遠くまで電位変化が及ぶ」といった間違った解釈をすることはなくなります．

5 伝播時定数

●伝播時定数は長さ定数を決める一要素である……

次に，伝播時定数（propagation time constant，τ_p）について考えましょう．実は，伝播時定数は，長さ定数とは異なった独立の因子ではなく，長さ定数を決める一要素となっています．これを，膜コンデンサーを加えた回路で考えてみましょう．本章第3節では，膜に，膜電池も膜コンデンサーも存在しない，抵抗のみからなるケーブルを考えました．ここでは，膜コンデンサーを導入してみます．

膜コンデンサーは，膜電位変化の時間経過に影響しますが，長さ定数にも影響します．図IX-7を見てください．この回路では，先ほどの図IX-4上段とは異なって，細胞膜にコンデンサーが存在します．このとき，長さ定数がどうなるかを考えてみましょう．

長さ定数は，

$$\lambda = \sqrt{\frac{R_m}{R_i}} \quad \cdots\cdots \text{［IX-2］}$$

で与えられました．これは，抵抗のみからなるケーブル回路モデルでの長さ定数でした．今度は，細胞膜に，膜抵抗の他に膜コンデンサーが加わっています．そこで，抵抗とコンデンサーからなるケーブルモデルで長さ定数がどうなるかが，ここでの課題です．このようなモデルでは，細胞膜がもつ総抵抗は，「膜の純抵抗と膜コンデンサー」の「合成抵抗値」となります．この合成抵抗値は，通常，インピーダンスとよばれています．膜インピーダンスを，Z_m と表記することにします．Z_m は，抵抗だけからなる回路での R_m に相当します．そこで，膜抵抗 R_m の替わりに膜インピーダンス Z_m を用いて，長さ定数を書き直すことができます．すなわち，［IX-2］式で，R_m を Z_m で置き換えると，

$$\lambda = \sqrt{\frac{Z_m}{R_i}} \quad \cdots\cdots \text{［IX-3］}$$

となります．ところで，抵抗とコンデンサーの並列回路の「総抵抗（インピーダンス）」は，次式で計算されます．

$$\frac{1}{Z_m} = \sqrt{\frac{1}{R_m^2} + \frac{1}{X_m^2}} \quad \cdots\cdots \text{［IX-4］}$$

ここに，X_m は，コンデンサーの「容量リアクタンス」で，コンデンサーの交流に対する抵抗に相当するものです．容量リアクタンスについては，第VII章第2節を参照してください．回路を流れる交流信号の周波数を f，膜コンデンサーの容量を C_m とすれば，

$$X_m = \frac{1}{2\pi f C_m} \quad \cdots\cdots \text{［IX-5］}$$

となります．［IX-4］式と［IX-5］式を［IX-3］に代入して変形すると，

$$\frac{1}{\lambda^2} = \sqrt{\left(\frac{R_i}{R_m}\right)^2 + (2\pi f C_m R_i)^2} = \sqrt{\left(\frac{R_i}{R_m}\right)^2 + (2\pi f \tau_p)^2}$$

$$\cdots\cdots \text{［IX-6］}$$

が得られます．以上から，長さ定数の逆数は，①細胞内抵抗と膜抵抗の比（R_i/R_m）と，②膜容量と細胞内抵抗の積（$C_m R_i$）の2項の和からなっていることが

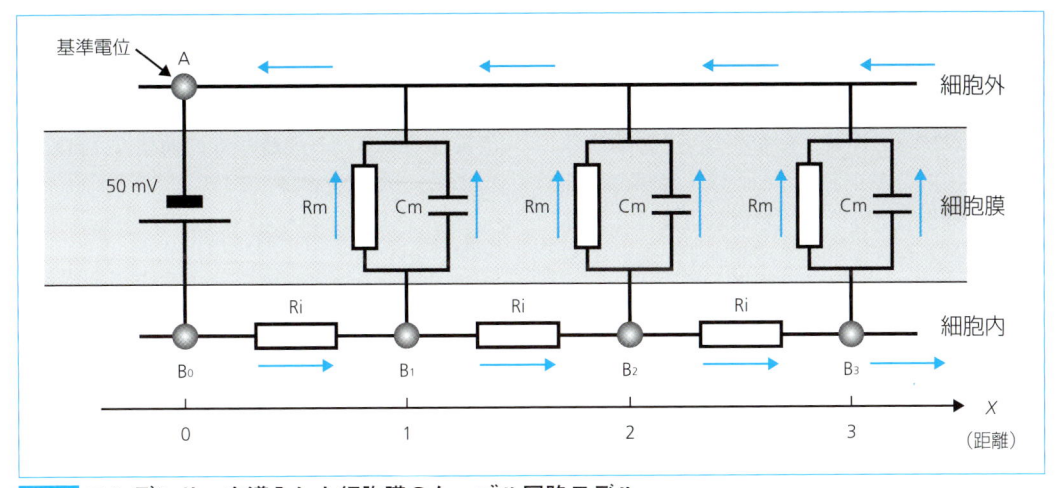

図Ⅸ-7 コンデンサーを導入した細胞膜のケーブル回路モデル
膜は，膜抵抗と膜コンデンサーの並列回路からなり，図Ⅸ-4の膜抵抗R_mは膜インピーダンスZ_mに置き換えられる．

わかります．ここで，τ_pは，膜容量（C_m）と細胞内抵抗（R_i）の積です．つまり，

$$\tau_p = C_m R_i \quad \cdots\cdots \quad [Ⅸ\text{-}7]$$

になります．この［Ⅸ-7］式が「伝播時定数」とよばれているものです．なお，［Ⅸ-6］式で，λは，逆数の2乗として表記しましたが，これは，数式を単純化するために便宜的にそうしたにすぎません．いくぶん複雑な式になりましたが，実際の値を，この数式を用いて計算しようというわけではありません．膜抵抗や膜コンデンサーの変化が長さ定数λに与える影響を，定性的に理解しようとしているだけです．［Ⅸ-6］式において，fを活動電位の周波数とし一定と考えるとすれば，変数は，R_m，R_i，C_mの3つだけであることも押さえておいてください．

● **長さ定数を長くする3つの因子**

［Ⅸ-2］式の場合と同様に，［Ⅸ-6］式の第1項から，膜抵抗R_mが大きいか軸索長軸方向の細胞内抵抗R_iが小さいと，長さ定数は長くなることがわかります．さらに［Ⅸ-6］式の第2項から，伝播時定数（τ_p）が小さいほど，長さ定数が長くなることもわかります．つまり，細胞内抵抗R_iが小さいか，膜コンデンサー容量C_mが小さいか，両方とも小さくなるとき，長さ定数は長くなります．

以上から，長さ定数を長くする因子は3つ存在することがわかりました．①膜抵抗の増大，②細胞内抵抗の減少，③膜コンデンサー容量の減少，の3つです．これによって長さ定数は長くなって，距離による電位の減衰が少なくなります．電位の減衰が少なくなるということは，近接部で記録される電位変化が大きくなることを意味しています．電位変化が活動電位によって引き起こされる脱分極であれば，活動膜近傍で大きな脱分極が生じて早く閾値に達するため，活動電位の伝導速度は速くなっていきます．

6 神経線維が太くなると，なぜ伝導速度は速くなるのか

では，［Ⅸ-6］式を用いて，神経線維の直径が伝導速度に与える影響を考えてみましょう．線維が太くなれば，神経線維軸索方向の細胞内抵抗（R_i）は小さくなります．しかし，細胞膜の面積も増大するため，膜抵抗（R_m）も小さくなります．したがって，両者の比（R_i/R_m）が大きくなるのか小さくなるのか，こ れだけではわかりません．τ_pについても同様です．神経線維が太くなれば，細胞膜の面積が大きくなり，コンデンサーの容量は大きくなります．一方，R_iは小さくなります．したがって，両者の積であるτ_pが，大きくなるのか小さくなるのか，これだけではわかりません．そこで，「抵抗率」を導入する必要があり

ます．抵抗率に関しては，第Ⅰ章の章末「より深く理解するために：電気抵抗率と容積伝導体および膜の抵抗」(p.16)で述べていますが，簡単に説明すれば，ある導体が物理的性質としてもつ，その物体の独自の電気抵抗のことです．たとえば，導線の電気抵抗を考えてみましょう．導線の電気抵抗は，導線の断面積が大きくなれば小さくなります．太い導線の方が電気抵抗が小さいのです．断面積が2倍になれば，抵抗は半分になります．一方，導線の長さが長くなれば電気抵抗は大きくなります．長さが2倍になれば抵抗も2倍になります．

● **膜抵抗と細胞内抵抗に対する神経線維の太さの影響**

以上から，異なる種類の導線の抵抗を比較するには，大きさを揃えて比較する必要があることがわかります．そこで，断面積1 cm²で長さ1 cmの導線がもつ電気抵抗を，その導線の「電気抵抗率」と定めます．本章では，神経線維内容積伝導体の「電気抵抗率」を「r_i」で表記することにします．細胞膜の抵抗も同様に考えられます．膜面が増大すれば抵抗は小さくなります．そこで，単位面積(1 cm²)のもつ抵抗を「r_m」と表記することにします．膜コンデンサーも同様です．ただし，抵抗とは逆になります．膜面が大きくなると抵抗値は小さくなりましたが，コンデンサーの容量は逆に大きくなります．これは，膜面が大きくなると，蓄えることのできる電荷量が増大するためです．そこで，単位面積(1 cm²)のもつ容量を「c_m'」と表記しましょう．大文字のCと小文字のcが紛らわしいためダッシュ(')を付けておきます．

以上で準備が整いました．今問題としている神経線維の直径をDとしましょう．この直径Dを用いて，細胞内抵抗値(R_i)，膜抵抗値(R_m)，膜コンデンサーの容量(C_m)を，r_iとr_mおよびc_m'を用いて書き換えてみましょう．

直径Dの神経線維の断面積は$\pi D^2/4$で与えられます．したがって，細胞内抵抗(R_i)は，断面積が$\pi D^2/4$で，長さが1 cmの円柱がもつ抵抗となります．これは，単位体積の円柱が並列に配置されたものと考えられます(図Ⅸ-5)．単位体積の円柱が持つ抵抗は，抵抗率(r_i)で与えられますから，

$$R_i = \frac{4r_i}{\pi D^2} \quad \cdots \cdots \quad [Ⅸ\text{-}8]$$

が成立します．次に，直径Dの線維において，単位長(1 cm)当たりの膜がもつ面積は，πDで与えられます．したがって，

$$R_m = \frac{r_m}{\pi D} \quad \cdots \cdots \quad [Ⅸ\text{-}9]$$

となります．一方，コンデンサーでは，単位面積のコンデンサーが並列配置されていますから，

$$C_m = c_m' \cdot \pi D \quad \cdots \cdots \quad [Ⅸ\text{-}10]$$

となります．

これらを，長さ定数の式[Ⅸ-6]に代入すると，

$$\frac{1}{\lambda^2} = \sqrt{\left(\frac{R_i}{R_m}\right)^2 + (2\pi f C_m R_i)^2} = \sqrt{\left(\frac{4r_i}{r_m D}\right)^2 + \left(\frac{8\pi f c_m' r_i}{D}\right)^2}$$

$$= \frac{2}{D}\sqrt{\left(\frac{r_i}{r_m}\right)^2 + (2\pi f c_m' r_i)^2} \quad \cdots \cdots \quad [Ⅸ\text{-}11]$$

となります．ここで，これらr_i，r_m，c_m'の値は物質固有の値であるため，神経線維の直径が変化しても変化しません．したがって，長さ定数は，直径Dの平方根に比例し，直径が大きくなれば，長さ定数(λ)も大きくなることがわかります．つまり伝導速度が速くなります．これは，細胞内抵抗はDの2乗で変化するのに対し，膜抵抗や膜容量は，Dの1乗で変化していくからです．つまり，直径が大きくなると，膜抵抗(R_m)は小さくなりますが，細胞内抵抗(R_i)は，それ以上に小さくなる結果です．さらに，直径が大きくなると，膜容量は大きくなりますが，それ以上に，細胞内抵抗が小さくなる結果でもあります．長さ定数が直径の平方根に比例することが，無髄神経線維において，その伝導速度が，直径の平方根に比例することと関係していると思われます．

ちなみに，膜時定数(τ_m)は神経線維の太さに影響されません．膜時定数とは，膜抵抗R_mと膜容量C_mの積で与えられる定数でした．[Ⅸ-9]式と[Ⅸ-10]式から，

$$\tau_m = C_m R_m = c_m' r_m \quad \cdots \cdots \quad [Ⅸ\text{-}12]$$

の関係が成立していることがわかります．つまり，膜時定数(τ_m)は，神経線維の太さが変化しても変化しないことがわかります．これは，膜抵抗も膜容量もDの1乗で変化するからです．

> **Q** 無髄神経でも軸索の直径が大きくなると，膜抵抗に比べて細胞内抵抗が相対的に小さくなり，長さ定数が増大する結果，伝導速度はかなり速くなるということですね．実際にそのような太い無髄神経はあるのでしょうか？
>
> **A** イカの巨大神経線維（squid giant axon）の直径は，約 0.5 mm と極めて太くなっています．伝導速度は 25 m/s ほどで結構な速さです．しかし，伝導速度がいくら速くなっても，少ない神経線維で伝えられる情報量は限られています．多くの情報を伝えるためには，太い神経線維を数多く並列して走らせる必要が出てきますが，それには生体の体が極めて大きくなければなりません．したがって，神経線維を太くするという方法だけでは限界があります．さらに，神経線維が太くなれば，細胞内抵抗と膜抵抗が低くなって，神経線維内へ流れ込む電流が増えます．つまり，細胞内へ流れ込むナトリウムイオンの量が増えます．これも生体のホメオスターシス維持には不利になると考えられます．これらのため，有髄化が効果的な方法として進化してきたと考えられます．

7　有髄化による伝導速度の高速化

では次に，なぜ有髄化によって神経伝導速度が速くなるのか，長さ定数の観点から確かめておきましょう．有髄化されると，電気的にはどのような変化が起こるのでしょうか．図Ⅸ-8 に，髄鞘に覆われた細胞膜（図Ⅸ-8(1)）と，髄鞘がない細胞膜（図Ⅸ-8(2)）における，膜抵抗と膜コンデンサーの状態を模式的に示しました．有髄化によって，以下のような 2 つの電気学的変化が起こると考えられます．

① 有髄化による膜抵抗の増大

ここでいう「膜抵抗」とは，「神経細胞膜＋髄鞘」の抵抗の意味とします．髄鞘で覆われた部分（髄鞘節）は，いわば，絶縁性の被膜で覆われた電線のようなものです．このため，髄鞘節の膜抵抗は極めて大きくなります．抵抗は大きくなりますが，この部分を流れる電流がまったく存在しないわけではありません．電流が髄鞘節の細胞膜から細胞外へ流れ出る，独自の経路も存在するとされています[6]．部分的な有髄化によって，ランビエ絞輪の細胞膜の膜抵抗を変化させることなく，神経線維の多くの部分で膜抵抗を増大させることができるわけです．このことは，神経細胞膜の膜時定数（τ_m）を変化させずに，膜抵抗を大きくできることを意味しています．

② 膜コンデンサーの容量（膜容量）の減少

ここでいう「膜コンデンサー」とは，膜抵抗と同様，「神経細胞膜＋髄鞘」のコンデンサーの意味とします．コンデンサーの容量は，極板間距離が大きくなれば小さくなります．髄鞘化によって，細胞外容積伝導体と細胞内容積伝導体間の距離が増大するため，膜コンデンサーの容量は減少します．神経線維の活動電位は，持続約 1 ms ほどの速い電位変化であり，一種の交流とみなすことができます．膜コンデンサーの容量が小さくなって，容量リアクタンスが大きくなれば，交流は，コンデンサーを通過しにくくなります．膜コンデンサーが小さくなることは，交流信号に対して，膜抵抗が増大することと同じ効果をもつことになります．この意味で，①と②は，電流の流れ方に対して同じ効果を及ぼしています．

以上の 2 点が，有髄化によって起こる電気的な変化です．この 2 つとも，長さ定数を長くすることに寄与することが，[Ⅸ-6] 式からわかります．つまり，有髄化が長さ定数を長くし，伝導速度を速めることになります．

有髄化が起こると，膜抵抗が増大し，流れる電流の総量が減ると考えられます．このことは，有髄神経線維に活動電位が発生したとき，駆動される活動電流は，無髄神経と比較して，より少ないことを意味しています．また，活動電位はランビエ絞輪でのみ発生するため，細胞内へ流入するナトリウムイオンの量が少なくなると考えられます．このことは，有髄化によって活動電位が発生しても，細胞内外の

IX 神経線維の太さと有髄化が活動電位の伝導速度に与える影響と電気学的機序

イオン環境の変化が少なくてすむことを意味しており，生体への負荷が減ることになると考えられます．

●髄鞘に覆われた神経細胞膜部位の電位

次に，髄鞘に覆われた神経細胞膜の電位は，どうなっているのか考えておきましょう．あるランビエ絞輪で活動電位が発生すると，それに隣接した髄鞘節は活動電位に最も近くに位置するため，大きな脱分極をきたしていると考えられます．図IX-9を見てください．電流は，細胞内で，位置 0 から位置 1 の方向へ向かって流れています．したがって，細胞内の位置 0.5 の方が位置 1 より電位は高くなります．つまり，活動電位が発生したランビエ絞輪に隣接する髄鞘節の細胞膜の方が，次のランビエ絞輪の細胞膜より大きく脱分極していることになります．そう

であれば，髄鞘節の細胞膜に活動電位が発生するのではないか，という疑問が起こります．つまり，跳躍伝導は起こらず，有髄神経も無髄神経と類似した伝導の仕方をするのではないか，という疑問です．しかし，活動電位は髄鞘節では発生しません．なぜかというと，髄鞘に覆われた神経細胞膜には，活動電位を発生させる電圧依存性ナトリウムチャネルがほとんど存在しないからです．電圧依存性ナトリウムチャネルは，ランビエ絞輪の細胞膜に集積して存在するとされています[7,8]．このため，たとえ髄鞘に覆われた神経細胞膜に大きな脱分極が生じたとしても，その部位に活動電位が発生することはありません．このようにして，活動電位はランビエ絞輪の神経細胞膜でのみ発生し跳躍伝導していきます．

Q 正常な有髄神経では，ある部分で活動電位が発生すると，隣接部より遠くまで閾値を超える脱分極を生じることができるが，先に隣接部の脱分極が活動電位を起こすということなのだと思いますが，もう一つ先の絞輪も直後に活動電位を起こすということはないのでしょうか．

A 質問の意味は，隣接の絞輪が先に閾値まで到達し，その部位で活動電位が発生するが，もう一つ先の絞輪部の活動電位はどうなるのか，ということですね．絞輪 0 で活動電位が発生しているとして，絞輪 1 の方が先に閾値に達するため，同部に先に活動電位が発生します．この時点で，絞輪 2 では，絞輪 0 の活動電位がまだ持続しているとすれば，脱分極は増大していきますが，このとき，絞輪 1 の活動電位による脱分極が重畳してきます．したがって，絞輪 0 →絞輪 1 の伝導時間より，絞輪 1 →絞輪 2 の伝導時間の方が短縮する可能性はあります．こういったことが連続して起こってくるため，活動電位は，複数の絞輪で，位相を少しずつずらしながら発生していると思われます．つまり，1 個の絞輪で活動電位が終息してから，次の絞輪に活動電位が発生するといった仕方ではなく，複数の絞輪で活動電位が発生していると思われます．しかし，活動電位が隣接した絞輪から順次発生していくことに変わりはありません．

120

7 有髄化による伝導速度の高速化

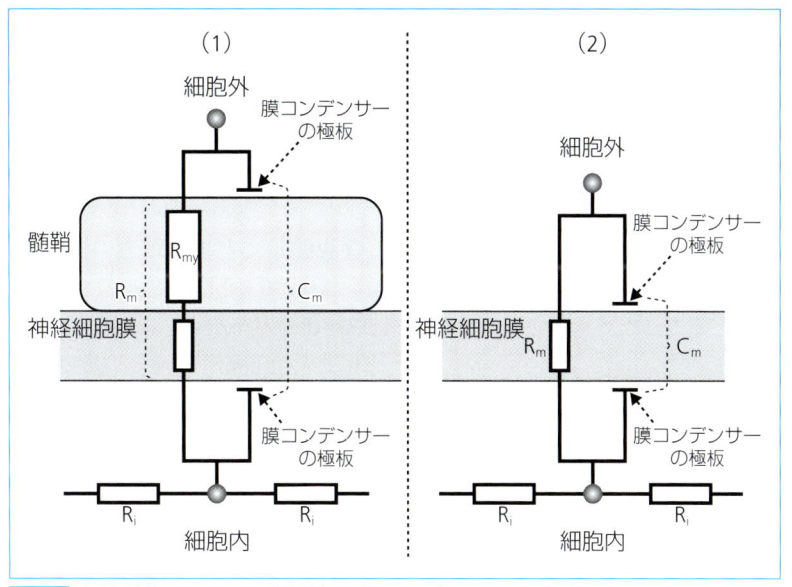

図IX-8 有髄神経における膜抵抗と膜コンデンサーの模式図
(1)有髄神経の髄鞘節では，膜抵抗は大きく膜コンデンサーは小さくなっている．(2)有髄神経の無髄部（ランビエ絞輪）の細胞膜では，膜抵抗は小さく膜コンデンサーは大きくなっている．
R_{my}：髄鞘の抵抗

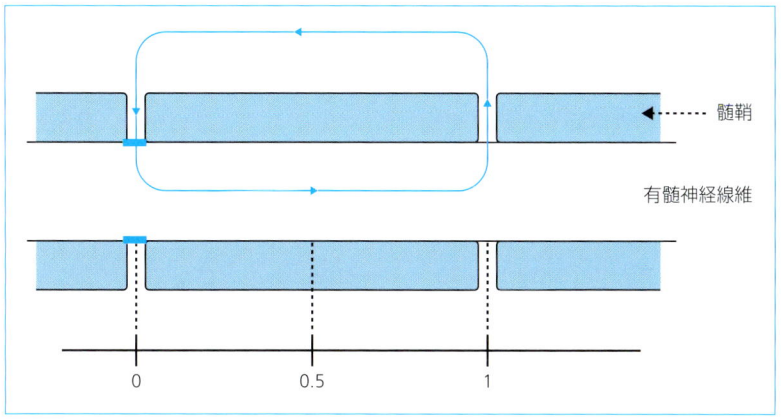

図IX-9 髄鞘節部の電位
電流は，細胞内を，ランビエ絞輪0からランビエ絞輪1へ向かって流れている．このため，0.5の位置では，ランビエ絞輪1より，より高い細胞内電位を示すが，この部分に活動電位が発生することはない．

IX 神経線維の太さと有髄化が活動電位の伝導速度に与える影響と電気学的機序

8 脱髄による伝導速度低下の機序

　次に，脱髄について簡単に記載しておきましょう．脱髄とは，髄鞘が病的過程によって剥がれる現象です．脱髄が生じると，伝導速度が遅くなったり，場合によっては，伝導が途中で中断（伝導遮断，conduction block）したりします．このようなことが起こる原因は，有髄化と逆のことが起こると考えれば，容易に想像できます．

　脱髄が生じると，髄鞘節の膜抵抗（「神経細胞膜＋髄鞘」の抵抗）は低下します．絶縁体である髄鞘がなくなるからです．さらに，膜コンデンサー（「神経細胞膜＋髄鞘」のコンデンサー）の容量は増大します．なぜなら，脱髄によって，細胞外容積伝導体と細胞内容積伝導体は，神経細胞膜を介して近くで向かい合うようになり，極板間距離が減少するからです．これらの結果，長さ定数は短くなって，伝導速度が減少します．これを電流の流れとしていえば，次のようになるでしょう．「脱髄を起こして神経線維がもつ総抵抗が減少する結果，多くの活動電流が流れるようになるが，その電流の多くは，活動膜近傍にある脱髄を起こした髄鞘節の細胞膜を介して流出してしまう．軸索長軸方向にも多くの電流が流れるが，その多くが急速に細胞外へ流出してしまう」ということになります．ここで，重要なことは，多くの活動電流が流れながら，それが短い距離で急速に細胞外へ散逸してしまう，ということです．これが，長さ定数が短くなるということの，電流の流れ方に関するイメージです．

●脱髄したときの電流の流れ方

　以上の様子を図IX-10に模式的に示しました．図IX-10の左半分に，脱髄したときの電流の流れを示しました．多くの電流が流れていますが，すぐに細胞外へ流出してしまい，遠くの部位まで届く電流は存在しません．さらに，脱髄が炎症性に起こったような場合，軸索膜も部分的に損傷され，神経細胞の膜抵抗（R_m）が低下すると考えられます．そうなると，$R_m：R_i$の比が小さくなって，「電圧分配の原理」によって電源電圧が細胞内抵抗（R_i）により多く分配され，膜抵抗（R_m）に分配される電圧は小さくなります．つまり，膜の脱分極は小さくなります．

　そのほか，すでに述べましたが，有髄神経線維では，活動電位を発生させる電圧依存性ナトリウムチャネルは，ランビエ絞輪の細胞膜に集積していて，髄鞘で覆われた神経細胞膜には，ほとんど分布していません[7,8]．このため，髄鞘節の細胞膜を外向き電流が流れても，この部位から活動電位は発生しません．これらの効果が相加的に作用して，脱髄が起こると伝導速度は遅くなり，場合によっては伝導遮断が起こることになるのです．

Q 脱髄部分での電流の散逸は膜のチャンネルを介してでしょうか，あるいは活動電位が交流的であるということを考えると，コンデンサーを介してでしょうか？

A 原理的には両方ですが，コンデンサーの方が主体かもしれません．抵抗とコンデンサーの並列回路では，先にコンデンサーに電流が流れ，時間が経つと抵抗にも電流が流れるようになることは第VII章で述べた通りです．膜抵抗（膜のイオンチャネル）を流れる電流と膜コンデンサーを流れる電流の時間経過は，膜時定数によって変わってきます．

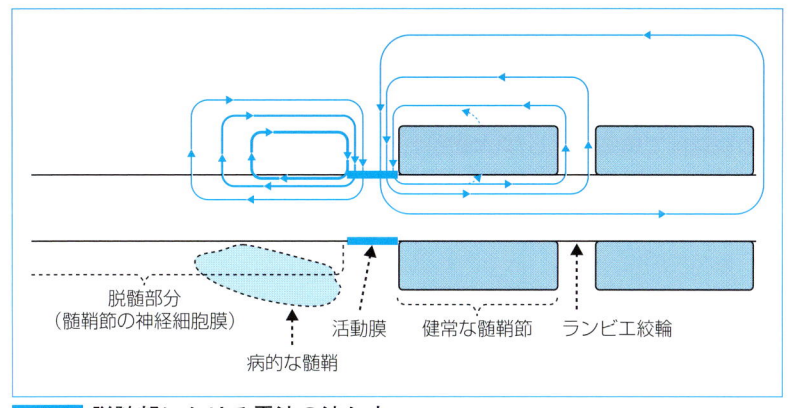

図IX-10 脱髄部における電流の流れ方
脱髄部では，膜抵抗が小さくなり膜コンデンサーが大きくなるため，より多くの電流が流れるが，それらのほとんどは，活動膜近くを流れて散逸してしまう．電流線の太さは，電流の相対的な大きさを示している．

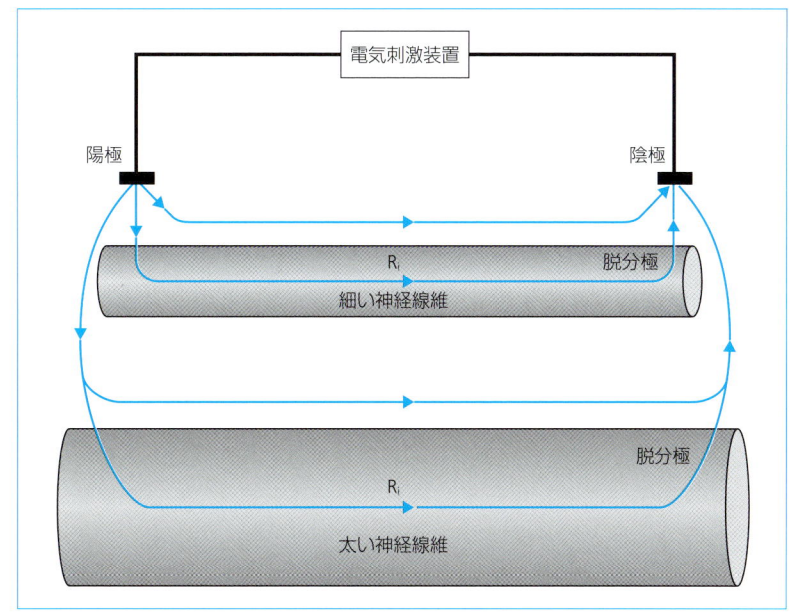

図IX-11 細い神経線維と太い神経線維の電気刺激
細い神経線維と太い神経線維は，並列配置の電気回路と考えられる．

IX 神経線維の太さと有髄化が活動電位の伝導速度に与える影響と電気学的機序

Q さきほどの質問と関連しますが，脱髄に隣接したランビエ絞輪部で，膜抵抗が小さくコンデンサー容量が大きくなると，図IX-3 のカーブがなだらかとなりますから，閾値に達するまでの時間がかかることになると思います．この場合，それよりも先の髄節で先に活動電位が発生することもあり得る，と考えてよいでしょうか．もちろんその髄節で膜電位が閾値を超えうる状態では，ということが前提ですが．逆にある脱髄部で閾値に達しない場合は，それより遠位部で閾値に達するということは電圧降下の原理からはあり得ないと考えてよいのでしょうか．

A 脱髄によって，髄鞘部の膜抵抗(R_m)は小さくなり膜コンデンサー(C_m)は大きくなります．したがって，この場合，膜時定数($R_m C_m$)が長くなるか，短くなるかはわかりません．脱髄の前後で，神経細胞膜がまったく損傷されていないとすれば，ランビエ絞輪部の膜時定数は変化しないと考えられます．この場合，図IX-3 のカーブは変化しません．

ある脱髄部に隣接したランビエ絞輪での脱分極が，閾値に達しないほど小さい場合は，それより遠位部での脱分極は電圧降下の原理からさらに小さくなりますから，遠位部で活動電位が発生することはないと思います．しかし，脱髄で膜の興奮性が障害され，閾値自体が高くなっているため，脱髄に隣接したランビエ絞輪部で活動電位が発生しなかったとすれば，その時は，脱髄部を乗り越えて，より正常な遠位部で活動電位が発生することはあり得ると考えられます．

9 神経線維の電気刺激—神経線維の直径による相違，および脱髄が起こるとなぜ電気刺激を強くする必要があるのか

● 太い神経線維の方が先に活動電位を発生する……

末梢神経を電気刺激するとき，太い神経線維の方が先に活動電位を発生させます．また脱髄が起こると，電気刺激を強くしないと神経線維に活動電位を発生させることができません．本節では，この問題を考えたいと思います．この問題をここで取り上げる理由は，今まで述べてきた伝導速度と同じ原理で考えることができるからです．

図IX-11 に示したように，細い神経線維と太い神経線維が並走しているとして，両方を電気刺激した場合を考えてみましょう．太い神経線維の方が，膜抵抗が小さく膜容量は大きいことは，本章第6節で述べました．ここでいう膜抵抗とは，単位面積当たりの膜抵抗(r_m)ではなく，軸索を取り巻く細胞膜がもつ全膜抵抗(R_m)です．膜容量も同様です．第6節では，定量的取り扱いをするために軸索単位長当たりの膜抵抗を考えましたが，ここでは，電流が流れ込んだり，逆に流れ出したりする細胞膜面全体の抵抗(R_m)と考えてください．この場合，太い神経線維の方が膜インピーダンスは小さくなります．さらに，線維が太いと細胞内抵抗(R_i)も小さくなっています．したがって，電気刺激した際，細胞内へ流入する電流が増えることになります．活動電位は，細胞膜を外向きに流れる電流によって，膜が脱分極して発生しました．はたして，太い神経線維では細い神経線維と比べて，この脱分極は大きくなるといえるでしょうか．もしそういえるなら，電気刺激時，太い神経線維の方が細い神経線維に先立って活動電位を発生すると結論できます．しかし，電流は増えていますが，膜の全インピーダンス(Z_m)は減少しています．電圧降下は，電流×膜インピーダンスで与えられますから，電流が増えても膜の全インピーダンスが減っていれば，相殺されて脱分極は大きくならないかもしれません．神経線維内へ流入する電流が大きい，というだけでは，結論を得ることができません．そこで，長さ定数の出番となります．

長さ定数は，ケーブル理論において，ケーブルの一点に与えられた電位変化が，どれくらい減衰しないで遠くまで届くか，という問題意識を反映しており，このため「長さ」を強調した命名になっている

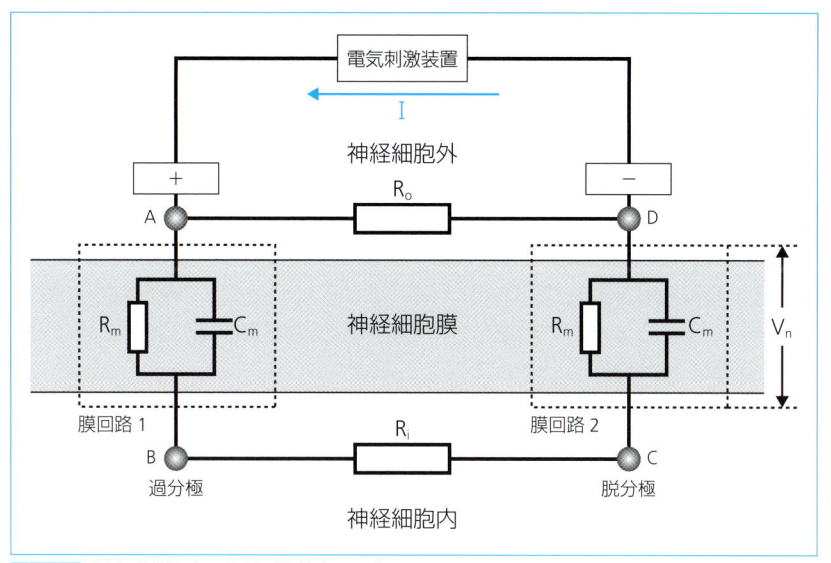

9 神経線維の電気刺激—神経線維の直径による相違，および脱髄が起こるとなぜ電気刺激を強くする必要があるのか

図Ⅸ-12 電気刺激時の電気的等価回路

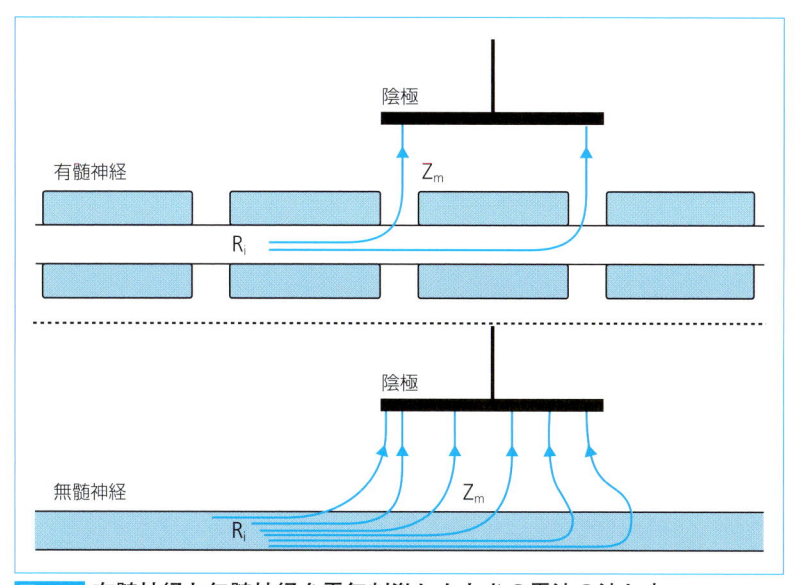

図Ⅸ-13 有髄神経と無髄神経を電気刺激したときの電流の流れ方
有髄神経では，電流は，狭いランビエ絞輪の細胞膜を通過して流れている．無髄神経では，電流は広い細胞膜領域を通過していく．

と思われます．しかし見方を変えれば，電位変化が発生した近接部位で，どれほど大きな電位変化が記録されるのかを示す定数でもあり，この意味で脱分極の大きさを示す定数にもなっています．

●電気的等価回路による脱分極の大きさの検討

図Ⅸ-12 を見てください．「A 点→B 点→C 点→D 点」という，膜を通過して軸索内を通り抜け，再び膜を通過する回路を考えてみましょう．この電気的等価回路を簡単に「軸索通り抜け回路」とよんでおきます．A 点—D 点間の電圧は，刺激装置の電圧に等しく，それを仮に 100 V としておきます．A 点—B 点間の細胞膜には，膜抵抗（R_m）と膜コンデンサー（C_m）からなる回路が挿入されています．これを「膜回路 1」と名付けておきます．同様に，C 点—D 点間にも同じ回路が挿入されています．これを，「膜回路 2」と名付けておきます．すると，ここで問題としている軸索通り抜け回路は，「膜回路 1 のインピーダンス」+「細胞内抵抗（R_i）」+「膜回路 2 のインピーダンス」からなる直列回路であることがわかります．いうまでもなく，回路 1 では過分極が起こり，回路 2 では脱分極が起こります．回路 1 と回路 2 のインピーダンスは等しいと考えられますので，それを Z_m としておきます．なお，以下では，コンデンサーを含む交流回路のインピーダンスを厳密に扱おうとすると，数式が複雑になるため，抵抗のみからなる回路の公式で近似することにします．すると，軸索通り抜け回路の全インピーダンスは $2Z_m + R_i$ で与えられます．

次に，ここで，電圧分配の原理を適用します．電圧分配の原理によれば，回路 1，あるいは，回路 2 に割り当てられる電圧を V_m とすれば，V_m は，

$$V_m = \frac{Z_m}{2Z_m + R_i} \times 100 \quad \cdots\cdots \quad [Ⅸ\text{-}13]$$

で与えられます．[Ⅸ-13]式の分母分子を Z_m で割って［Ⅸ-3］式を用いて変形すると，

$$V_m = \frac{100 Z_m}{2Z_m + R_i} = \frac{100}{2 + R_i/Z_m} = \frac{100}{2 + 1/\lambda^2}$$
$$\cdots\cdots \quad [Ⅸ\text{-}14]$$

となります．これで，電気刺激時，膜回路 1 と 2 に割り当てられる電圧は，長さ定数の関数として表すことができるようになりました．この V_m は，膜での過分極と脱分極の大きさを表しています．

さて，神経線維の直径 D が大きくなると，長さ定数も長くなることは，本章第 6 節でみてきた通りです．ここから，神経線維の直径が大きくなるとλ値は大きくなって，V_m も大きくなることがわかります．つまり，太い神経と細い神経を同じ 100 V で電気刺激した際，太い神経の方が膜での電圧降下が大きく，回路 2 での脱分極が大きくなると結論できます．ここから，神経線維を電気刺激した際，太い神経線維の方が先に興奮することが理解されます．

●脱髄が起こると，なぜ電気刺激を強くする必要があるのか？

次に，有髄神経と無髄神経を比較した場合はどうでしょうか（図Ⅸ-13）．軸索は同じ太さとし，同じ太さの有髄神経と無髄神経を比較してみます．これは脱髄のモデルになります．なぜなら，脱髄は電気学的には，有髄神経の軸索直径を変えないまま，無髄神経へと変化させたのと同等と考えられるからです．有髄神経と無髄神経を比較することによって，脱髄神経に活動電位を惹起するのに，なぜ電気刺激の強度を上げる必要があるのか，その理由を探ってみたいと思います．

細胞内容積伝導体の抵抗（R_i）は両者で変わりません．有髄神経では，膜インピーダンスが大きくなっています．したがって，有髄神経線維の全インピーダンスも大きくなっており，有髄神経線維内へ流れ込む電流は少なくなります．一方，無髄神経では，膜抵抗は小さく膜容量は大きくなっています．したがって，有髄神経より多くの電流が，無髄神経内へ流入することになります．つまり，軸索通り抜け回路を流れる電流は有髄神経の方が小さく，無髄神経の方が大きいといえます．

次に，膜抵抗について考えてみましょう．図Ⅸ-13 に示したように，無髄神経のほうが，電流が流れ出す膜面積が大きくなりますから，膜回路 2 での膜抵抗は小さくなります．一方，面積が大きくなっているため，膜容量は大きくなります．つまり，単位面積あたりの膜インピーダンスは変化しませんが，電流が流れ出す膜面が大きくなっているため，膜回路 2 での膜の全インピーダンスは小さくなります．電流は多くなりますが，膜インピーダンス（Z_m）は小さくなっているのです．したがって，電流×膜インピーダンスで与えられる脱分極が，大きくなるか小

さくなるか，これだけではわかりません．そこで，[IX-14]式を見てください．無髄神経では，Z_mは小さいので，[IX-14]式のR_i/Z_mは大きくなります．したがって，V_mが小さくなることがわかります．つまり，無髄の神経のほうが有髄の神経より膜回路2での脱分極は小さく，活動電位を発生させるには，より強い電気刺激が必要となることがわかります．

これは，脱髄が起こるとより強い電気刺激が必要になることに相当します．さらに，脱髄が炎症性に起こった場合などは，神経膜自体が障害されて膜の興奮性が低下し，活動電位の閾値が高くなっている可能性も考えられます．これらが複合的に作用して脱髄が起こるとより強い電気刺激が必要になると考えられます．

◎文 献◎

1) Koester J and Siegelbaum SA：Membrane potential and the passive electrical properties of the neuron. In Principles of neural science, fifth ed, ed by Kandel ER, Schwartz JH, Jessell TM, Siegelbaum SA and Hudspeth AJ, pp126-147, McGraw-Hill, New York, 2013.
2) Rushton WAH：A theory of the effects of fibre size in medullated nerve. J Physiol, 115：101-122, 1951.
3) Blaustein MP, Kao JPY and Matteson：Cellular physiology and neurophysiology. 2nd ed, pp67-85, Mosby, Philadelphia, 2012.
4) Katz B：神経・筋・シナプス（佐藤昌康監訳）．pp63-78，医歯薬出版，東京，1970.
5) 橋本修治：電気回路による臨床電気神経生理学入門．pp89-91，永井書店，大阪，1997
6) Barrett EF and Barrett JN：Intracellular recording from vertebrate myelinated axon：mechanism of the depolarizing afterpotential. J Physiol, 323：117-144, 1982.
7) Black JA, Kocsis JD and Waxman SG：Ion channel organization of the myelinated fiber. TINS, 13：48-54, 1990.
8) Burke D, Kiernan MC and Bostock H：Excitability of human axons. Clin Neurophysiol, 112：1575-1585, 2001.

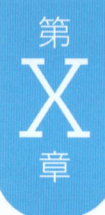

第X章 シナプス後電位の発生機序
―神経筋伝達，シナプス伝達を理解するために

　神経系は，極めて複雑な情報処理を行いながら，生体が生きていくうえで有用な情報を抽出したり統合したりしています．情報処理の多くの部分はシナプスを介して行われています．このため，神経系の働きを理解するうえで，シナプスの働き方を知っておくことが重要となります．シナプスにおける最も基本的な電気現象がシナプス後電位です．そこで，本章ではシナプス後電位の発生機序について解説していきます．
　シナプス後電位には，興奮性のものと抑制性のものがあります．興奮性のシナプス入力があると，シナプス後の神経細胞は，活動電位を発生したり，活動電位を発生しやすくなったりします．このとき，シナプス後の神経細胞膜には脱分極が起こっています．この脱分極が，興奮性シナプス後電位(excitatory post-synaptic potential，EPSP)とよばれているものです．神経―筋接合部では，筋細胞膜が脱分極します．これは EPSP と区別して，終板電位(endplate potential，EPP)とよばれていますが，生理学的には EPSP の一種です．抑制性シナプス入力があると，シナプス後の神経細胞は活動電位を発生しにくくなります．このとき，シナプス後の神経細胞膜には過分極が起こっています．この過分極電位を，抑制性シナプス後電位(inhibitory post-synaptic potential，IPSP)とよんでいます．本章では，はじめに EPP と EPSP の発生機序について述べ，その後で IPSP の発生機序について述べます．

1　シナプス後電位の発生機序

　シナプス後電位の発生機序を，事象が生起する順に記載すると，以下のようになります(図X-1)．この過程は，EPP，EPSP，IPSP すべてのシナプス後電位に共通しています．①シナプス前神経細胞から神経伝達物質(neuro-transmitter)が放出されます．これを，本書では，「シナプス入力」と表現します．②神経伝達物質は，シナプス後神経細胞のシナプス下膜にある受容体と結合します．③これによって，シナプス下膜のイオンチャネルが開きます．④イオンチャネルが開くと，活動電位のときと類似した機序によって，シナプス下膜の起電力が変化します．⑤シナプス下膜の起電力が静止膜電位から変位すると，静止膜の起電力との間に起電力差が発生します．このため，膜を横切る電流が流れます．この電流が，「シナプス電流(synaptic current)」です．図X-2 に，静止膜を外向きのシナプス電流が流れている場合を示しました．⑥シナプス電流が静止膜を横切って流れると，膜電位が変化します．外向き電流が流れると脱分極し，内向き電流が流れると過分極します．脱分極した場合が EPP や EPSP であり，過分極した場合が IPSP です．

　以上からわかるように，シナプス後電位自体は，「膜抵抗を電流が流れることによる電位変化」です．シナプス電流が流れるようになるのは，「膜抵抗の変化による電位変化」がシナプス下膜に起こるためです．つまり，膜電位を変化させる2つの機序が，両者とも関与しています．
　ところで，シナプス前神経線維の終末から放出される神経伝達物質は「量子化」されています．これは，終末部にあるシナプス小胞のためです(図X-3)．1個のシナプス小胞が終末部の膜と癒合すると，小胞に含まれていた神経伝達物質がすべて放出されます．2個のシナプス小胞から神経伝達物質が放出されると，2倍の神経伝達物質が放出されます．こうして，放出される神経伝達物質の量は整数倍で増えていきます．これが「量子性」の意味です．神経―筋接合部に挿入した筋肉内微小電極から，運動神経の刺激がなくても，自然に，神経伝達物質が1秒に1回程度の頻度で放出されているのがわかります．1個のシナプス小胞に含まれていた神経伝達物質が放出され，1 mV 以下の小さな EPP が記録されるのです．これを，自発性の「微小終板電位(miniature

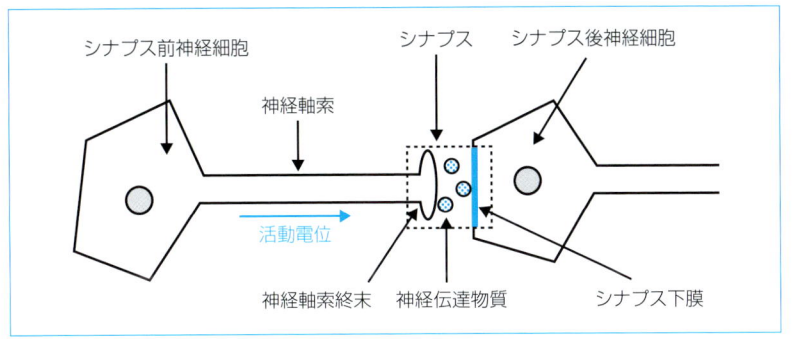

図X-1 シナプスの構造とシナプス入力

シナプス前神経細胞の軸索終末は，シナプス後神経細胞とシナプスで接合されている．シナプスには間隙（synaptic cleft）があって，シナプス前後の神経細胞原形質間に直接的な連続性はない．シナプス前神経細胞から神経伝達物質が放出され，それがシナプス下膜にあるイオンチャネルの受容体に結合すると，当該イオンチャネルが開く．本書では，活動電位が軸索終末まで到着して，神経伝達物質が放出されることを，「シナプス入力」とよぶ．

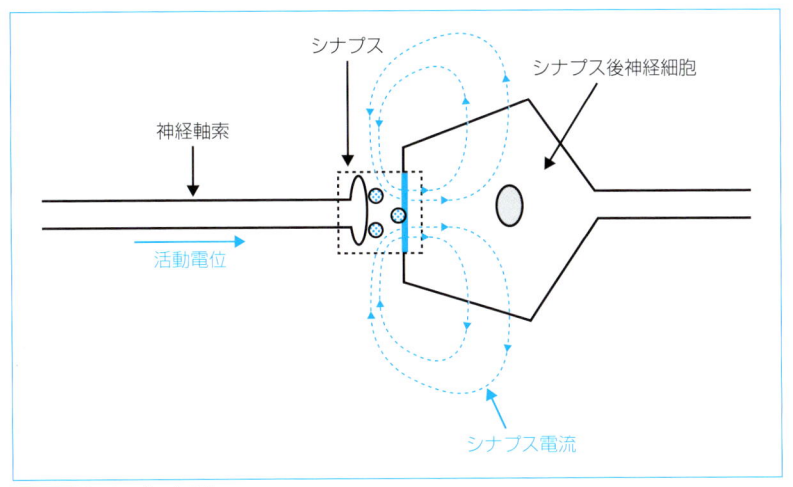

図X-2 シナプス電流

シナプス入力があると，シナプス後神経細胞にシナプス電流が流れる．本図は，興奮性シナプス入力があって，シナプス後神経細胞膜に外向き電流が流れているところを示している．

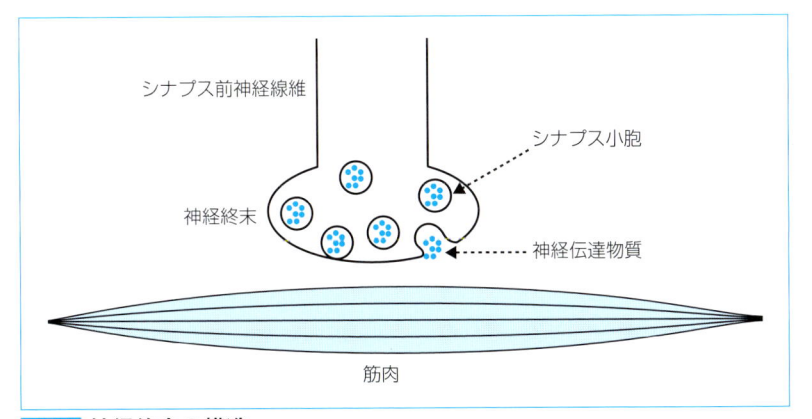

図X-3 神経終末の構造

終末部には多くのシナプス小胞が存在し，中に，神経伝達物質が含まれている．神経伝達物質は，シナプス小胞の膜が，神経終末の膜と癒合することで放出される．このため，神経伝達物質の放出量は整数倍に増加していく．本図は，1個のシナプス小胞から神経伝達物質の塊が放出されているところを示している．

X シナプス後電位の発生機序—神経筋伝達，シナプス伝達を理解するために

📝 コラム　終板雑音（endplate noise）

　臨床で針筋電図を行うときに，しばしば終板の近傍で安静時にノイズのような電位が記録されます．これは終板雑音（endplate noise）とよばれ，MEPPを細胞外で記録した電位と推定されています．安静時に筋肉内微小電極で1秒に1個程度のシナプス小胞からのアセチルコリンの放出（1量子）があるのを認めますが，この小胞には5,000～1万個のアセチルコリン分子が含まれています．アセチルコリン2分子がアセチルコリン受容体に結合することで受容体チャネルが開きます．放出されたアセチルコリンのうちどれくらいが受容体と結合するかはわかりませんが，MEPPの形成には複数の受容体が関与していると考えられます．ただし，臨床筋電図で記録されるendplate noiseの起源は確実に証明されたものではありません．

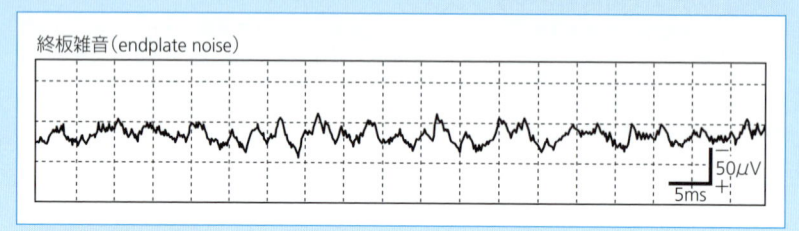

針筋電図検査で記録される終板雑音（endplate noise）

（幸原）

EPP，MEPP）」とよんでいます[1-3]．

　以上は，化学シナプスの話でした．化学シナプスは，上記のような構造をしているため，情報伝達は一方向にのみ行われます．シナプスにはこのほかに「電気シナプス」も存在します．電気シナプスでは，シナプス前細胞の細胞膜とシナプス後細胞の細胞膜がgap junctionで直接つながっています．電気シナプスは心筋細胞や平滑筋細胞に存在するとされています[4]．電気シナプスでは，通常，情報伝達は両方向性に行われますが，なかには一方向には抵抗が低く反対方向には抵抗が高い，整流作用（rectifier）をもった電気シナプスもあるとされています．本書では化学シナプスのみを扱います

2 終板電位（EPP）の発生機序

　本節では，EPPについて見ていきます．神経—筋接合部は，アセチルコリン（Acetylcholine）を神経伝達物質としています．筋肉側のシナプス下膜は終板ともよばれています．この部位には，アセチルコリンが結合すると開くイオンチャネルが多数存在しています（図X-4）．このチャネルが開くと，チャネルは，ナトリウムイオンとカリウムイオンの両イオンを通過させるようになります（図X-5）．つまり，ナトリウム電池とカリウム電池が併存し，それぞれのイオンに対する膜抵抗が低くなった状態となります．終板部の膜起電力に対するナトリウム電池とカリウム電池の寄与を考えると，どちらかが圧倒的に優勢という状態ではありません．このため，終板の起電力は約0 mVとなります．Takeuchi and Takeuchiの神経—筋接合部の実験では，正確には0 mVではなく，−10 mV～−20 mVとされています[5]．本書では，話を簡単にするために0 mVとして説明を続けます．これを電気的等価回路で示せば，終板部は，「電池（起電力）がなく抵抗だけが存在する状態になった」ことになります（図X-6）．

　第VI章第2節において，カリウムイオンの平衡電位を−100 mV，ナトリウムイオンの平衡電位を+50 mVとしたとき，膜電位が0 mVになるのは，カリウムイオンに対する膜コンダクタンス（g_K）とナトリウムイオンに対する膜コンダクタンス（g_{Na}）の比率が，$g_K : g_{Na} = 1 : 2$のときであることを示しておきました．したがって，アセチルコリン依存性イオンチャネルが開いたときの終板の膜起電力を0

2 終板電位(EPP)の発生機序

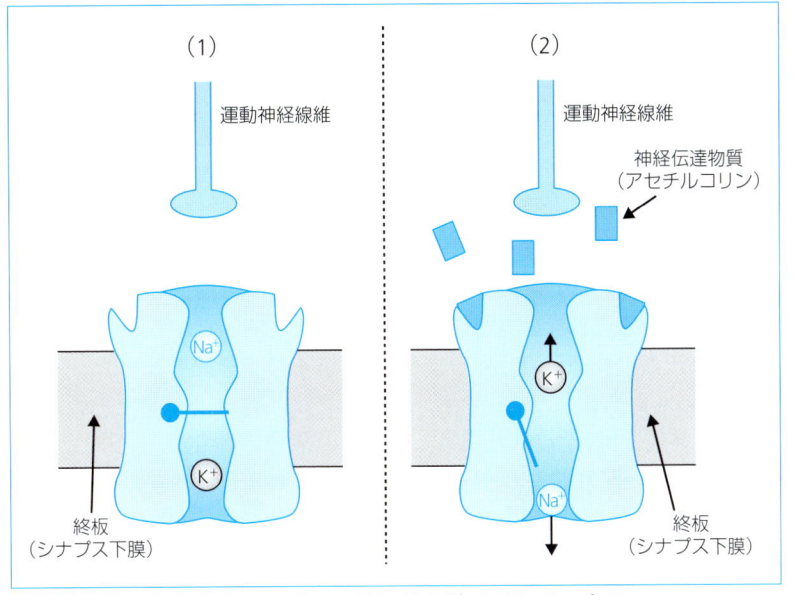

図X-4 終板に存在するアセチルコリン依存性イオンチャネル
(1)イオンチャネルが閉じている状態．(2)アセチルコリンが受容体と結合して，イオンチャネルが開いた状態．イオンチャネルは，カリウムイオンとナトリウムイオン両方を通過させるようになる．

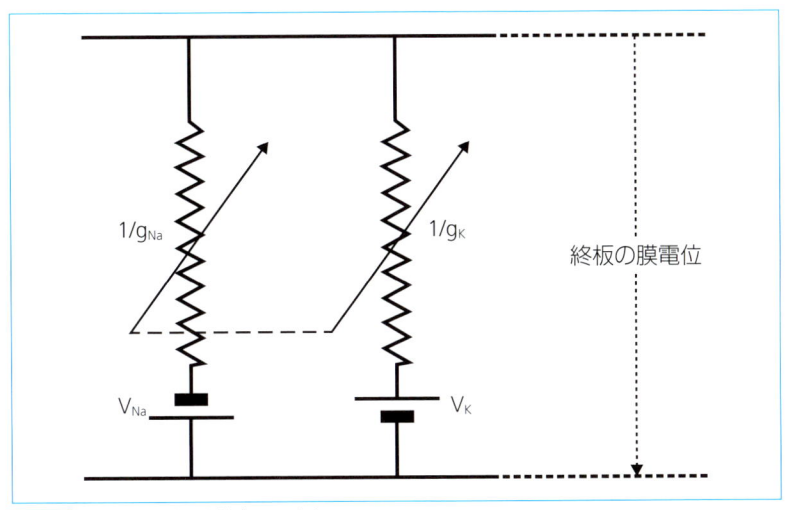

図X-5 終板の電気的等価回路[2]
カリウムイオンに対する抵抗とナトリウムイオンに対する抵抗が，連動して変化することが示されている．右端の「終板の膜電位」は，著者が書き入れたもので原典にはない．

X シナプス後電位の発生機序―神経筋伝達，シナプス伝達を理解するために

131

X シナプス後電位の発生機序―神経筋伝達，シナプス伝達を理解するために

mV とすれば，このチャネルは，ナトリウムイオンに対する透過性の方が，カリウムイオンに対する透過性よりも 2 倍ほど大きいということになります．

さて，終板のイオンチャネルが開くと，終板と静止膜との間に起電力差が生じます．終板の起電力は 0 mV です．静止膜の起電力を −70 mV とすれば，シナプス下膜と静止膜の間に電流が流れます．これがシナプス電流です（図X-6）．電流は，終板のイオンチャネルを内向きに流れ，静止膜部を外向きに流れます．静止膜を外向き電流が流れると脱分極します．この脱分極が，すなわち終板電位（EPP）です．以上から，シナプス電流（終板電流）が流れた結果，細胞内に EPP が発生する，という機序がわかっていただけたと思います．決して EPP が発生した結果，シナプス電流が流れるのではありません．因果関係にご注意ください．

●終板部の膜電位

では次に，終板部の膜電位について考えておきましょう．この部位では，内向き電流が流れています．やはり，「電圧降下の原理」から細胞外を基準電位としたとき，細胞内は陰性電位を示すことになります．たとえば，−20 mV 程度の陰性電位を示すわけです．これは，筋細胞の静止膜電位をいま例に −90 mV とした場合，70 mV ほどの大きな脱分極が終板部の膜に生じていることを意味します．大きな脱分極が生じていますが，このイオンチャネルから活動電位が発生するわけではありません．このチャネルは神経伝達物質によって開くのであって，膜電位に依存して開くのではありません．活動電位は，終板近傍，あるいは終板自体にも存在している，電圧依存性ナトリウムチャネルが，脱分極に応じて開く結果として発生します．こうして筋肉細胞に活動電位が発生します．

EPP は終板に近いほど大きく，終板から離れるほど小さくなっていきます．終板から離れれば離れるほど流れる電流が少なくなり，静止膜を外向きに流れる電流が減少するからです．このため，終板から離れた領域では EPP は小さくなっていきます．その様子を図X-7 と図X-8 に示しました．図X-7 に示した EPP は，矩形状になっていますが，これは，1 つには，膜を抵抗だけで考えているからです．また，イオンチャネルの開閉が瞬時に起こると仮定しているためでもあります．膜コンデンサーを考慮に

入れれば，波形は，指数関数的に増大し指数関数的に減少していく，なだらかな形を示します．

ここで注意が必要です．それは，膜電位は細胞外容積伝導体の電位を基準電位にしていますが，細胞外容積伝導体内も，場所によって電位が異なっていることです．これは，細胞外容積伝導体を電流が流れているからです．膜電位とは，細胞外のある部位と，そのすぐ内側の細胞内部位との電位差であり，膜横断電圧とでもよぶべきものであることは，第Ⅳ章第 4 節で詳述しました．図X-7 でいえば，終板部では，A1 点を基準としたときの A2 点の電位が，この部での膜電位となります．B2-B1 間では，B1 点を基準としたときの B2 点の電位が，この部位での膜電位です．基準点が異ならざるを得ないということです．

●電流の向きと膜電位の変化

ここで，くどいようですが，電流の向きと膜電位の変化について少し復習をします．「膜を外向き電流が流れると膜は脱分極し，内向き電流が流れる過分極する」と繰り返し強調してきました．では，終板ではどうでしょうか．終板には内向き電流が流れています．それにも関わらず，終板には 70 mV もの大きな脱分極が生じています．これはおかしいのではないかと，怪訝に思われた方がおられるかもしれません．しかし，これで問題ありません．シナプス入力があると，終板の膜起電力は 0 mV になることを思い出してください．この膜を内向き電流が流れると，0 mV より過分極し，膜電位は陰性となります．たとえば，−20 mV になります．そして，この −20 mV を，最初の静止膜電位（−90 mV）と比べると，脱分極していることになるのです．以上の理屈は活動電位でも同じでした．「膜電流による膜電位の変化」は，「その時点で膜がもっている起電力からの変位」であることを再確認しておいてください．

● EPP の細胞外記録

次に，細胞外において EPP を記録したとしてみましょう（図X-8 上段）．細胞外の Q 点を基準電位として，P 点（A1 点）の電位を記録したとします．電流は Q 点から P 点へと流れていますから，このときは陰性電位が記録されます．つまり，終板近傍での EPP の細胞外記録は陰性電位となります．図

2 終板電位(EPP)の発生機序

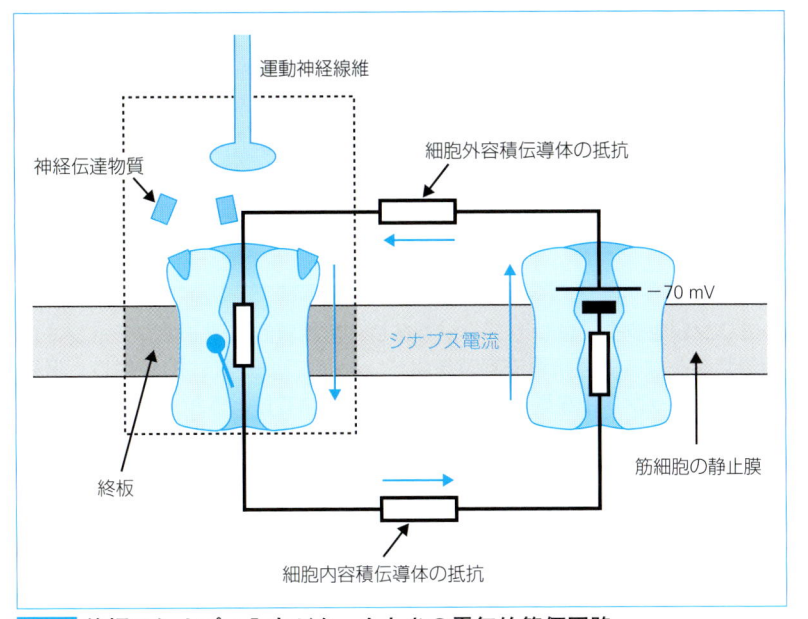

図X-6 終板にシナプス入力があったときの電気的等価回路

終板の膜電位(膜起電力)は 0 mV になるため，終板部には膜抵抗だけが記されている．静止膜の起電力は－70 mV とした．起電力差の 70 mV によって，電流が駆動される．これがシナプス電流である．シナプス電流は静止膜を外向きに流れ，膜を脱分極させる．この脱分極が終板電位(EPP)である．

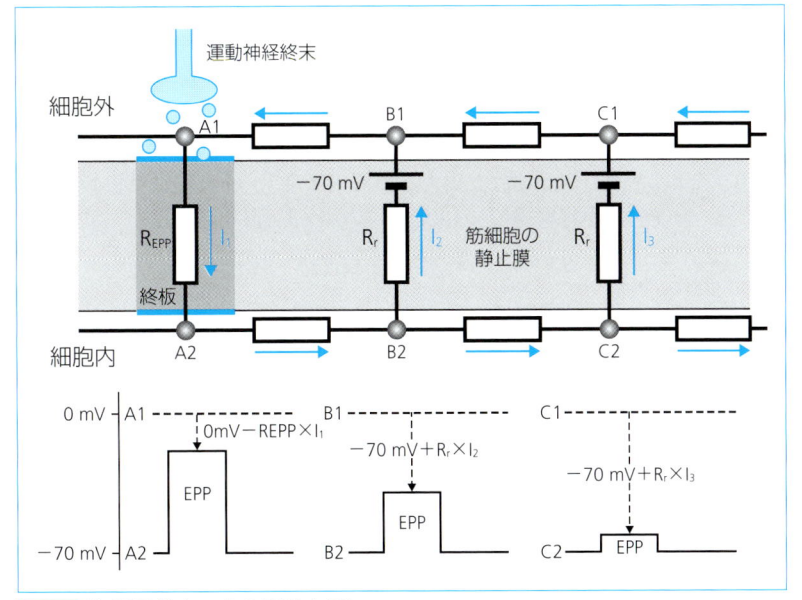

図X-7 終板電位(EPP)の電位勾配

終板から離れるにつれて膜電流が小さくなるため，静止膜の脱分極も小さくなっていく．つまり，EPP は終板部から離れるにつれて，小さくなっていく．EPP 測定の基準電位は，終板(A2-A1)部では A1 点，B2-B1 部では B1 点，C2-C1 部では C1 点となっている．ただし，細胞外容積伝導体の抵抗は細胞内に比しかなり小さいため，A1，B1，C1 間の電位差はあまり大きなものではない．ケーブルモデルでは細胞外容積伝導体の抵抗をゼロとしたことを思いだしてほしい．第Ⅳ章の QA(p.44)も参照のこと．

シナプス後電位の発生機序―神経筋伝達，シナプス伝達を理解するために

X シナプス後電位の発生機序―神経筋伝達，シナプス伝達を理解するために

X-9 には，電位測定の基準点を，電流がほとんど流れていない筋細胞から遠く離れた場所，Z に置いた場合を図示しました．このときは，C1 点（Q 点）は陽性となり，A1 点（P 点）は陰性となることが電流の流れ方からわかります．

臨床で通常行っている筋電図検査では，EPP に続いてすぐに筋活動電位が発生するため，EPP が単独で記録されることはありません．ここに記したことは，あくまで想像上の EPP 単独状態ですが，EPSP ではこのような状態が起こります．したがって，ここに記した記録電位の基本的な発生機序は，十分に理解しておいてほしいと思います．

Q アセチルコリンレセプターはレセプターであり，非特異的な陽イオンチャンネルであり，これがいわば刺激装置となって局所電流回路を生じ，周囲に脱分極（EPP）が生じ，近傍の筋膜の電圧依存性ナトリウムチャンネルを開く，という理解でよいでしょうか．また MEPP は「自発性」ということですが，EPP との大きさはどれくらい違うのでしょうか．

A その通りです．アセチルコリン受容体は，アセチルコリンが 2 分子結合することで開くイオンチャネルです．電圧依存性ナトリウムチャネルが，膜電位に依存して膜孔（チャネル）が開いたように，この受容体は，伝達物質であるアセチルコリンに依存して開く膜孔（チャネル）を持っています．このチャネルが開くと，小さな陽イオンを非特異的に通過させるようになります．その代表が，生体では，ナトリウムイオンとカリウムイオンというわけです．ここで注意していただきたいのは，このチャネルから活動電位が発生するわけではないということです．そうではなくて，次のような過程を経て筋活動電位は発生します．アセチルコリン受容体チャネルが開くと，このチャネルと筋静止膜との間に局所電流（local circuit current）が流れます．この局所電流は，静止膜部分を外向きに流れるため，筋の静止膜に脱分極を惹起します．その脱分極が閾値を超えることによって，電圧依存性ナトリウムチャネルが開き，筋活電位が発生するようになります．閾値を超える大きな脱分極が発生するためには，多くのアセチルコリン受容体のチャネルが開く必要があります．多くのチャネルが開くと，図 X-7 で，終板部の膜抵抗（R$_{EPP}$）とした抵抗の値が小さくなり，局所電流が増加します．これによって，静止膜に大きな脱分極が発生するようになるのです．1 回の活動電位で単一神経終末から放出されるアセチルコリンの量は極めて多く，ラットの横隔膜で調べられたものでは，10^{-7} モル（＝数 100 万個）と概算されています[6]．EPP（終板電位）の大きさは，終板部で 70 mV 程度です．一方，MEPP（微小終板電位）の大きさは 0.4～1 mV 程度です．

---

3 興奮性シナプス後電位（EPSP）の発生機序

● 中枢神経系の興奮性シナプス

EPSP については，上述した EPP の議論がそのまま当てはまります．中枢神経系の興奮性シナプスでは，アセチルコリンではなく，主としてグルタミン酸（glutamate）が神経伝達物質となっています．中枢神経系に存在する non-NMDA 型の興奮性シナプスでは，グルタミン酸が結合することで，イオンチャネルが開きます．この場合も，イオンチャネルは，ナトリウムイオンとカリウムイオンの両方に対し透過性をもつようになります．したがって，興奮性シナプス入力があると，シナプス下膜の起電力は 0 mV になり，シナプス電流が流れるようになります．この電流は，EPP の場合と同様に，静止膜を外向きに流れますから，静止膜を脱分極します．この脱分極が EPSP そのものです．EPSP も細胞内記録を行うと，シナプス部で最も大きく，シナプス部から離れるにつれ小さくなっていきます．その電位分布の詳細は第 XI 章で述べます．

● EPSP の「加重」

活動電位では電圧依存性にチャネルが開きましたが，EPP や EPSP では伝達物質に依存してチャネル

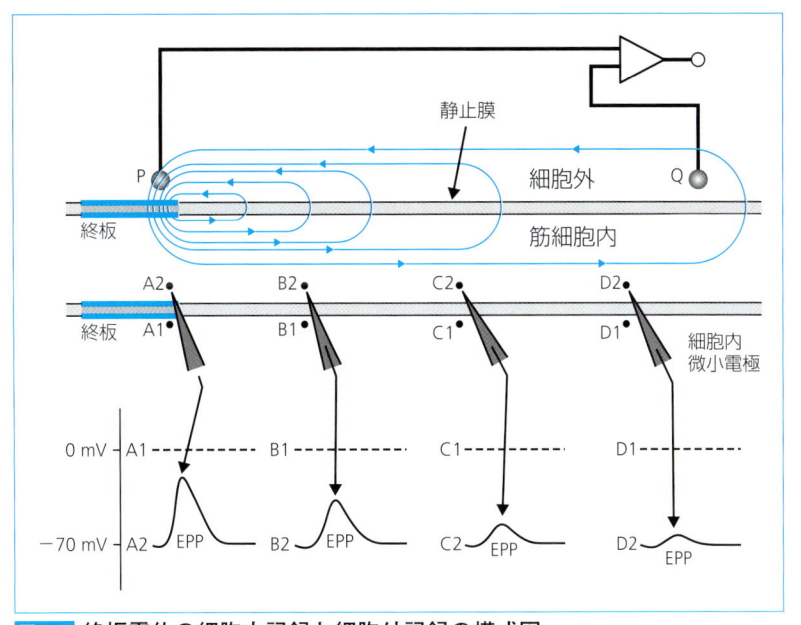

図X-8 終板電位の細胞内記録と細胞外記録の模式図

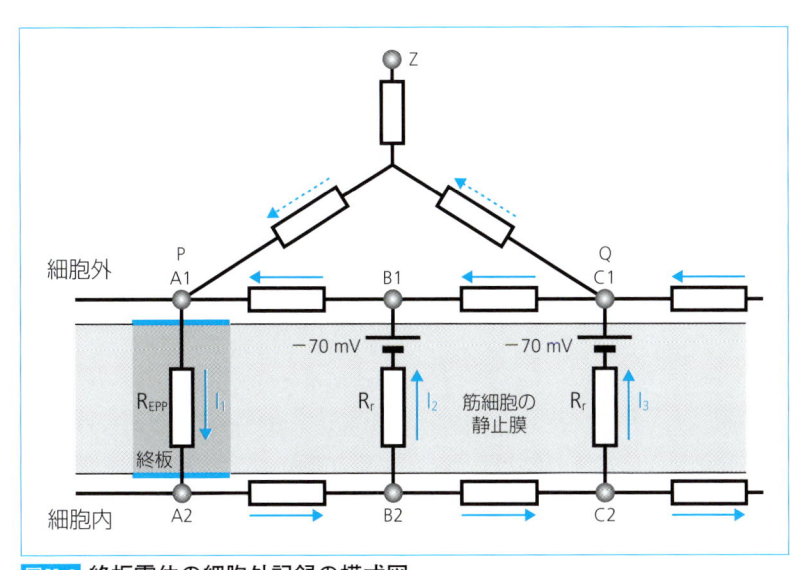

図X-9 終板電位の細胞外記録の模式図
電位測定の基準点Zを，シナプス電流が流れていない遠方に設置した場合．

X シナプス後電位の発生機序—神経筋伝達，シナプス伝達を理解するために

が開きます．伝達物質が多ければ多いほど多くのチャネルが開き，大きなEPPやEPSPが発生します．また，興奮性シナプス入力が1個発生したときより2個発生したときの方が，EPSPは大きくなります．これを，EPSPの「加重」とよんでいます．この加重は，「空間的加重」と「時間的加重」に区別されます．「空間的加重」とは，異なる神経線維からの興奮性シナプス入力がほぼ同時に起こった場合です．「時間的加重」とは，同じ神経線維が短い間隔で発射して時間的に接近した興奮性入力を引き起こした場合です（図X-10）．加重の電気的等価回路を図X-11に示しました．図では，シナプス下膜に2個の抵抗を並列配置しました．R_{EPSP}が1個のときより2個のときの方が，シナプス下膜の膜抵抗は減少します．2個のR_{EPSP}が同じ大きさだとすれば，シナプス下膜の膜抵抗は半分になります．このため，駆動される電流が増加し脱分極が大きくなるのです．

EPPは70 mV程度と大きな脱分極ですが，中枢神経系におけるEPSPはかなり小さなものです．中枢神経系においては，シナプス前ニューロンが引き起こすEPSPの振幅は1 mV以下とされており，シナプス後の神経細胞に活動電位を発生させるためには，多くのシナプス前神経細胞が同期した入力を起こして加重が起こる必要があります[7]．

4 興奮性シナプス後電位（EPSP）の逆転電位

興奮性シナプス入力によって，シナプス下膜や終板の膜起電力は0 mVになるとしました．この電位を，「EPSPの逆転電位（reversal potential）」とよんでいます．その意味を以下に解説します．細胞に微小電極を挿入して，細胞内から細胞外へ向けて電流を流したとします．細胞膜に外向き電流を流すと膜は脱分極します．脱分極が閾値を超えると活動電位が発生します．しかし，時間をかけて電流強度を徐々に上げながら脱分極を次第に増大させた場合は，細胞膜は順応（accommodation）して活動電位を発生しなくなります．このようにして，様々，目標とする大きさの脱分極状態が作り出された時点で，徐々に上げていった電流強度を固定して定電流に変更します．定電流とは，時間的に変化せず，かつ，条件が変化してもその強さが変化しない電流のことです．この状態において，シナプス前神経細胞を刺激して，興奮性シナプス入力を与えます．シナプス入力が発生すれば，シナプス下膜のイオンチャネルが開き，その分，細胞の全膜抵抗は小さくなります．このため，微小電極から流している電流の強さが影響をうけますが，このときも，微小電極から細胞膜全体に提供される電流の強さが変化しないように調整します．これが定電流の意味です．

このとき発生するEPSPの大きさを調べていきます．すると，脱分極状態が大きくなるにつれて，EPSPの大きさが次第に小さくなっていくことがわかります（図X-12）．脱分極がさらに大きくなって，ついに細胞内陽性の状態にまで脱分極すると，EPSPの極性が逆転します．つまり，EPSPはいずれの場合も0 mVへ向かって出現しており，EPSPが発生する以前の膜電位に依存して大きさが変化し，0 mVを境に極性が変わるのです．EPSPの極性が変わる電位のことを「EPSPの逆転電位」とよんでいます．以前は，EPSPの平衡電位とよばれていたこともありました．これが，シナプス下膜や終板の膜起電力に相当します．

5 抑制性シナプス後電位（IPSP）の発生機序

次に，抑制性シナプス後電位（IPSP）の発生機序の説明に移ります．原理は，興奮性シナプス後電位と同じです．中枢神経系での抑制性神経伝達物質の代表は，GABA（gamma amino butyric acid）とglycineです．GABAが，シナプス下膜にある受容体（$GABA_A$ receptor）と結合すると，塩素イオンに対するチャネルが開きます．したがって，抑制性シナプス下膜の膜電位（膜起電力）は，塩素イオンの平衡電位に近づきます．塩素イオンの平衡電位は静止膜電位にほぼ等しいか，いくぶん過分極側に偏っているとされて

4　興奮性シナプス後電位(EPSP)の逆転電位／5　抑制性シナプス後電位(IPSP)の発生機序

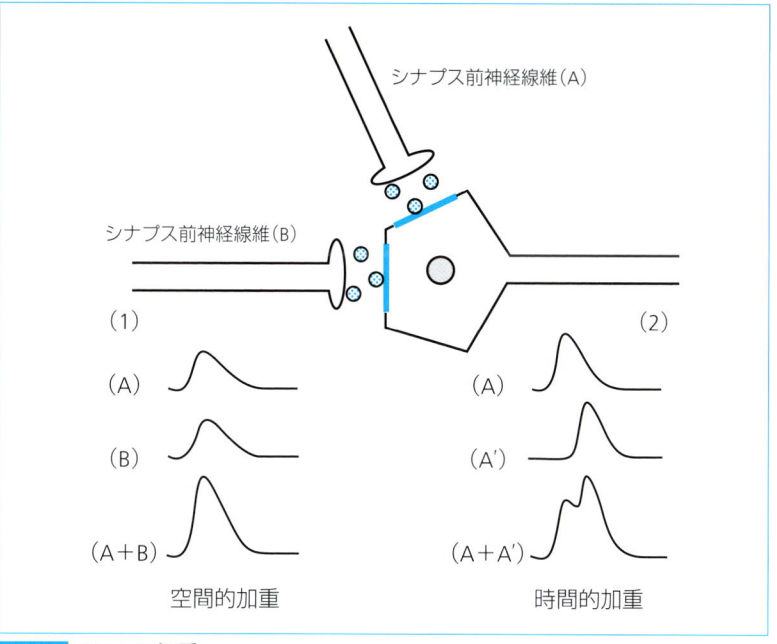

図X-10 EPSP の加重
(1)シナプス前神経線維 A とシナプス前神経線維 B から，ほぼ同時に興奮性シナプス入力があった場合．空間的加重が起こっている．(2)シナプス前神経線維 A から，時間的に少し離れて，2回，興奮性シナプス入力があった場合．時間的加重が起こっている．

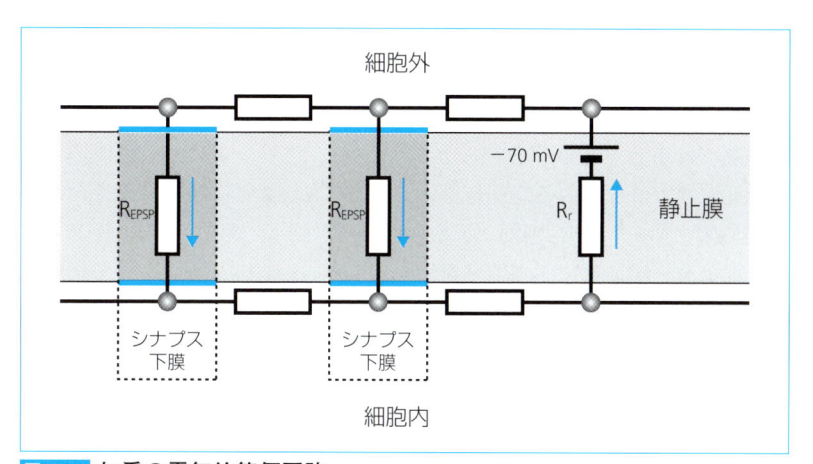

図X-11 加重の電気的等価回路

X　シナプス後電位の発生機序―神経筋伝達，シナプス伝達を理解するために

137

X シナプス後電位の発生機序─神経筋伝達，シナプス伝達を理解するために

います．

ここでは，塩素イオンの平衡電位は過分極側に偏っているとしておきましょう．図X-13に，その状態を示しました．静止膜の起電力を−70 mVとし，抑制性シナプス下膜の起電力を，塩素イオンの平衡電位として−80 mVとしました．そうすると，静止膜の起電力との間に電位差があるため，図に示したように，静止膜を内向き電流が流れます．これが，抑制性のシナプス電流です．この内向き電流によって静止膜は過分極します．この過分極電位が「抑制性シナプス後電位（IPSP）」そのものです．このように，GABAによって細胞膜は過分極し活動電位が発生しにくくなります．

IPSPにも逆転電位が存在します．Coombsと Eccles，Fattによって調べられた脊髄運動ニューロンでは，IPSPは約−80 mVで電位が逆転しました[8]．脊髄の運動ニューロンの静止膜電位は−74 mVです．静止膜状態では，IPSPは小さな過分極電位として記録されました．細胞内に挿入した微小電極から定電流を流して，細胞膜を−80 mVに維持すると，IPSPは記録されなくなりました．細胞膜を，−80 mVよりさらに陰性（過分極側）に維持しながらIPSPを誘発すると，IPSPの極性は逆転して脱分極性の電位となりました．ここから，脊髄の運動ニューロンでは，IPSPの逆転電位は−80 mVであることがわかります．これは，脊髄運動ニューロンの抑制性シナプスでは，抑制性シナプス入力があると，シナプス下膜の膜起電力が−80 mVになることを意味しています．

6 IPSPのEPSPへの転化

● 細胞内の塩素イオン濃度変化

本節では，IPSPがEPSPへ転化するというエキサイティングな話題を，簡単に紹介しておきます．なぜこのようなことが起こるのかというと，1つには，細胞内の塩素イオン濃度が変化するからです．細胞内の塩素イオン濃度が高くなると，どうなるでしょうか．このときは，Nernst式で計算される塩素イオンの平衡電位は陽性側に偏ります．たとえば，塩素イオンの通常の平衡電位を−80 mVとして，−60 mVになったりします．なにしろ，塩素イオンの平衡電位は静止膜電位に近い値です．細胞内塩素イオン濃度の比較的わずかな増加でも，容易に脱分極側に偏ることが予想されます．こうなると，GABAによって塩素チャネルが開いたとき，静止膜には外向き電流が流れ，膜は脱分極します．つまり，GABAはIPSPではなくEPSPを惹起するようになります．中枢神経系の情報伝達において，本来，抑制されるべきところに興奮が起こるようになるため，情報伝達が混乱します．

このようなことは，けいれん発作後などの病的状態でも生じるとされていますが，発達過程において生じていることが知られています．ただし経過は逆です．つまり，発達途上の未熟な脳では，細胞内塩素イオンの濃度が高く，GABAは興奮性に作用しており，成長するにつれ細胞内塩素イオン濃度が減少して抑制性に作用するようになる，というわけです．細胞内塩素イオン濃度は，cation-chloride cotransporters（CCCs）によって調整されています．このCCCsの働きが成熟に伴って変化するため，細胞内塩素濃度が変化すると考えられているのです．この成熟過程が傷害されると，成長してからもGABAが興奮性に作用する状態のままとどまる可能性があります．ある種のてんかんや自閉症で，このようなことが起こっている可能性が示唆されています．今後の研究の進展によっては，新しい治療法がみつかるかもしれません[9-12]．大いに期待したいところです．

● 文 献 ●

1) Fat P and Katz B：Spontaneous subthreshold activity at motor nerve endings. J Physiol, 117：109-128, 1952.
2) Castillo JD and Katz B：Quantal components of the end-plate potential. J Physiol, 124：560-573, 1954.
3) Katz B：神経・筋・シナプス（佐藤昌康監訳）．pp115-126, 医歯薬出版，東京，1970.

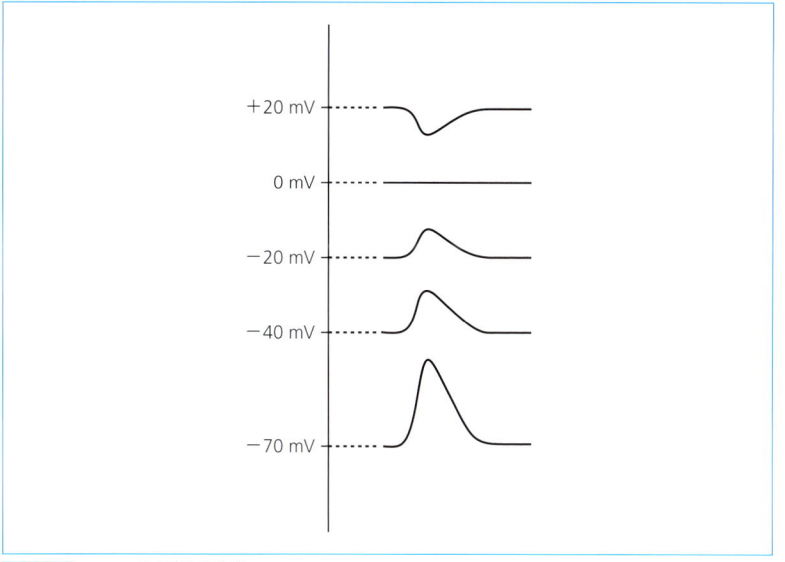

図X-12 EPSPの逆転電位
0 mV が逆転電位である．

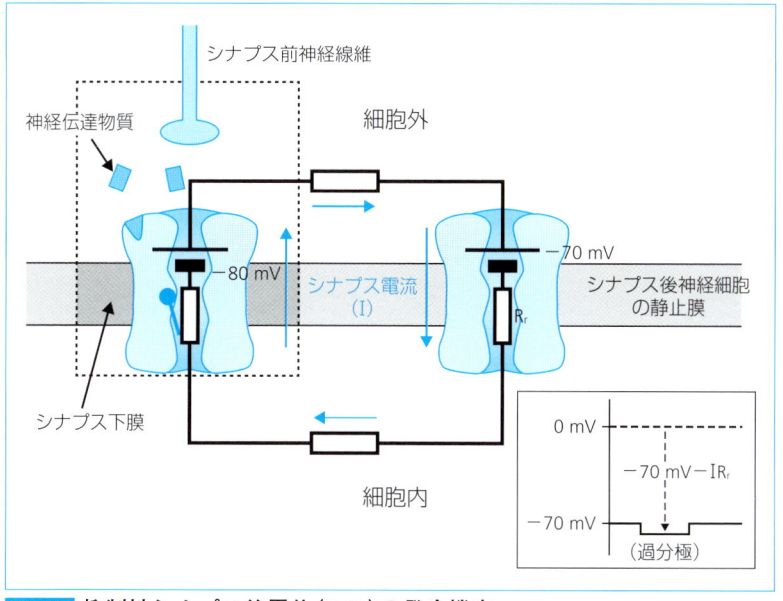

図X-13 抑制性シナプス後電位（IPSP）の発生機序
本図では，塩素イオンの平衡電位を−80 mV とし，静止膜の起電力を−70 mV とした．シナプス電流が静止膜を内向きに流れるため，静止膜は過分極する．右下の囲み内に過分極応答を示した．過分極電位の大きさは，「−70 mV −IRr」で与えられる．

4) Siegelbaum SA and Kandel ER：Overview of synaptic transmission. In Principles of neural science, fifth ed, ed by Kandel ER, Schwartz JH, Jessell TM, Siegelbaum SA and Hudspeth AJ, pp176-188, McGraw-Hill, New York, 2013.
5) Takeuchi A and Takeuchi N：On the permeability of end-plate membrane during the action of transmitter. J Physiol, 154：52-67, 1960.
6) Krenjevic K and Mitchell JF：The release of acetylcholine in the isolated rat diaphragm. J Physiol, 155：246-262, 1961.
7) Kandel ER and Siegelbaum SA：Signaling at the nerve-muscle synapse：directly gated transmission. In Principles of neural science, fifth ed, ed by Kandel ER, Schwartz JH, Jessell TM, Siegelbaum SA and Hudspeth AJ, pp126-147, McGraw-Hill, New York, 2013.
8) Coombs JS, Eccles JC and Fatt P：The specific ionic conductances and the ionic movements across the motoneuronal membrane that produce the inhibitory post-synaptic potential. J Physiol, 130：326-373, 1955.
9) Delpire E：Cation-chloride cotransporters in neuronal communication. News Physiol Sci, 15：309-312, 2000.
10) Wu J, DeChon J, Xue F, Li G, Ellsworth K et al.：GABAA receptor-mediated excitation in dissociated neurons from human hypothalamic hamartomas. Exp Neurol, 213：397-404, 2008.
11) Ben-Ari Y, Khalilov I, Kahle KT and Cherubini E：The GABA excitatory/inhibitory shift in brain maturation and neurological disorders. Neuroscientist, 18：467-486, 2012.
12) Lemonnier E, Degrez C, Phelep M, Tyzio R, Grandgeorge M et al.：A randomised controlled trial of bumetanide in the treatment of autism in children. Transl Psychiatry, 2：1-8, 2012.

NOTE

第XI章 臨床における電位記録
―活動電位と脳電位

　本章では，臨床で記録されている筋活動電位や神経活動電位，および脳電位の波形について考えていきます．私たちは，臨床において，これらの電位を細胞外容積伝導体から記録しています．容積伝導体は抵抗のみからなると考えられます．厳密にいえば，水の持つ誘電性のために，コンデンサー要素も存在しますが[1]，近似的にはコンデンサーを無視してよいでしょう．私たちは，主として，細胞外容積伝導体表面の2点に置いた電極から電位変化を記録しています．抵抗の2点間に電位差が存在するためには，2点間に電流が流れている必要があります．したがって，細胞外容積伝導体を，どのような方向に電流が流れているのか考察しておくことは，臨床で記録される電位やその波形を考えるうえで重要です．本章ではこの問題をとりあげます．

1　細胞外記録で，活動電位が三相波となる理由

　活動電位を細胞外容積伝導体内で記録したとき，活動電位は三相波として記録されます．三相波になる理由について，容積伝導体内での電流の流れ方の観点から考えてみたいと思います．

　活動電位が発生したとき，第IV章の図IV-5に示したような長方形の電流の流れ方は，あくまで図式的表示にすぎません．実際には，円弧を描いた流れ方をすると考えられます．図XI-1にその流れ方を示しましたが，これも大雑把な表示です．しかし，とりあえずこの図で今後の解説に必要な諸点を押さえておきます．活動電位が矢印で示した方向に，左から右へと伝導しているとします．神経線維近傍のどこか1カ所に電極を置いたとすれば，活動電位は三相波として記録されます．このときの状態は，活動電位が動かないで，電極が右から左へと動いたと考えてみた方がわかりやすいでしょう．電極が活動膜部分から遠く離れた①の位置にあるときは，まだ活動電位は記録されません．電極が②の位置にくると陽性電位が記録されます．これを，初期陽性波，あるいは incoming positivity とよんでおきます．電極が③の位置にくると，陰性の活動電位（action potential）が記録されます．電極が④の位置にくると，再び陽性波が記録されます．これを後期陽性波，あるいは，outgoing positivity とよんでおきます．さらに，電極が活動電位から遠く離れた⑤の位置にくると，再び

電位は記録されなくなります．このようにして三相性の電位が記録されます．

●活動電位の記録がゼロ電位に始まりゼロ電位で終る理由

　次の問題は，電位記録は「なぜ，ゼロ電位から始まってゼロ電位で終わるのか」という点です．活動電位発生部位（活動膜部）から離れた位置②からは，陽性波が記録されました．それにも関わらず，さらに離れた領域①からは電位が記録されなくなる（ゼロ電位となる）のはなぜか，という問題です．この問題を図XI-2と図XI-3で考えてみます[2-4]．

　図XI-2を見てください．(A)点が活動膜となっています．このとき，細胞外容積伝導体を電流が流れています．静止膜部位から活動膜部位へ向かって電流が流れるわけです．この図で重要なことは，活動膜部分（(A)点）から少し離れた静止膜部位（図の(C)点と(D)点）から流れ出る電流は，いったん活動膜部分から遠ざかる方向（図では右方向）に流れ出した後，方向を転じて活動膜部分の方向へと流れていくことです．「電圧降下の原理」から，電流の流れる方向に電圧降下が起こります．電流の水平方向のベクトルを考えると，電流は(C)点から(D)点へ向かっています．したがって，(C)点のほうが(D)点より電位が高くなります．つまり，活動膜から遠い(D)点

1 細胞外記録で，活動電位が三相波となる理由

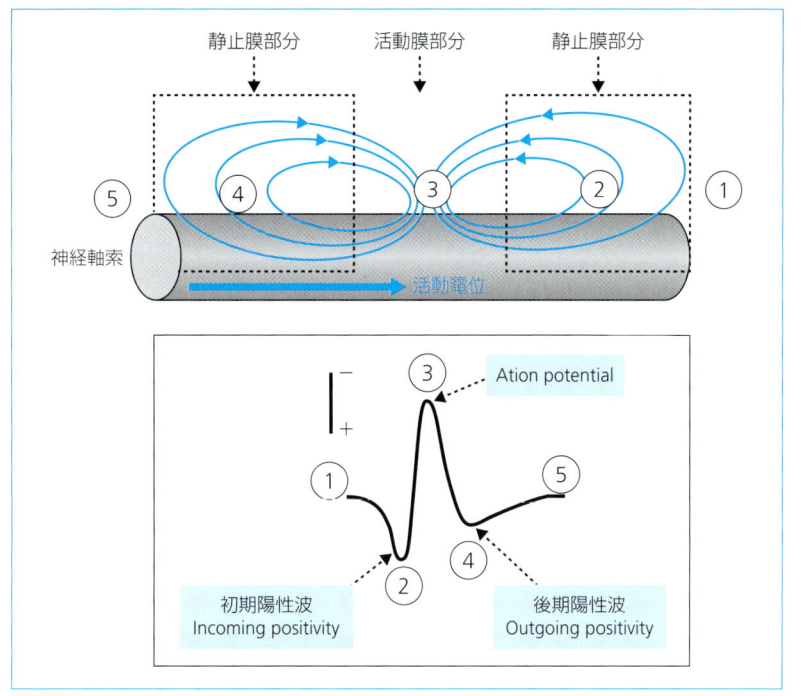

図XI-1 活動電位と活動電位による電流
活動電位の細胞外記録を枠内に示した．

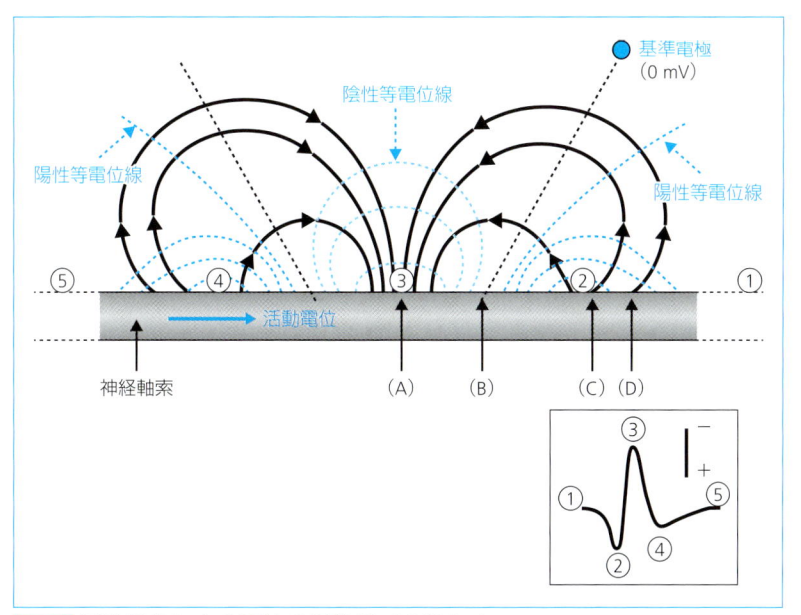

図XI-2 活動電位による電流の細胞外での流れ方
(A)で活動電位が発生している．細胞外を静止膜から活動膜(A)へ向かって電流が流れている．(A)からある程度離れた部位((C), (D))では，電流は，いったん，(A)から離れる方向に出たあと，方向を転換して(A)点(活動膜部位)へ向かっている．このため，(C)点は(D)点より陽性電位を示す．この電流の流れ方が，細胞外記録において，活動電位が三相波となる理由を説明してくれる．
(文献4より改変引用)

XI 臨床における電位記録 — 活動電位と脳電位

XI 臨床における電位記録―活動電位と脳電位

の方が，活動膜に近い(C)点より電位が低くなるのです．このことによって，等電位線は閉じることができるようになります．図に破線で表示した線は等電位線です．等電位線は電流の方向に直角で，2本の等電位線が交わることはなく，1本の等電位線が2本に枝分かれすることもありません．以上の原則に従って描いたのが図XI-2です．

● 三相性の活動電位

以下の説明は，主として，図XI-2の右半分だけを対象として記します．図の左半分は，右半分と基本的に対称形となっていますので，説明は同じです．ここで，仮に神経線維から遠く離れた場所を基準電位にしたとしてみましょう．このときは，最も遠くまで伸びている等電位線が基準電位(0 mV)になります．図では，(B)点を走っている破線が基準電位(0 mV)となります．したがって，神経線維上の(B)点の電位は0 mVです．電流は(B)点の右側領域から左側領域へ向かって流れていますから，「電圧降下の原理」によって，(B)点より右側の(C)点や(D)点は陽性電位となり，(B)点より左側の(A)点は陰性電位を示すことになります．(C)点と(D)点では，(C)点のほうが電位が高くなっています．当然，(D)点よりさらに右側は電位が低くなっていきます．つまり，活動膜部分から離れれば離れるほど，陽性電位は小さくなり，最後にはゼロ電位になります．これが，この図で最もいいたいことです．図示したような方向に活動電流が流れるとき，0 mV→陽性電位(初期陽性波，incoming positivity)→陰性活動電位(action potential)→陽性電位(後期陽性波，outgoing positivity)→0 mVとなって，三相性の活動電位が記録されることがわかります．

以上のことが重要である理由は，図XI-3を見てもらえばわかると思います．ここでは，(C)点や(D)点から出た電流は，最初から直接，活動膜((A)点)へ向かって出ていくとして図を書いてみました．(D)点から出た電流の水平方向のベクトルは左へ向かっています．「電圧降下の原理」によって，(C)点より(D)点の方が電位が高くなります．したがって，等電位線は閉じることができません．この場合，活動膜から離れれば離れるほど，大きな陽性電位となってしまいます．そうすると，活動電位の波形は，枠内に示したように，三相性とならず単相性となるでしょう．しかも，神経線維のどこかに活動電位が発生すれば，活動膜以外の部位は，広い領域にわたって一様に陽性電位を示すことになります．つまり，初期陽性波や後期陽性波はなくなり，一様な陽性電位が記録されることになります．実際にはこのようなことは起こらず，三相波が記録されます．以上から，三相波が記録される理由は，細胞外容積伝導体を流れる電流の向きにあることがおわかりいただけたと思います．繰り返しになりますが，図XI-2で，(C)点や(D)点から出た電流は，いったん，活動膜から遠ざかる方向に出て，その後，方向を転じて活動膜方向へと流れていくことが，三相波となる理由だったわけです．

2　複合筋活動電位(CMAP)の記録が二相性となる理由

私たちは臨床において，皮膚の上から誘発筋電図や神経活動電位を記録しています．これらの電位は複合電位です．「複合電位」の意味は第IV章第2節にも記載しましたが，要は，単一の筋線維や単一の神経線維の活動電位ではなく，複数の筋線維や神経線維で起こっている活動電位の複合したもの，という意味です．1本の筋線維や神経線維ではなく，複数の多数の線維が同期して活動電位を発生すると，大きな電位として記録できるようになります．なぜかというと，それは細胞外容積伝導体を流れる電流が増えるからです．オームの法則から，電位差は「電流×抵抗」で与えられます．したがって，容積伝導体を流れる電流が増えれば，電位変化が大きくなるわけです．しかし，同期性が悪いと活動電位の陽性波と陰性波がキャンセルされて，電位は大きくなりません[5]．

臨床検査で記録されている複合筋活動電位(CMAP)は，三相ではなく，初期陽性波のない二相性の電位となります．なぜ二相性となるのか考えみましょう．図XI-4を見てください．この図は，皮膚を透して筋肉をやや斜め上から見た図です．多くの場合，記録対象となる筋肉は，皮膚のほぼ直下に

2 複合筋活動電位（CMAP）の記録が二相性となる理由

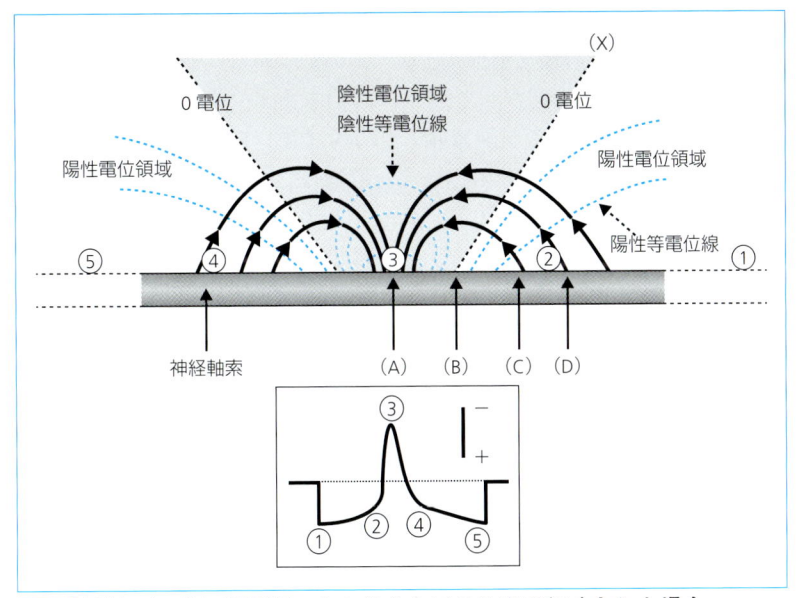

図XI-3 電流が，常に活動膜へ向かう方向にのみ出て行くとした場合
活動電位の細胞外記録は，単相性の電位となって三相波とならない．文献4)より改変引用．

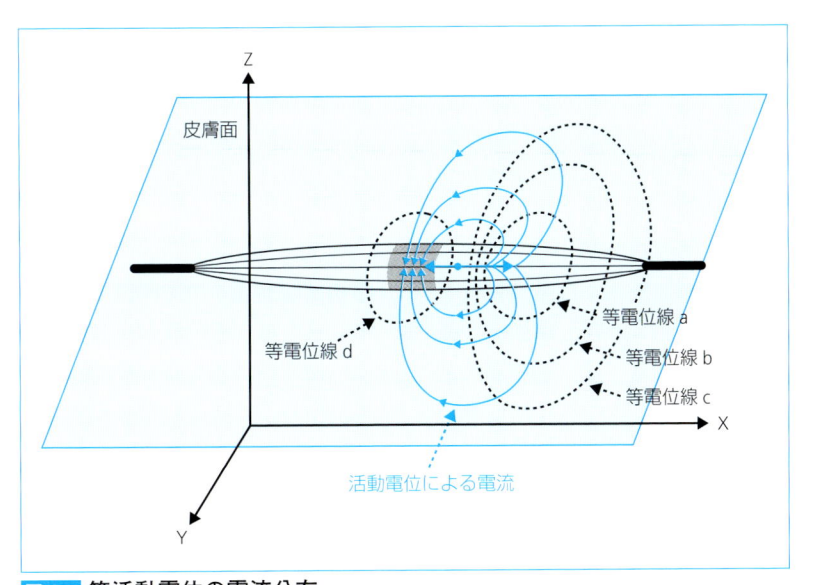

図XI-4 筋活動電位の電流分布
皮膚を透して，やや斜上方から，筋と活動電流の流れ方を見た図．電流は活動膜の右半分のものだけが描かれている．図XI-2と同様に，電流はいったん活動膜部位から遠ざかる方向に出たあと，活動膜部位へ向かうとして描かれている．電流は等電位線を，a→b→c→dの順に横切っている．このため，電位は等電位線aが最も高く，等電位線dが最も低い．黒塗りで示した領域が活動膜の領域．

XI 臨床における電位記録—活動電位と脳電位

存在しています．したがって，筋活動電位による電流は，筋肉と皮膚間の狭い空間（狭い容積伝導体）を流れるほか，皮膚面に沿って横方向にも拡がって行くと考えられます．その様子を図示したのが図XI-4です．電流の流れ方は，図XI-2と同様，いったん活動電位発生部（活動膜）から離れる方向に出た後，方向を転換して活動膜の方向へと流れています．したがって，「電圧降下の原理」から，等電位線aが最も電位が高く，等電位線b→c→dへと次第に電位が低くなっていきます．

さて通常，CMAPの記録では一方の電極を筋腹の中央に置き，他方の電極を筋端の腱の部分に置きます（図XI-5）．筋腹には神経—筋接合部があります．神経はこの部位で筋線維とシナプス結合しています．筋線維の活動電位は，この神経—筋接合部の近傍から発生します．このため，初期陽性波がなくなり，陰性から電位が始まることになります．図XI-5にその様子を示しました．電極Zを基準電位とすれば，等電位線cが0 mVになります．したがって，等電位線dは陰性電位を示すことになります．次に，活動電位が筋腹部分から筋末端部へ伝導してくると，電極1は陽性電位となります（図XI-6）．今度は，電流が，等電位線をb→c→d→aの順に横切っているので，等電位線bの電位が最も高く，等電位線aの電位が最も低くなります．したがって，等電位線a近傍を基準電位とすれば，電極1は陽性電位を示すことになります．この例のように，活動膜が最初に出現する部位に記録電極を置けば，初期陽性波（incoming positivity）は記録されません．電極へ向かって到来する活動膜はなく，はじめから記録電極近傍で活動電位が発生しているからです．このようにして，このような電極配置では陰性波で始まり陽性波で終わる二相性電位が記録されることになります．実際の記録例を，図XI-5の囲み枠内に示しておきました．

●筋腹中央部から離れた電極でのCMAPの記録

次に，記録電極を図XI-7に示したように，筋腹中央部から離れた場所に設置したとしてみましょう（電極2）．このときは初期陽性波が記録されます．ここでは，基準電位を与える電極Zが等電位線cの上にありますので，等電位線cが基準電位となります．電流は等電位線をa→b→c→dの順に横切っていますから，電位は等電位線のこの順に低くなっていきます．したがって，等電位線aは陽性電位となります．電極2は等電位線aよりさらに陽性側に位置していますから，活動膜が筋腹中央部で発生したときは，陽性電位を記録することになります．活動膜が電極2の位置までくれば陰性電位を示し，電極Zまでくれば陽性電位が記録されることになります．こうして，CMAPは初期陽性波のある三相性の電位を示します．実際の記録例を囲み枠内に記しておきました．三相波になっているのがわかります．

さて，もしここで電流が活動膜へ向かう方向にしか出て行かないと仮定すればどうなるでしょうか．それを図XI-8に示しました．電流は常に左方向へと流れています．電流の水平方向のベクトルは，常に左向きです．この場合は，電位は右へ向かうほど高くなります．このため電極Zの方が電極2より電位は高くなります．したがって，初期陽性波は記録されず，陰性波がはじめから記録されることになるでしょう．しかし，図XI-7の囲み内に示したように，実際の記録では初期陽性波が存在しました．このように，細胞外容積伝導体を電流が流れるときの流れ方は，記録される電位の形状に大きく影響します．

●初期陽性波のない他の例

以上から，活動膜が記録電極へ向かってくるときは，初期陽性波（incoming positivity）が記録されること，そして，はじめから記録電極の近傍において活動電位が発生するときは，初期陽性波のない活動電位の記録となることがわかります．この原則は，針筋電図等，他の電位記録においても，波形から電位の発生源を推測するときの原則として，有効な手がかりを与えてくれます．

ところで，この原則に例外があります．それは指から記録される逆行性SNAPです．SNAPとはsensory nerve action potentialの略で，感覚神経活動電位の複合電位です．本来，初期陽性波が存在すべき記録なのですが，それが記録されません．その理由は，指という特殊な形状をした容積伝導体のためです．この問題を次節で考えます．

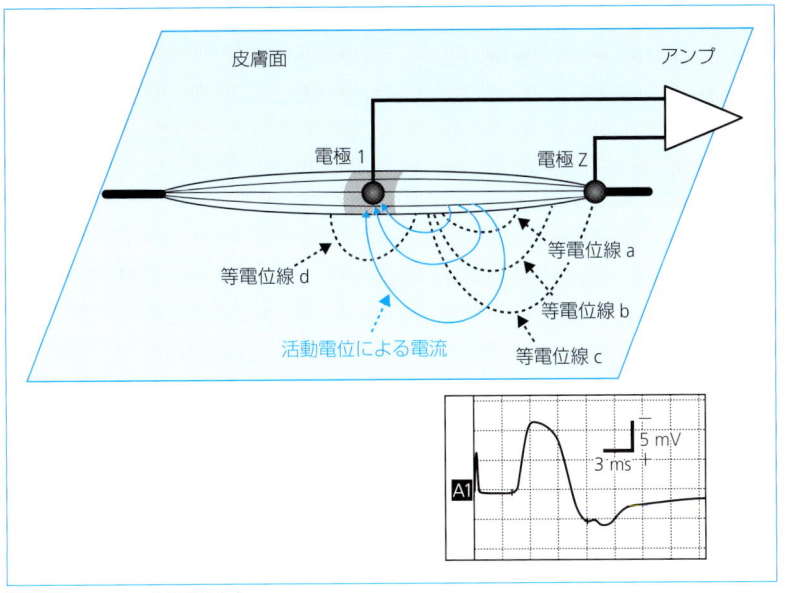

2 複合筋活動電位(CMAP)の記録が二相性となる理由

図XI-5 CMAP の記録(1)
筋腹中央部においた記録電極からは，初期陽性波が記録されていない．実際の記録を囲み枠内に示す．これは，筋活動電位が最初に発生する部位に記録電極を置いたためである．電流は，等電位線を a → b → c → d の順に横切っている．基準電極 Z は等電位線 c と等電位になっている．電極 1 は等電位線 d よりさらに陰性である．このため，陰性電位が記録される．黒塗りで示した領域が活動膜の領域．

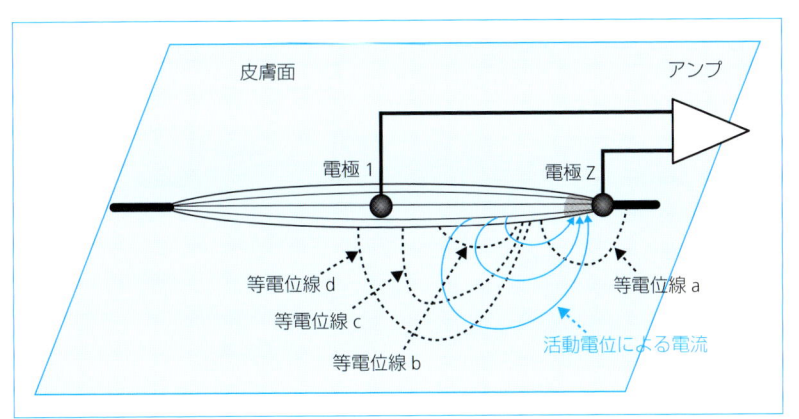

図XI-6 CMAP の記録(2)
活動膜は電極 Z の位置まで伝導している．電流は，等電位線を b → c → d → a の順に横切っている．電極 Z は等電位線 a よりさらに陰性である．このため，陽性電位が記録される．

XI 臨床における電位記録—活動電位と脳電位

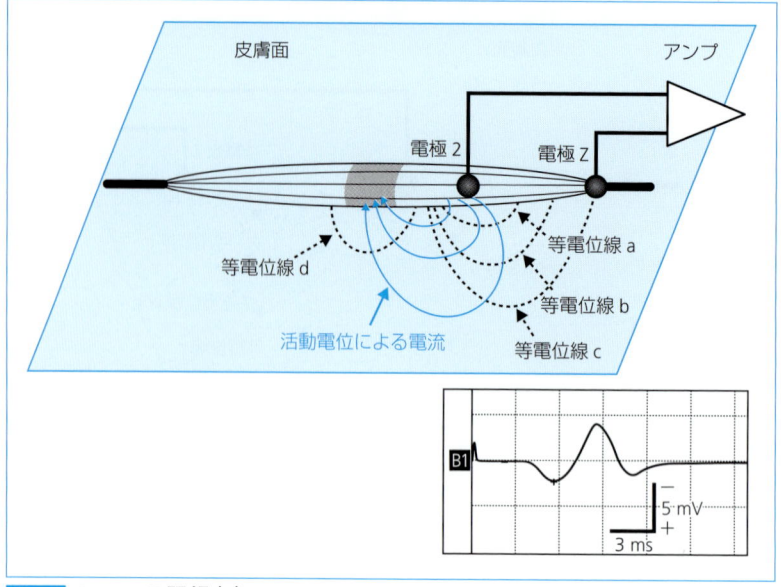

図XI-7 CMAPの記録(3)
記録電極の位置を筋腹中央部から腱の方向へ離したとき．電流は等電位線をa→b→c→dの順に横切っている．記録電極2は等電位線aより陽性である．一方，基準電極Zは，等電位線cと等電位になっている．したがって，陽性波が記録される．実際の記録を囲み枠内に示す．

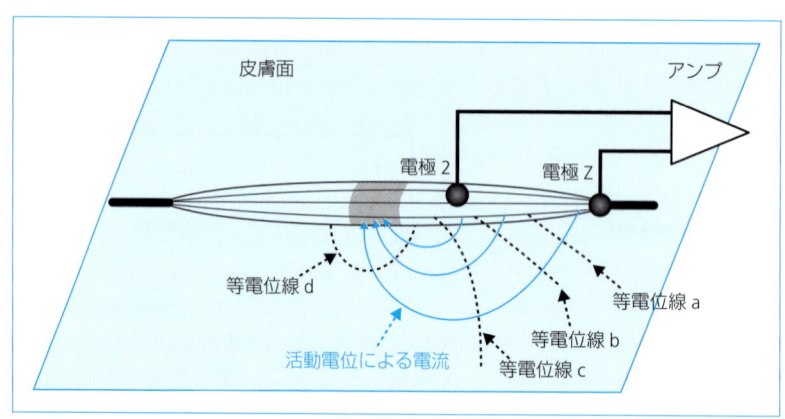

図XI-8 CMAPの仮想的な電流分布
この図に示したような電流の流れ方をしていれば，図XI-7に示した初期陽性波は存在しなくなる．電流は，等電位線をa→b→c→dの順に横切っている．電極2の電位は等電位線bとほぼ等しい．電極Zは等電位線aよりさらに陽性である．したがって，電極2は陰性電位を記録するはずである．実際には初期陽性波が存在するため，電流はこのような流れ方をしていないと考えられる．

初期陽性波なし

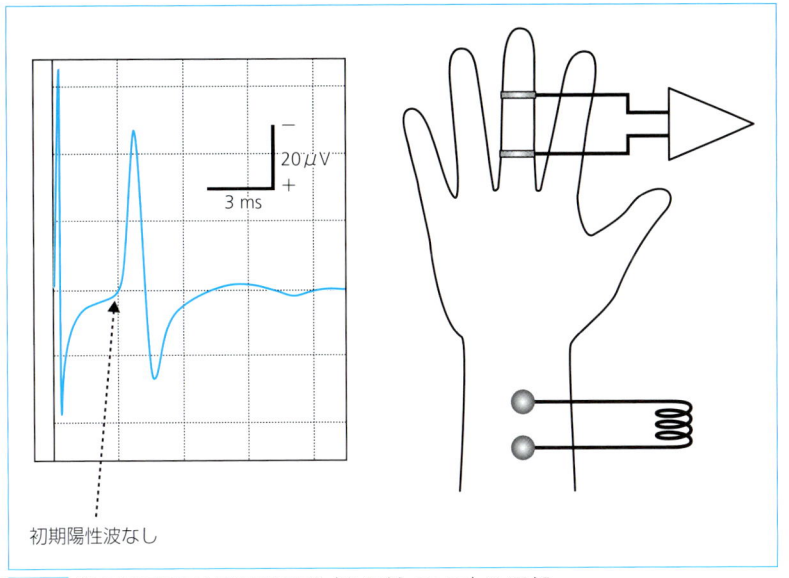

図XI-9 逆行性感覚神経活動電位（逆行性SNAP）の記録
初期陽性波を認めない．記録は20回加算平均したもの．

初期陽性波あり

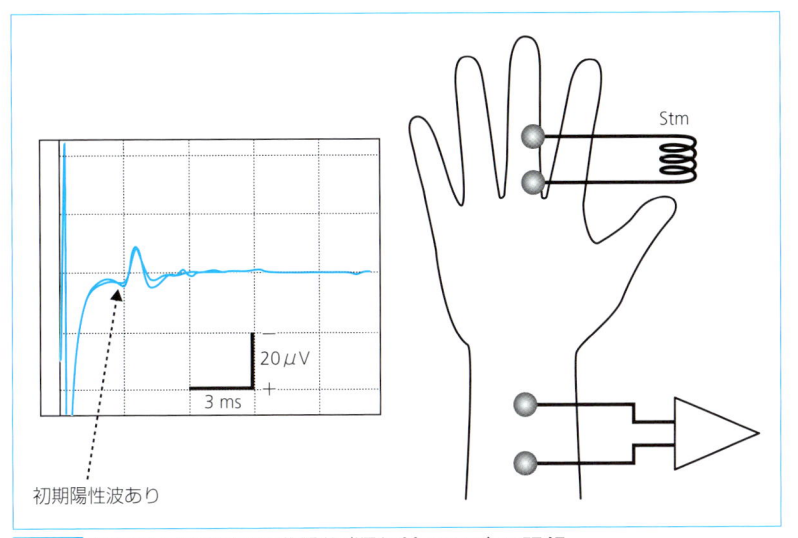

図XI-10 順行性感覚神経活動電位（順行性SNAP）の記録
初期陽性波を認める．記録は20回加算平均したもの．

XI 臨床における電位記録—活動電位と脳電位

3 逆行性感覚神経活動電位(SNAP)に初期陽性波が存在しない理由

　私たちが臨床で行っている記録は，針筋電図や特殊な術中モニターの場合を除けば，ほとんどが皮膚表面から記録しています．つまり，電流が流れている導体(人体)と，電流が流れていない人体外部との境界面から電位を記録しているわけです．活動電位による電流は容積伝導体内(人体)を流れていますが，当然ながら人体外には流れていきません．このため，容積伝導体の形状によっては電流の流れ方が制限され，それが記録波形に影響してきます．その例を逆向性 SNAP でみてみましょう．

●逆行性 SNAP と順行性 SNAP の記録

　逆行性 SNAP は，手関節部のところで正中神経や尺骨神経を電気刺激して，手指から記録を行います．指には筋肉の腱はありますが，筋肉がありません．このため，指に置いた電極からは筋活動電位は記録されず，指に分布している感覚神経の活動電位のみが記録されます．指の感覚は指から脊髄へ向かって伝えられます．上記した方法は，生理的な伝導方向とは逆方向に活動電位が伝わっていくため，逆行性 SNAP といわれています．

　はじめに逆行性 SNAP の記録を図XI-9 に示しておきます．手関節部で正中神経を刺激し，リング電極を用いて第3指から逆行性に SNAP を記録しました．リング電極というのは，幅の細い輪になった電極で，指を輪状に覆うことのできる電極です．記録は20回の反応を加算平均したものです．囲み枠内に逆行性 SNAP を示します．逆行性 SNAP に初期陽性波が存在しないことがわかります．比較対照のために，順行性に記録した SNAP を図XI-10 に示します．第3指の橈側(母指側)を電気刺激して，手関節部の正中神経上に置いた皿状電極から記録したものです．やはり20回加算平均しました．順行性 SNAP で初期陽性波が存在しているのがわかります．記録しているのは同じ神経の活動電位であるにもかかわらず，一方には初期陽性波がなく，他方には初期陽性波が存在するのはなぜでしょうか．これが本節で考えたい問題です．

●逆行性 SNAP にも初期陽性波が存在する場合がある

　図XI-11 を見てください．手指のうち第4指の橈側(母指側)には，正中神経へ合流する感覚神経が分布しています．第4指尺側(小指側)には，尺骨神経へ合流する感覚神経が分布しています．そこで，2個の皿状電極を橈側側面に設置し，別に2個を尺側側面に設置して，計4個の電極を用いて，逆行性 SNAP を記録してみました．図XI-11 で，「m-stim」としたものは，正中神経を刺激して逆行性に SNAP を記録した結果です．「u-stim」は尺骨神経を刺激した結果です．また，「①－②」は，電極②を基準電位として電極①の電位を記録したものを意味します．「③－④」も同様に，電極④を基準電極として電極③の電位を記録したものです．つまり，正中神経と尺骨神経を手関節部で別々に刺激し，双極導出法で，第4指の橈側側面と尺側側面に置いた電極から，逆行性 SNAP を記録しました．

　その結果，図示したような電位が記録されました．ここで注目してほしいのは，各波形における初期陽性波の有無です．はじめに，正中神経を刺激した場合をみてみましょう．波形 a には初期陽性波が存在しますが，波形 c には初期陽性波は存在しません．次に，尺骨神経を刺激したときの記録を見てください．波形 b には，初期陽性波は存在しませんが，波形 d には初期陽性波が存在しています．この結果は，活動電位から離れた部位で記録した波形には，初期陽性波が存在しないことを意味しています．つまり，正中神経刺激では，橈側側面における記録(①－②，a)では，初期陽性波が存在するのに，尺側側面における記録(③－④，c)には，初期陽性波が存在しません．尺骨神経刺激では逆になっています．

　以上の結果は，図XI-11 左段に書いたような電流の流れ方を想定すれば説明できます．図では，正中神経を刺激した場合を示しました．橈側においては，①の位置で電流はいったん，活動電位発生部から遠ざかる方向へ出たあと，方向を転換して活動電位発生部へと向かっていきます．「電圧降下の原理」から，電極①の方が電極②よりも電位が高くなります．したがって，波形 a(①－②)には初期陽性波が存在す

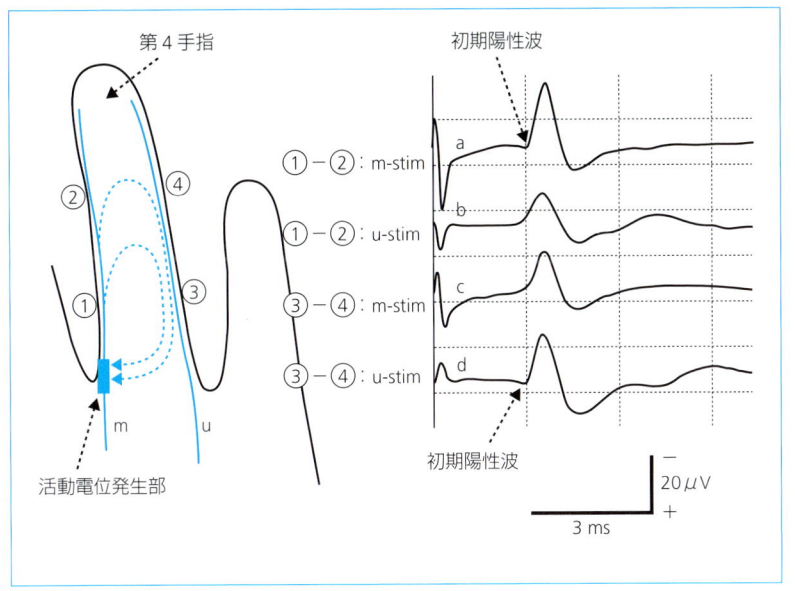

3 逆行性感覚神経活動電位(SNAP)に初期陽性波が存在しない理由

図XI-11 左手第4指からの逆行性 SNAP の記録
皿状電極を橈側(①, ②)と尺側(③, ④)において記録した．m：正中神経．u：尺骨神経．m-stim：正中神経を電気刺激したときの記録．u-stim：尺骨神経を電気刺激したときの記録．正中神経刺激では，橈側からの記録 a に初期陽性波を認め，尺側からの記録 c には初期陽性波を認めない．尺骨神経刺激では橈側からの記録 b に初期陽性波はなく，尺側からの記録 d に初期陽性波を認める．

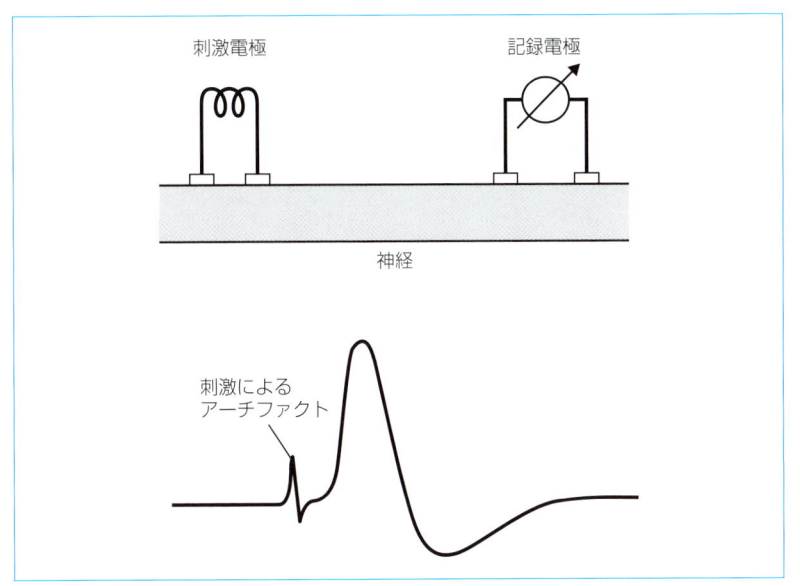

図XI-12 カエルの摘出神経束からの活動電位の記録
初期陽性波が存在しない．　　　　　　　　　　　　　　　　　　　　　　（文献 7 を改変引用）

ることになります．一方，尺側面では，電流は④から③の方向に流れるほかありません．そのほかの流れ方は，④と③が容積伝導体の表面に位置し，かつ手指といった細長い形状をしている以上，不可能です．CMAPのときのように，電流が横に拡がって流れることができる拡がりは容積伝導体にありません．このため，波形c(③-④)に初期陽性波は存在しなくなります．尺骨神経刺激の場合は今と逆になります．波形b(①-②)には初期陽性波が存在せず，波形d(③-④)に初期陽性波が存在することになるのです．ついでにいえば，順行性SNAPでは，CMAPの場合と同様，容積伝導体に電流が横に拡がって流れることのできる拡がりが存在します．これが，順行性では初期陽性波が存在する理由です．

このように，容積伝導体の表面で記録する場合は，容積伝導体の形状と記録部位によっては，初期陽性波が記録できなくなることがあります．上記の場合，容積伝導体が手指という限られた大きさで細長い特徴的な形状をしていること，および記録は原理的に容積伝導体表面からしか行われ得ないこと，この2点が初期陽性波が存在しない原因であったと考えられます．

逆行性SNAPを第4指で記録することは，特別な目的がある場合を除けば，通常行われることはありません．正中神経のSNAPは第2指や第3指を用いて記録され，尺骨神経では第5指が用いられます．これらの指では，橈側も尺側も同じ神経が分布しています．したがって，通常のSNAPは，「橈側指神経の活動電位」と「尺側指神経の活動電位」の合成波形となります．図XI-11でいえば，正中神経と尺骨神経を同時に電気刺激して，記録したようなものです．図を見ると，初期陽性波のない波形(b, c)は，aやdで初期陽性波の出ている時点において，すでに，小さいながら陰性電位を示していることがわかります．これらが合成される結果，通常の逆行性SNAPには，初期陽性波がほとんど存在しなくなるのです．しかし，今後，皿状電極による記録が普及すれば，皿状電極の大きさや記録位置によっては，初期陽性波が存在したり存在しなかったりする可能性があり，SNAPの潜時測定上，問題となるかもしれません．関口らは，特に第2指において，この問題が生じることを指摘し，逆行性SNAPの潜時測定に際して注意を喚起しています[6]．

● **初期陽性波が存在しないもう1つの例**

同様に初期陽性波がない記録例を，図XI-12に示しました．この図は，Katzのテキストから引用したものです[7]．やはり，初期陽性波が存在しません．実験では，カエルの神経束が用いられています．神経を摘出したあと，いったんリンガー液に浸し，そのあとリンガー液から引き出して記録されています．Katzの記載では，「表面のリンガー液の膜が保たれ，乾き上がらないように，外気から遮断された湿った箱に神経を入れ，(神経を摘出した後，それを保存していた)溶液中から神経を引き上げて二対の電極にのせる．一対の電極はパルス刺激装置に，もう一対は記録装置に接続する」とされています(括弧内は著者補足)．この場合，神経束の表面に付着した薄いリンガー液の被膜が細胞外容積伝導体に相当します．ここでも，電流が流れる容積伝導体は細長い形状をしており，電流が流れる領域は限られています．これが，初期陽性波が存在しない原因と考えられます．図XI-13に，それを模式的に示しました．活動電位がX軸のマイナス方向(左側)から，プラス方向(右側)へと進行していて，図の0点に到着した時点を示しました．活動膜へ流れ込む電流は，リンガー液の被膜表面では常に同じ方向を向いています．それ以外に電流の流れようがありません．したがって，被膜表面においた電極で記録をとれば，初期陽性波は記録されないと考えられます．

この記録は，電極を神経に接触させて記録しているために，初期陽性波が存在しないとして説明されることがあります．しかし，神経線維からの距離や，神経線維に接触しているか否かが問題なのではなく，むしろ容積伝導体の形状が問題だと筆者は考えています．事実，図XI-11では，神経により近い記録電極から初期陽性波が記録され，神経から離れた電極からは初期陽性波が記録されませんでした．私たちが臨床で行っている多くの記録は，針筋電図などの場合を除けば，容積伝導体の表面から記録していることを忘れるべきではありません．つまり，電流が流れることができる容積伝導体(人体)と，電流が流れることのできない体外空間との境界面から電位を記録しています．容積伝導体の形状と表面が，電流の流れ方を制約しています．これによって，記録される電位波形は大きな影響を受けることになるのです．

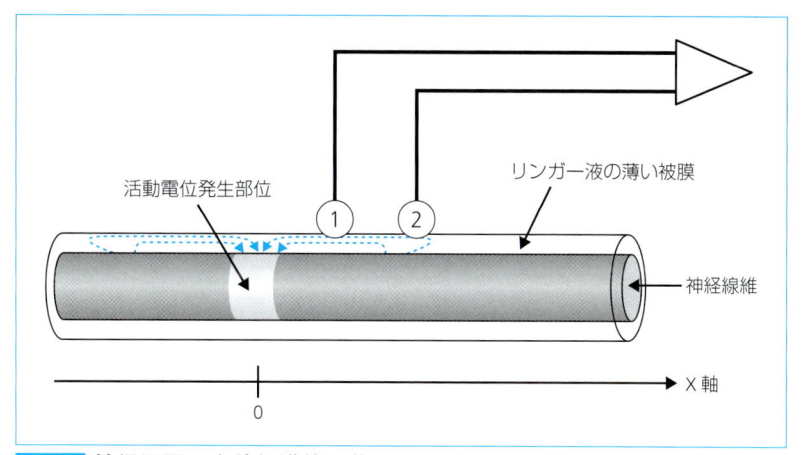

図XI-13 神経周囲の容積伝導体が薄い被膜からなる場合
電流は，被膜表面を②～①の方向にしか流れ得ない．したがって，電極①は電極②に対して常に陰性電位を示す．これで，図XI-12 において，初期陽性波が存在しないことを説明できる．

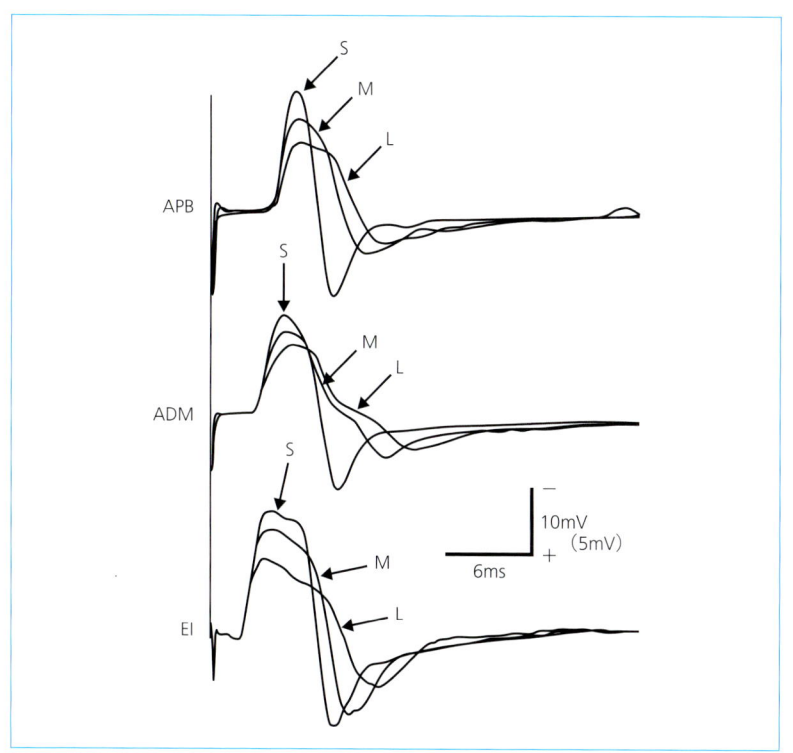

図XI-14 筋肉長の変化による CMAP の波形変化[8]
指や手関節の位置を変えて筋肉長を変化させた．APB：短母指外転筋．ADM：小指外転筋．EI：示指伸筋．S：短い筋肉長での記録．M：中間長での記録．L：長い筋肉長での記録．筋肉長を短くすると，CMAP の振幅は増大し持続が短くなっている．

XI 臨床における電位記録―活動電位と脳電位

Q 指のSNAPの記録で電流の流れ方が制限される，という部分の説明がよくわかりません．指の場合，真ん中に抵抗の大きい骨があることと関係するのでしょうか

A そうではありません．確かに，骨の存在も電流の流れ方に影響すると思いますが，ここでいいたいのは，次のことです．正中神経刺激による活動電位が，図XI-11 に示した部位（第4指基部）で発生している時点では，第4指の尺側面では，電流は遠位部の④から近位部の③方向へと流れ，③から④方向へと流れることはないという意味です．参考図を見てください．近位部③から遠位部④へと流れる電流が存在するとすれば，電流曲線がどのようになるのか示してみました．X点で交差してしまうのがわかります．

ここで，1本の電流曲線が，交差することはないことに注意してください．なぜなら電位は，電圧降下の原理によって，電流が流れる方向に沿って低下していくからです．ここで電流が参考図に示したように，①→X→③→④→X→活動電位発生部へと流れているとしましょう．このとき，電流はX点を2回通過することになりますから，電圧降下の原理に従って，X点は2つの電位を持つことになります．電流は，電流が流れることのできる領域内すべての部位で，同時に流れ出していることにも注意してください．順次，経時的に流れていくのではありません．したがって，この場合，同じ場所X点が，同じ時点において2つの電位を持つ，という矛盾が生じることになります．これは，活動電位が第4指基部にある時点では，尺側面で，③→④と流れる電流は存在しないことを意味しています．一方，図XI-11 に示した流れ方には，このような矛盾が生じません．したがって，正中神経刺激による活動電位が第4指基部で発生している時点では，④を基準とした③の電位は必ず陰性となって，初期陽性波がなくなることになります．

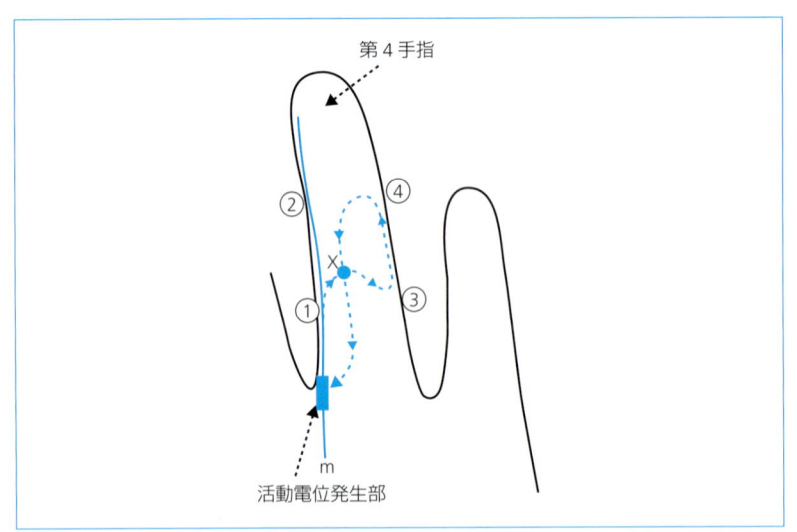

参考図 手関節部で正中神経を電気刺激し，活動電位が第4指基部に達した時点での電流の流れ方についての想定図

尺側で近位部③から遠位部④へ電流が流れるとすれば，電流曲線が交差してしまう．電圧降下の原理から，このような流れ方をすることはないと考えられる．本図では，尺骨神経は省略されている．

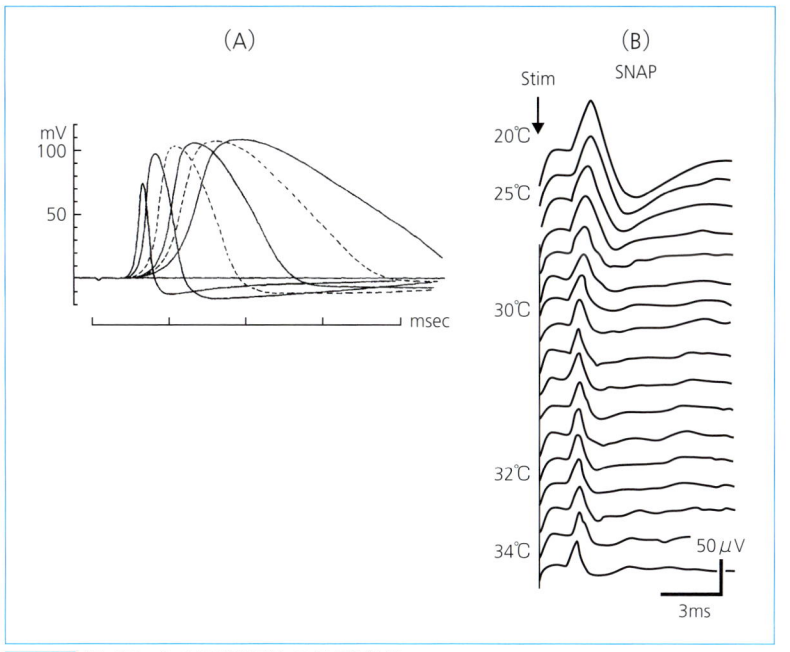

3 逆行性感覚神経活動電位(SNAP)に初期陽性波が存在しない理由

図XI-15 温度による活動電位の波形変化
(A)イカ巨大神経線維から細胞内記録された活動電位の温度による変化．左から，それぞれ，32.5，20.2，13.3(破線)，9.8，6.3(破線)，3.6℃での記録を示す[10]．(B)皮膚温の変化による逆行性 SNAP の波形変化．手関節部で正中神経を電気刺激して，第 2 指に設置した皿状電極から逆向性に SNAP を記録した．手を冷水につけて冷却している．皮膚温が低いほど，SNAP の振幅は大きく持続は長くなっている．SNAP の反応潜時のバラツキは，図作成上のアーチファクトである[4]．

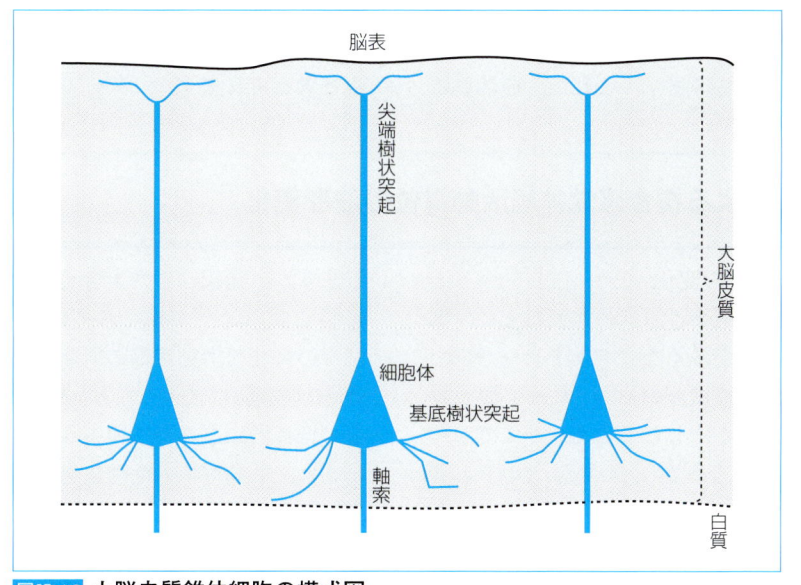

図XI-16 大脳皮質錐体細胞の模式図

XI 臨床における電位記録—活動電位と脳電位

4 筋肉長の変化による複合筋活動電位（CMAP）の波形変化

　本節と次節では，記録波形に影響する要因として，容積伝導体の形状以外の要因について述べます．本節では，CMAP の波形変化に及ぼす筋肉長の影響について，次節では，SNAP の波形変化に対する皮膚温の影響について述べます．

　CMAP は，それを記録した筋肉の長さが変化すると波形が変化します．筋肉長は指位置によって変化します．このため，臨床現場で CMAP を記録するときは，検査毎に異なる指位置で記録しないよう注意が必要となります．臨床経過による CMAP の振幅や持続時間などの変化は，神経疾患の診断に重要なヒントを与えてくれます．時間経過の中で変化するものを比較するとき，同じ条件で記録したものを比較する必要があります．この意味で，CMAP の記録はいつも同じ指位置で，筋肉長を同じ状態に維持して記録する必要があります．

　筋肉長による波形変化を図XI-14 に示しました．記録したのは，正中神経刺激による短母指外転筋（APB），尺骨神経刺激による小脂外転筋（ADM），橈骨神経刺激による示指伸筋（EI）です．いずれの筋肉でも，筋肉長を短くすると筋活動電位の振幅は大きくなり，持続は短くなりました[8]．中間長のときは，中間の形状を呈しています．これは，筋活動電位が筋線維を伝導するときの速度が筋肉長によって変化するためと考えられます．筋活動電位の伝導速度には 2 種類のものが考えられます．①実際の筋肉長に対する速度（距離／秒，m/s）と，②筋成分（筋節）に対する速度（筋節／秒，sarcomeres/s）です．①で定義される速度はあまり変化せず，②で定義される速度は速くなるとされています．さらに，この傾向は，伝導速度が遅い筋線維ほどより顕著に認められるとされています[9]．仮に筋肉が収縮して 5 cm から 3 cm になったとしてみましょう．筋肉長は短くなっていますが，そこに含まれる筋節は同じです．m/s で計られる速度は変化しませんから，3 cm と短くなったとき，筋腹中央部から発生した筋活動電位が筋末端に到達するのに要する時間は短くなります．つまり，CMAP の持続時間は短くなることがわかります．この間，単位時間あたりに興奮している筋節は多くなっています．つまり，②で定義される速度は速くなっています．したがって，単位時間あたりに流れる電流も増えています．このため CMAP の振幅は大きくなります．またさらに，伝導速度が遅い筋線維ほど早く伝導するようになるため，筋活動電位の同期性がよくなり，CMAP の振幅は大きくなると考えられます．

5 皮膚温による複合感覚神経活動電位の波形変化

●低体温による SNAP の変化

　最近では，麻酔や低酸素性脳症の治療などに，低体温が用いられることが多くなってきました．今後，このような状態で，神経機能のモニターが必要とされる症例が増えてくるかもしれません．そこで，神経伝導検査での低体温の影響について，SNAP の変化について述べておきたいと思います．

　図XI-15 右段を見てください．手関節部で正中神経を刺激し，第 2 指においた電極から SNAP を記録したものです．皮膚温の低下とともに，SNAP の振幅が増大し持続も長くなっていることがわかります．この SNAP の波形変化は，低体温による影響です．低体温になると，単一神経の伝導速度は遅くなりますが，振幅はやや大きくなり，持続時間はかなり長くなることが知られています[10,11]．このため，個々の神経の活動電位の同期性がよくなって，複合 SNAP の振幅は大きくなり，持続が長くなるのです．なぜ低体温になるとこのような変化が起こるのかというと，活動電位の活性化過程と不活化過程が共に遅れるからです．しかも，活性化の遅延より不活化の遅延の方が，より著明であるとされています．このため個々の活動電位の持続は長くなります．これが原因で，図XI-15 に示したような SNAP の波形変化が起こります．なお，図XI-15 は，各皮膚温での記録を手作業でトレースして作成したものです．17 個の記録波形を同時に蓄えておくことのできる記録

4 筋肉長の変化による複合筋活動電位（CMAP）の波形変化／5 皮膚温による複合感覚神経活動電位の波形変化

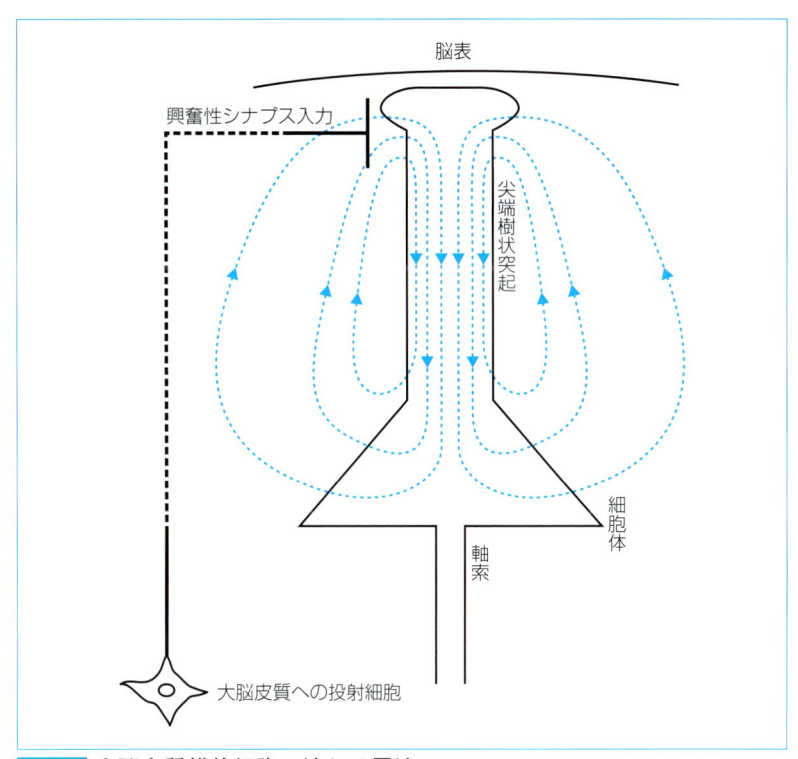

図XI-17 大脳皮質錐体細胞に流れる電流
尖端樹状突起表層部に，興奮性シナプス入力があったときを示している．

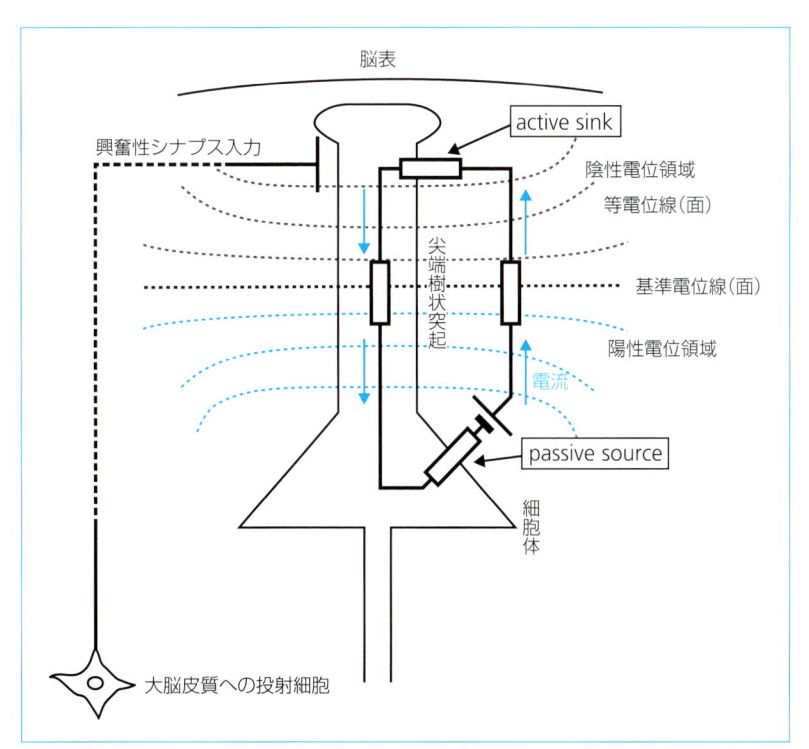

図XI-18 尖端樹状突起表層部に興奮性シナプス入力があったときの電気的等価回路
尖端樹状突起表層部細胞膜の起電力は 0 mV になるため，同部には，電池はなく抵抗のみが描かれている．

157

装置がなかったためですが，このため，SNAPの出現潜時が微妙に動揺しています．低体温では伝導速度が遅くなるため，活動電位の潜時が遅れるのですが，それを正確には表現できていません．

6　脳電位の記録

●脳波などの脳電位が記録される機序

　本節では，脳波などの脳電位が記録される機序について考えます．脳波は，主として大脳皮質に存在する錐体細胞に興奮性入力があったとき，大脳の細胞外容積伝導体を流れる電流によるものと考えられます．細胞外容積伝導体は抵抗からのみなる構造物ですから，電流が流れないことには電位差は存在しません．では，大脳錐体細胞に興奮性入力があったとき，どのような電流が流れるのか考えていきましょう．

　大脳皮質の第3層と第5層には，尖端樹状突起（apical dendrite）を脳表へ向けた錐体細胞が多数，平行に配列されています（図XI-16）．この細胞の軸索は，大脳皮質からの出力路を形成しています．もちろん，大脳皮質にはこのほかにも多くの介在ニューロン（interneuron）が存在しています．介在ニューロンというのは，入力の神経細胞と出力の神経細胞をつなぐ役割を担ったニューロンという意味です．脳電位を作り出しているのは介在ニューロンではなく，主として錐体細胞であると考えられています．錐体細胞は同じ方向を向いて配列しているため，この細胞に引き起こされた電気活動は，それが同期して起こった場合，大きな電位変化となり頭皮上からも記録可能となるのです．

　では，錐体細胞尖端樹状突起の大脳皮質表面に近い部分（表層部）に興奮性シナプス入力があった場合，どのような電位が記録されるのか考えてみましょう．細胞外容積伝導体に電流が流れていない限り，電位変化が記録されることはありません．このことは，今まで何度となく強調してきた通りです．では，どのような電流が流れるのでしょうか．図XI-17にそれを示しました．電流は，細胞外を大脳皮質深部の細胞体から，尖端樹状突起表層部へ向かって流れていきます．細胞内では逆に，大脳皮質表層部から深部の細胞体へ向かって流れていきます．なぜこのような電流が生じるのか，図XI-18に示した電気的等価回路で考えてみます．

●興奮性シナプス入力による電流双極子と細胞外での電位記録

　尖端樹状突起表層部に興奮性シナプス入力があると，その部のシナプス下膜は，ナトリウムイオンとカリウムイオン，両方のイオンに対する透過性が亢進します．近似的な電気的等価回路としては，これを膜電池がなくなり抵抗のみになった状態として表すことができることは，第X章で見てきた通りです．このとき，錐体細胞深部の細胞膜は静止膜電位に留まったままになっています．つまり，細胞体近傍の細胞膜には，細胞内陰性の電池が存在しています．ここに起電力差が発生します．一方，細胞膜と容積伝導体からなる電気回路が存在していますから，この回路を電流が流れることになります．電流を流す起電力は，細胞体にある細胞内陰性の膜電池です．この膜電池から細胞外へ電流が流れ出て，細胞外容積伝導体を深部から表層部へ向かうことになります．表層部では，シナプス下膜部で細胞内へ流入します．細胞内では，表層部から深部へ向かっていき，細胞体部へ戻っていきます．こうして容積伝導体に電流が流れると，容積伝導体内に電位差が出現します．細胞外では深部がより陽性電位を示し，表層部はより陰性電位となります．図XI-18の破線は，電流が流れたことによって出現する等電位線(面)を示しています．脳の遠く離れた場所に基準電極を設置するとすれば，その遠く離れた電極まで到達する等電位線が，基準電位(0 mV)を与えることになります．図XI-18では，まっすぐな破線を基準電位線としました．こうして，この基準電位線より深部は陽性電位を示し，表層部は陰性電位を示すことになります．つまり，頭皮上においた電極からは陰性電位が記録され，大脳皮質深部に電極を設置したとすれば陽性電位が記録されることになります．大脳皮質の表層部と深部で，電位の極性逆転が起こるのです．このようにして，大脳皮質に，いわゆる「電流双極子（current dipole）」が出現することになります．

6 脳電位の記録

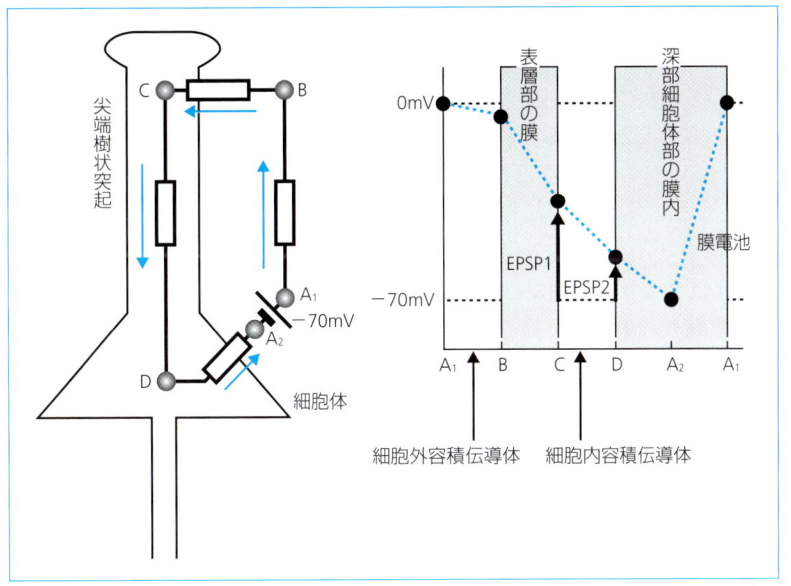

図XI-19 尖端樹状突起表層部に興奮性シナプス入力があったときの電位プロファイル

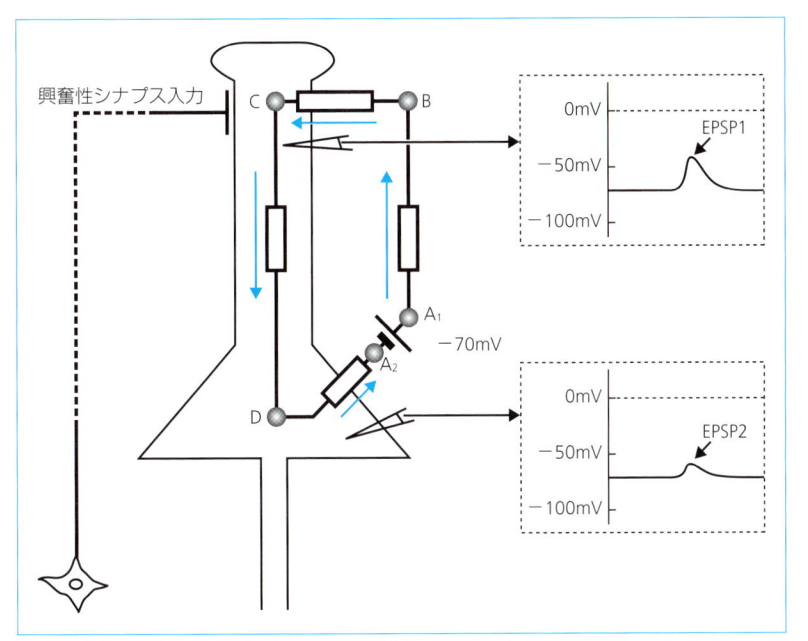

図XI-20 尖端樹状突起表層部に興奮性シナプス入力があったときの EPSP の振幅
表層部では大きな EPSP(EPSP1)が，細胞体部では小さな EPSP(EPSP2)が記録される．

XI 臨床における電位記録—活動電位と脳電位

● active sink と passive source

　私たちが記録している脳電位は，以上のような過程で発生した電位変化であるわけです．尖端樹状突起表層部には興奮性シナプス入力があるため，この部分は，活動性の電流吸い込み口となっており，「active sink」とよばれます．一方，錐体細胞深部は，受動的な電流吹き出し口となっており，「passive source」とよばれます．passive source は，錐体細胞の細胞体部に限局されるわけではなく，尖端樹状突起の細胞体に近い部分等も passive source となると考えられます．いずれにせよ，図示したように，脳表に対し垂直方向の電流が流れることが電流双極子の本質です．

　錐体細胞深部の細胞体近傍に，興奮性シナプス入力がくることもあります．このときは，電流の向きは，これまで見てきた方向とは逆になります．したがって，大脳皮質表面では陽性電位が記録され，深部では陰性電位が記録されます．Sasaki は，視床から大脳皮質への入力路を，2種類に分類できることを見いだしました[12,13]．すなわち，①尖端樹状突起表層部に興奮性シナプス入力がある「浅層性視床—皮質投射系（superficial thalamo-cortical projection）」と，②錐体細胞深部に興奮性シナプス入力がある「深層性視床—皮質投射系（deep thalamo-cortical projection）」です．機能的には，浅層性視床—皮質投射系の方が，より高次の脳機能を担っている可能性が示唆されています．

● 細胞内での電位変化

　次に，興奮性シナプス入力が尖端樹状突起表層部に発生したときの，細胞内での電位変化をみておきましょう．少々長くなりますが詳しく見ていきたいと思います．図XI-19 において，左に電気的等価回路を，右に電位変化のプロファイルを書きました．電気的等価回路の A_1 点を基準電位（0 mV）としましょう．電流は，細胞外容積伝導体を A_1 点から B 点へ向かって流れています．「電圧降下の原理」に従って B 点は陰性電位となります．それを，仮に -1 mV としておきましょう．B—C 間は細胞膜ですが，興奮性シナプス入力があると，この部位は抵抗だけになります．電流は B 点から C 点へ流れていますから，C 点はさらに陰性となります．しかし，C 点は静止膜電位である -70 mV よりは陽性です．

つまり，脱分極しています．たとえば，-40 mV といった値です．もし，尖端樹状突起表層部の細胞内へ微小電極を刺入して電位を測定したとすれば，興奮性シナプス入力が発生したとき，-40 mV の電位が記録されることになります．これは，シナプス入力がないときは，静止膜電位（-70 mV）であったものが，30 mV 脱分極したことに相当します．この電位変化が，すなわち興奮性シナプス後電位（EPSP）です．プロファイルでは，それを EPSP1 と記載しました．電流は，さらに細胞内を C 点から D 点へ向かって流れていますから，D 点はさらに陰性となります．しかし，-70 mV よりは陽性です．それを -60 mV としておきましょう．これは 10 mV の脱分極に相当します．これが深部の細胞体内で記録される EPSP ということになります．プロファイルでは，それを EPSP2 と書いておきました．次に D 点から A_1 点へ向かって電流は流れていきます．ここは静止膜ですから，細胞内陰性の電池が存在しています．電池の起電力は -70 mV です．膜抵抗も電池と直列に配置されています．そこで膜抵抗と電池の接点を A_2 点としましょう．いうまでもなく，これは仮想的な点です．膜電池の内部抵抗を外部に書き出すための便宜的な手法です．D 点から A_2 点へ向かって電流が流れていますから，A_2 点は，D 点よりさらに陰性となります．A_2 点の電位は -70 mV です．A_2 点から A_1 点へは，電池の中を電流が流れていきます．第Ⅲ章第1節で説明したように，電流は電池の中を陰極から陽極へ向かって流れ，電位が上昇します．こうして，A_1 の電位は 0 mV に戻ります．回路を1周すると電位は元の電位に復帰します．

　以上の考察からわかるように，EPSP の大きさは細胞内の記録部位によって異なります（図XI-20）．神経—筋接合部の EPP でも同様であったことを思い出してください．EPSP も EPP も入力があったシナプス近傍で最も大きく，そこから離れるにつれ小さくなっていきます．したがって，この例では，EPSP は尖端樹状突起表層部が最も大きいのですが，活動電位は尖端樹状突起の細胞膜からは始まりません．錐体細胞の尖端樹状突起も活動電位を発生するとされていますが，この部位の閾値はかなり高くなっています[14,15]．神経細胞では，軸索が細胞体から出る「初節（initial segment）」が最も閾値が低いとされています．この部が適切に脱分極したとき，

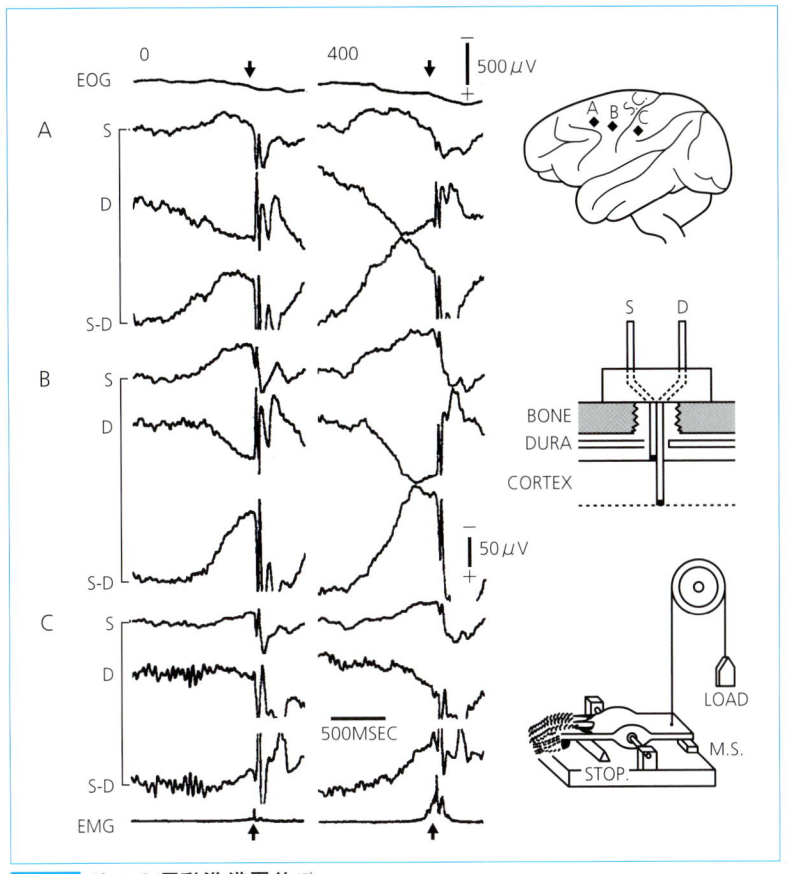

図XI-21 サルの運動準備電位[17]

サルにレバー上げ運動を行わせ，大脳皮質に設置した電極から脳電位を記録した．同運動を100回行わせた．記録はその平均加算の結果を示す．図示したような電極用いて，運動を行っているサルから皮質表面の電位と深部の電位を同時に導出した．基準電極としては，左右の乳様突起骨に埋め込んだ銀―塩化銀電極を左右結合して用いた．左の記録はレバーに重りが付いていない場合，右の記録は400 g の重りを付けた場合．A：運動前野からの記録．B：運動野からの記録．C：体性感覚野からの記録．S：皮質表面の記録．D：皮質深部の記録．S-D：表面の記録から深部の記録を引き算したもの．EMG：サルの手関節伸筋群からの表面筋電図．筋電図は両波整流したものを用いた．時定数2秒，高周波遮断フィルタ100 Hz で記録．大脳皮質表面陰性―深部陽性の緩徐な電位変化が，運動開始に約1秒近く先立って出現している．皮質表面と深部で電位の極性が逆転していることがわかる．

XI 臨床における電位記録—活動電位と脳電位

軸索を伝導する活動電位が発生します．

● **再び，細胞外記録における極性逆転について……**

　脳波のアルファ波も，イヌにおける記録で皮質表層部と皮質深部で電位の極性が逆転することが示されています[16]．私たちは，サルで運動準備電位（MRCP，movement-related cortical potential）を記録し，この電位も大脳皮質表面と大脳皮質深部で極性が逆転することを確認しています[17, 18]．運動準備電位とは，随意運動を開始するのに先立って大脳皮質に出現する緩徐な電位変化です．運動開始に1秒ほど先行して出現します．この電位は，大脳皮質表面では陰性ですが，皮質深部では陽性となります．ここから，運動準備電位は，大脳皮質表層部に誘発された興奮性シナプス入力による電位である，と推測できます（図XI-21）．

　大脳皮質陰性の脳電位の発生機序として，尖端樹状突起の表層部に興奮性シナプス入力があると，その部分が「陰性に帯電する」として説明されることがあります（図XI-22）．これに対し，皮質深部は，皮質表層部の陰性に対して「相対的に陽性に帯電する」とされます．この考え方では，帯電した結果，皮質深部から皮質表層部へ向かって電流が流れるとされます．私の説明とは因果関係が逆になっています．私は，電流が流れた結果，オームの法則に従って大脳皮質表層部陰性－深部陽性の電位変化が出現すると説明しました．

　私には，どのようなメカニズムで尖端樹状突起表層部の細胞外部が陰性に帯電するのか理解できません．細胞外が陰性に帯電すれば，細胞内は陽性に帯電しているはずですが，EPSPは細胞外に対して陰性の電位でした．そうであれば細胞外は陰性に帯電しているが，細胞内は，より一層，陰性に帯電している，とでも考えるほかなくなります．しかし，「膜内外が，ともに陰性に帯電する」ということは考えにくいことです．帯電とは，陽性電荷の数と陰性電荷の数がアンバランスになった状態で，静電気学的な現象です．陰性に帯電しているとは，陰性電荷数が陽性電荷数より多くなった状態を意味します．膜内外が，ともに陰性に帯電すれば，膜内外の陰性電荷同士は，お互いに強く反発し合うでしょう．したがって，瞬時にしてこのような帯電状態は解除され，安定した帯電状態を保つことはできないはずです．ここでも，活動電位の発生機序の場合と同様，静電気学と動電気学の混同に基づく誤解が生じているように思います．

　IPSPもEPSPと同様に，抑制性シナプス入力があった部位で最も大きく，離れるにつれて小さくなっていきます．神経細胞では，上記したように，軸索起始部である初節部が，閾値が最も低いとされています．したがって活動電位が初節部で始まるのを抑制するためには，抑制性シナプス入力は細胞体近傍で発生した方が効果的と考えられます．

7　容積伝導電位と投射性遠隔電場電位

　最後に，容積伝導電位（volume-conducted potential）と投射性遠隔電場電位について述べ，記録電位に関する私の考え方をまとめておきたいと思います．

　私たちは，容積伝導体を介して電位を記録しています．容積伝導体を電流が流れ，その結果生じた電圧降下を，容積伝導体を通じて記録しています．この意味で，私たちが記録している電位は，ほとんどのものが容積伝導電位です．ただし，第Ⅳ章で述べた心電図の肢誘導とP9遠隔電場電位は，電流が流れないことが電位記録を可能とする理由でした．その意味で，肢誘導とP9遠隔電場電位は，容積伝導電位から除外すべきものと思われます．私はこれらを「投射性遠隔電場電位（projected far-field potential）」，あるいは，「狭義の遠隔電場電位」と名付けています[19]．リード線効果によって，リード線の先端へ電位が投射されている，という意味です．

　容積伝導体において，記録電極は，電位発生源の近くに存在することもあれば，離れた場所にある場合もあります．記録電極が電位発生源の近くにある場合，これを近接電場電位（near-field potential）の記録とよんでいます．通常，振幅の大きな電位が記録されます．また，記録部位を少し変更しただけで，電位波形が大きく変化します．一方，離れた場所にあるときは，近くにある場合と比べて，電位の振幅

7 容積伝導電位と投射性遠隔電場電位

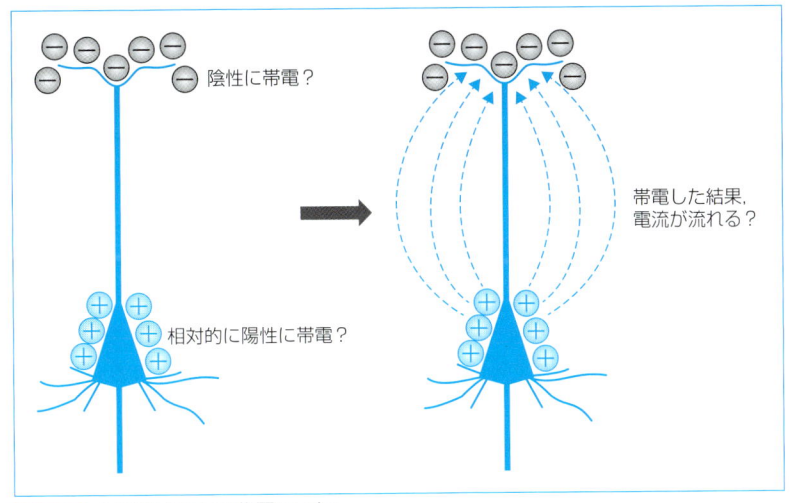

図XI-22 皮質双極子の帯電モデル

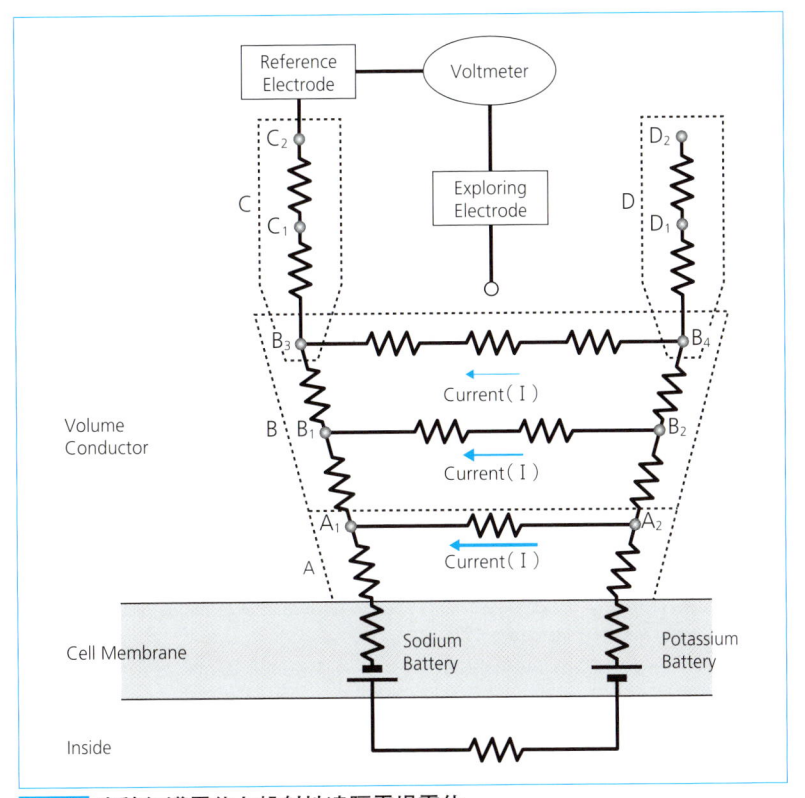

図XI-23 容積伝導電位と投射性遠隔電場電位
Sodium Battery：ナトリウム電池で，この部位で活動電位が発生していることを示す．Potassium Battery：カリウム電池で，静止膜を示す．静止膜から活動膜へと電流(I)が流れている．領域A：近接電場電位の領域で，大きな電流が流れている．領域B：容積伝導電位の領域で，細胞膜から離れるほど電流が小さくなる．領域CとD：電流が流れないリード線領域．図では，領域Cに基準電極（Reference Electrode）を置いている．領域Aと領域Bからの記録の相違は，相対的なものに過ぎず，いずれも本質は容積伝導電位である．Dからは，投射性遠隔電場電位が記録される．

（文献4から改変引用）

は小さくなります．また，遠方での記録では，記録電極の位置を少々変えても，電位波形や振幅の変化はあまり起こりません．このような違いが生じる理由は，流れる電流の強さの相違にあります．電位発生源から離れれば離れるほど，その部位を流れる電流が小さくなっていき，電圧降下の原理による電位差の発生が小さくなるからです．しかし，電位発生源近傍での記録と遠位部での記録の相違点は，相対的なものにすぎません．両者の間に画然とした境界線を引くことはできません．いずれも原理的には，上記した意味での容積伝導電位であることに変わりはありません．投射性遠隔電場電位と容積伝導電位の関係を，図XI-23 に示しておきました．

　容積伝導体自体は，水の誘電性を無視すれば，純粋な抵抗と考えられます．電池（起電力）は細胞膜に存在していますが，容積伝導体内にはありません．

オームの法則から，抵抗の 2 点間に電位差が出現するためには，電流が流れていなければなりません．したがって，出現した電位分布を説明するためには，電流が容積伝導体内をどのような方向に流れているのか知る必要があります．私たちは，有限の大きさの人体を対象として電位記録を行っています．決して無限の大きさの容積伝導体を対象としているのではありません．また，針筋電図などを除けば，私たちは，電流が流れることのできる容積伝導体としての人体と，電流が流れることのできない体外空間との境界面から記録を行っています．このような制約があるため，電流の流れ方が，無限の大きさを持った容積伝導体とは異なったものになります．この点を常に考慮に入れて，電位波形や電位分布を解釈していくことが必要となります．

●文　献●

1) 山本尚武，中村隆夫：生体電気計測．pp9-29，コロナ社，東京，2011．
2) Lorente de No：Analysis of the distribution of the action currents of nerve in volume conductors. In：Studies from the Rockefeller institute for medical research, vol 132, Ch 16, A study of nerve physiology, pp 384-497, The Rockefeller Institute for Medical Research, New York, 1947.
3) Dumitru D：Electrodiagnostic medicine. pp 29-64, Hanley & Belfus, Philadelphia, 1995.
4) 橋本修治：電気回路による臨床電気神経生理学入門．永井書店，大阪，1997．
5) Kimura J, Machida M, Ishida T, Yamada T, Rodnitzky RL, Kudo Y and Suzuki S：Relation between size of compound sensory or muscle action potentials, and length of nerve segment. Neurology, 36：647-652, 1986.
6) 関口兼司，幸原伸夫，苅田典生，戸田達史：逆向性感覚神経伝導検査における貼布型ディスポーザブル表面電極の貼布位置による比較．臨床神経生理学，41：23-28, 2013.
7) Katz B（佐藤昌康監訳）：神経・筋・シナプス．pp9-25，医歯薬出版，東京，1970．
8) Hashimoto S, Kawamura J, Segawa Y, Harada Y, Hanakawa T and Osaki Y：Waveform changes of compound muscle action potential（CMAP）with muscle length. J Neurol Sci, 124：21-24, 1994.
9) Trontelj, JV：Muscle fiber conduction velocity changes with length. Muscle Nerve 16：506-512, 1993.
10) Hodgkin AL and Katz B：The effect of temperature on the electrical activity of the giant axon of the squid. J Physiol（Lond）109：240-249, 1949b
11) Louis AA and Hotson JR：Regional cooling of human nerve and slowed Na＋ inactivation. Electroencephalogr Clin Neurophysiol, 63：371-375, 1986.
12) Sasaki K：Electrophysiological studies on thalamo-cortical projections. In International anesthesiology clinics, ed by Mori K, vol 13, Neurophysiological basis of anesthesiology, pp 1-35, Little, Brown and Company, Boston, 1975.
13) Sasaki K：Electrophysiological studies on the cerebellothalamocortical projections. Appl Neurophysiol, 39：239-250, 1976/77.
14) Stuart GJ and Sakmann B：Active propagation of somatic action potentials into neocortical pyramidal cell dendrites. Nature 367：69-72 1994.
15) Markram H, Helm PJ, Sakmann B：Dendritic calcium transients evoked by single back-propagating action potentials in rat neocortical pyramidal neurons. J Physiol 485：1-20 1995.
16) Lopes da Silva FH and Storm van Leeuwen W：The cortical alpha rhythm in dog：The depth and surface profile of phase. In Architectonics of the cerebral cortex, ed by Brazier MAB and Petsche H, pp 319-333, Raven Press, New York, 1978,.
17) Hashimoto S, Gemba H and Sasaki K：Premovement slow cortical potentials and required muscle force in self-paced hand movements in the monkey. Brain Res, 197：415-423, 1980.
18) Hashimoto S, Gemba H and Sasaki K：Distribution of slow cortical potentials preceding self-paced hand and hindlimb movements in the premotor and motor areas of monkeys. Brain Res, 224：247-259, 1981.
19) Hashimoto S, Segawa Y：Model of generation of P9 far-field potentials using an electric circuit diagram. In：Recent advances in clinical neurophysiology, ed by Kimura J and Shibasaki H, pp 251-254 Elsevier, Amsterdam, 1996.

NOTE

第XII章 周波数域遮断フィルターの意味と動作機序

　私たちが生体から電気現象を記録するとき，増幅器を用いて電位を増幅する必要があります．増幅器としては差動増幅器が用いられていますが，入力された電位を単純に増幅すればよいというわけではありません．生体にとって意味のある電位だけを増幅し，商用交流から混入してくる交流雑音（ハム）を軽減するために，種々の工夫が必要となります．本章と次章で，これら記録システムの基本を解説していきます．本章では，生体にとって意味のある電位を取り出すために必要となる，周波数域遮断フィルターについて解説します．次章で，交流雑音軽減の方法としての差動増幅器とアースについて解説します．なお，機器は，主としてデジタル脳波計を念頭に置いています．

1　周波数域遮断フィルターが必要となる理由

●低域遮断フィルターと高域遮断フィルター

　基本的なフィルターには，①低域遮断フィルターと②高域遮断フィルターの2種類があります．低域遮断フィルターとは，名前のとおり，低周波成分をカットするフィルターであり，高域遮断フィルターは高周波成分をカットするフィルターです．私たちが生体から電気信号を記録しようとするとき，生体や記録システムに由来する実に様々な周波数の電位が存在しています．これらすべての信号を同じ程度に増幅していたのでは，見たい波形を取り出すことができません．たとえば，脳波記録では，通常，0.5 Hz～60 Hz程度の電位を取り出して増幅するようにしています．この目的のために使用されているのが周波数域遮断フィルターです．ある一定値より低い周波数の電位を増幅しないようにしながら，一方で，ある一定値より高い周波数の波形を増幅しないようにします．このようにして，生理学的に意味のある波形だけを記録するようにしているのです．

　現在のデジタル脳波計では，入力ボックスで，以下のようなアナログ処理が行われています（図XII-1）．まず，生体信号を適度に増幅し，その後，低域遮断フィルターが挿入されています．さらに，高域遮断フィルターを通過した後，アナログ／デジタル変換器（A/D変換器）によってデジタル信号に変換されます．これら低域遮断フィルターや高域遮断フィルターは，いずれも抵抗とコンデンサーからなるアナログフィルターです．これを「初期段階でのフィルター」とよんでおきましょう．その後，デジタル化された信号は，コンピュータに送り込まれそこで保存されます．したがって，デジタル化される信号は，その前の初期段階で，すでにアナログフィルターがかかった信号となっています．なぜ，最初からデジタル処理しないで，A/D変換する前の初期段階でアナログフィルターが用いられるのでしょうか．それは，低域遮断フィルターは電極電位を遮断するために必要とされ，高域遮断フィルターはアンチエイリアシングのために必要とされているからです．以下でこの点を説明していきます．

　なお，ここで「初期段階でのフィルター」とよんだものは，入力ボックスにハードウェアとして組み込まれているため，「ハード（ウェア）フィルター」とよばれることがあります．しかし大事なことは，これらのフィルターはA/D変換「前」に挿入されている「アナログフィルター」であるという点にあります．後に述べる「リフィルタリング」のフィルターは，A/D変換後にソフト的に処理されるデジタルフィルターです．

1　周波数域遮断フィルターが必要となる理由

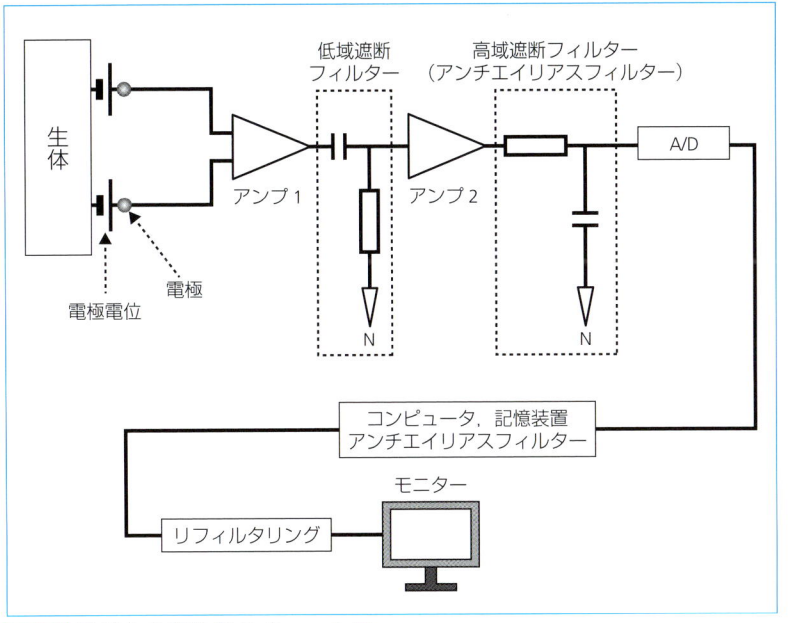

図XII-1 デジタル脳波計のチャート図
電極電位は，便宜的に，生体側陰性の電池で表示した．

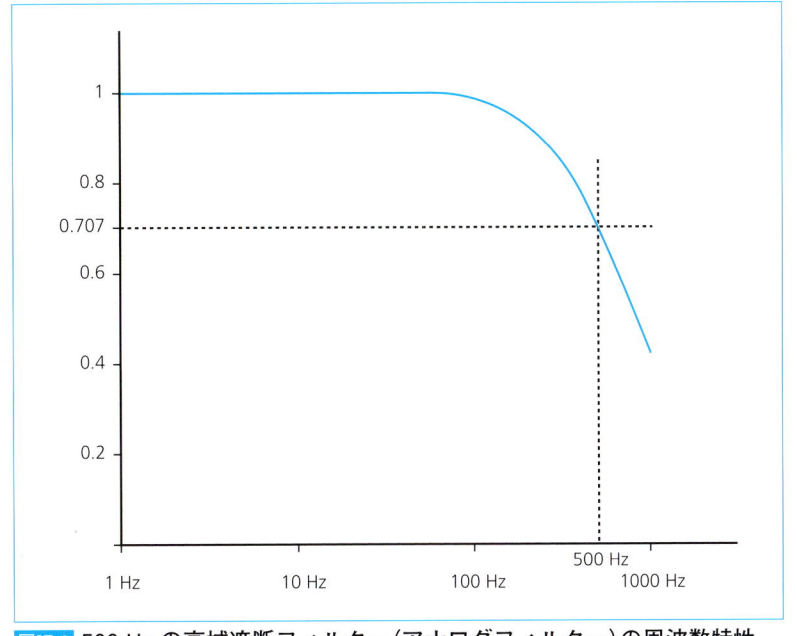

図XII-2 500 Hz の高域遮断フィルター（アナログフィルター）の周波数特性
出力波形の振幅は，500 Hz において入力波形の 0.707 倍になっている．500 Hz 以上の波形は振幅が 0.707 倍以下になっているが，振幅を減じながらもフィルターを通過していることが分かる．横軸は対数目盛となっていることに注意．

XII　周波数域遮断フィルターの意味と動作機序

XII 周波数域遮断フィルターの意味と動作機序

2 低域遮断フィルターが初期段階で必要となる理由

●電極電位の存在

　低域遮断フィルターが必要となる大きな理由は，電極電位の存在です．私たちは，電極を生体に接触させて生体から電位を記録しています．このとき，電極と電極ペーストとの接触面や電極ペーストと生体との接触面に電位差が発生します．一般に，金属と溶液が接触すると，イオン化傾向の差によって，接触面に電位差が発生します．これを「電極電位」とよんでいます[1-4]．これは，一種の電池であり直流電位を持っています．その大きさは，基準電位を何にとるかによって変化するため，一概にいくらということはできません．電気化学では，通常，標準水素電極を基準電極とし，それが持つ電極電位を基準として他の電極電位を測定します．つまり，電極電位は，標準水素電極が持つ電極電位に対する相対的な値として定義されることになります．こうして測定された標準電極電位は，たとえば，不分極電極である銀-塩化銀電極では，+200 mV ほどとかなり大きな電位を持っています[2,5]．電極と皮膚面には様々な不純物が存在していますし，発汗状態も違います．生体側の状態は様々です．このため，たとえ同じ組成や構成の電極を用いていても，生体に接触させた電極毎に電極電位が少しずつ異なってきます．元の電極電位自体が大きいので，相互に少し異なるだけでも数 10 mV～数 mV 単位で異なってくる可能性があります．このような電極電位まで増幅していたのでは，本来欲しい生体の電気現象を記録できなくなります．発汗などによって電極のイオン環境が変化すれば，電極電位も変化します．そこで，低周波の波形をカットする必要が出てくるのです．この目的に使用されるのが低域遮断フィルターです．

3 高域遮断フィルターが初期段階で必要となる理由

●エイリアシングノイズの混入防止

　次に，高域遮断フィルターについて述べます．初期段階で，高域遮断フィルターが必要となる理由は信号のデジタル化にあります．アナログ脳波計では，高域遮断フィルターは必ずしも必要ではありません．紙書き用のペンが動く速度には限界があるため，自然と 100 Hz 近い高域遮断がかかってしまいますが，これが高域遮断を必要としない理由ではありません．あらかじめ高域遮断しておかなければならない特別な理由がないからです．筋電図等の高周波の混入を除去したいときだけ，高域遮断フィルターをかければよかったのです．しかし，デジタル脳波計では，必ず初期段階で高域遮断フィルターを必要としています．たとえば，筆者の病院で使用している脳波計では，記録中，1,000 Hz で脳波をサンプリングしています．このとき，この脳波計では，初期段階で 300 Hz のアナログ高域遮断フィルターが入るように設計されています．なぜこのような高域遮断フィルターが必要になるのかというと，エイリアシングノイズの混入を防ぐためです．エイリアシングノイズの混入を防ぐフィルターを，「アンチエイリアスフィルター（anti-alias filter）」といいますが，この 300 Hz のフィルターがアンチエイリアスフィルターとして機能しています．そこで，アンチエイリアスフィルターの意味を説明したいと思いますが，その前に，信号のデジタル化の基本とアナログの高域遮断フィルターの周波数特性を理解しておく必要があります．以下，順に解説していきます．

4 信号のデジタル化とアンチエイリアスフィルターの役割

●サンプリング定理とナイキスト周波数

　A/D 変換において，例えば 500 Hz の波を忠実に再現するには最低どのくらいの間隔でのサンプリングが必要でしょうか．サインカーブを考えてくだ

さい．500 Hzすなわち1周期2 msのサインカーブを2 msごとにサンプリングしても，元波形を再生できないことは理解できると思います．1周期について，最低2点の電位が与えられないことには，元のサインカーブを再現できません．500 Hzの波を再現するには最低1,000 Hzでサンプリングする必要があるのです．逆にいえば，1,000 Hzでサンプリングしている脳波計では，500 Hzまでの波形しか再現できません．これを「サンプリング定理」といいます．そして，サンプリング周波数の半分の周波数を「ナイキスト周波数」とよんでいます[5]．ナイキスト周波数より早い周波数の波形を正確に再生するための情報は，サンプリングされたデータには含まれていないのです．

では，1,000 Hzでサンプリングしているとして，元波形にナイキスト周波数500 Hz以上の波形が含まれていたとすれば，その成分はどうなるのでしょうか．これが，A/D変換に際し，自動的にデジタル化されずに捨て去られるのであれば問題はありません．しかし，残念ながらそうはならないのです．ナイキスト周波数で折り返された波形として残存してしまいます．たとえば，650 Hzの周波数成分が元波形に含まれていたとすれば，この成分は500 Hzで折り返されて，350 Hzの波形としてデジタル化されます．つまり，650 Hz－500 Hz＝150 Hzの波形が，ナイキスト周波数である500 Hzで折り返されて，500 Hz－150 Hz＝350 Hzの波形としてデジタル化されます．したがって，元波形に350 Hzの波形が存在していなかった場合でも，再生時には350 Hzの波形がゴーストのように出現してくることになります．これがエイリアシングノイズです．ナイキスト周波数以上の波形では，1周期当たり1点だけでサンプリングされる部分と，1周期当たり2点でサンプリングされる部分が混在することになるため，このような現象が発生するのかもしれません．

●アンチエイリアスフィルターで高周波成分をカットする

そこで，1,000 Hzでサンプリングしているときには，デジタル化する前に，500 Hz以上の高周波成分をカットしておく必要がでてきます．これが，アンチエイリアスフィルターの役割です．しかし，

500 Hz以上の高周波成分をカットするためには，300 Hz程度のアナログ高域遮断フィルターをかける必要がでてくるのです．500 Hzの高域遮断フィルターでは不十分です．どうしてでしょうか？高域遮断フィルターといってもアナログフィルターですので，その周波数以上の波形が突然に完全にカットされるわけではなく，振幅を減じながらフィルターを通過していくからです．遮断周波数とは，フィルターを通過したとき，その振幅が$1/\sqrt{2}≒0.707$に低下する周波数のことです．すなわち遮断周波数を500 Hzとすれば，500 Hzの波形は，フィルターを通過した後，その振幅が0.707倍になるわけです．そして，500 Hz以上の波形は，0.707倍以下になりますが0となるわけではありません．この$1/\sqrt{2}≒0.707$倍を電圧増幅率としてのデシベル表示に直せば，－3 dBになります．機器の仕様書等にはデシベルで表示されていることが多いのですが，いま議論している範囲内では，デシベル表示を行う利点はありません．このため，デシベル表示についてはこれ以上言及しません．なお，0.707倍と奇妙な数値が出てきましたが，その意味については本章章末の「より深く理解するために①：時定数と遮断周波数の関係」(p.177)に記載しました．興味ある方はそちらをご参照ください．

図XII-2に，500 Hzを遮断周波数とする，アナログ高域遮断フィルターの周波数特性を図示しました．縦軸は，入力波形の振幅を1とし，それに対して，各周波数の波形がフィルターを通過した後どの程度減衰するかを示しています．横軸は周波数ですが，対数目盛となっていることに注意してください．高周波域で，減衰の度合いが急速に大きくなっているようにみえますが，これは対数目盛によって高周波域が圧縮されて表示されているためです．しかし，この図から，500 Hz以上の波形が振幅を減じながらもかなり残存していることがわかります．このため，500 Hz以上の高周波をより確実に遮断することを目的として，300 Hz程度の高域遮断フィルターをかけることになります．これが，アンチエイリアスフィルター(anti-alias filter)です．

このようにして，記録時に1,000 Hzで脳波をサンプリングしているデジタル脳波計では，デジタル化する前の初期段階で，300 Hzの高域遮断フィルターをかけることが必須となります．通常，サンプ

XII 周波数域遮断フィルターの意味と動作機序

リング周波数の 1/3 程度の高域遮断フィルターがアンチエイリアスフィルターとして，自動的に入るように設計されています．

コラム1　コンピュータ内でのデータ保存

1,000 Hz でサンプリングしたデータは，脳波計のコンピュータ内に一時的に蓄えられていますが，このままではデータ量が多すぎるため保存に適していません．そこで保存時には，もっと低いサンプリング周波数に間引いて保存されます．この保存用のサンプリング周波数は，脳波計で検者が設定できるようになっています．通常，200 Hz か 500 Hz に間引いて保存することになります．もし，200 Hz で保存すると設定したとすれば，この段階で 60 Hz の高域遮断フィルターが自動的にデジタル的に入ります．したがって，200 Hz で保存したデータを再生するとき，リフィルタリングできるのは 60 Hz 以下となります．つまり，再生時の高域遮断フィルターは，自動的に 60 Hz 以下の高域遮断周波数しか選択できなくなっています．500 Hz で保存するときは，120 Hz の高域遮断フィルターが入るように設計されており，再生時のリフィルタリングでは 120 Hz 以下の高域遮断フィルターしか選択できません．

5　低域遮断フィルターの作用機序と時定数

● CR 回路

アナログの低域遮断フィルターは，コンデンサーと抵抗からなっています．その基本型を図XII-3 に示しました．これはコンデンサーと抵抗からなる回路で「CR 回路」とよばれています．図XII-1 に示した低域遮断フィルターをそのまま書き出したのが図XII-3(1)です．A 端子と N 端子間に入力電圧が与えられ，B 端子と N 端子間の電圧として出力されます．出力電圧は次のアンプに入力されていきます．この CR 回路では，コンデンサーが入力をブロックする構成になっていることがわかります．コンデンサーが直流(DC)を通さないことは，第VII章で記載したとおりです．これによって，電極電圧などによる直流電圧がブロックされます．なお，この図で，N としたものは，回路全体の基準電位を与える部位を意味しています．回路内の電位は，N を基準電位(0 V)として表されます．入力も出力も N を基準とした電位になります．

コンデンサーは交流を通しますが，低周波の交流に対しては大きな抵抗として機能し，高周波に対しては小さな抵抗となります．いま，様々な周波数からなる入力があったとき，低周波成分はコンデンサーを通過しにくいのですが，高周波成分はコンデンサーを容易に通過していきます．これが，この CR 回路が低周波成分を遮断する機序です．

もう少し具体的にみると次のようになります(図XII-3(2)参照)．いま，この回路に，① 1 Hz の低周波と② 100 Hz の高周波数，の 2 種類の交流を入力したとしましょう．入力信号の有効電圧はどちらも同じ 100 μV とします(有効電圧に関しては，コラム 2「交流の有効電圧」を参照)．次に，コンデンサーの容量(C)を 0.16×10^{-3} F であったとし，抵抗 R の値を 10 Ω としましょう．

ここで，コンデンサーの交流にする抵抗値(容量リアクタンス)を考えてみます．コンデンサーの交流に対する抵抗値(容量リアクタンス X)は，

$$X = \frac{1}{2\pi fC} \quad \cdots\cdots \quad [\text{XII-1}]$$

で与えられます．ここに，f は交流の周波数です．$C = 0.16 \times 10^{-3}$ F ですから，$2\pi C = 10^{-3}$ となります．したがって，1 Hz の交流に対するこのコンデンサーの抵抗値は 1,000 Ω になります．一方，100 Hz の交流に対しては 10 Ω になります．つまり，1 つのコンデンサーが，2 種類の交流に対し別々の抵抗値を持つことになります．なお，$C = 0.16 \times 10^{-3}$ F と中途半端な数値にしたのは，コンデンサーのリアクタンス(抵抗値)を 1,000 Ω と 10 Ω といったわかりやすい値にするために，わざわざ選んだ値です．

ここで，「電圧分配の原理」を適用します．回路は，コンデンサーと抵抗の直列配列になっています．こ

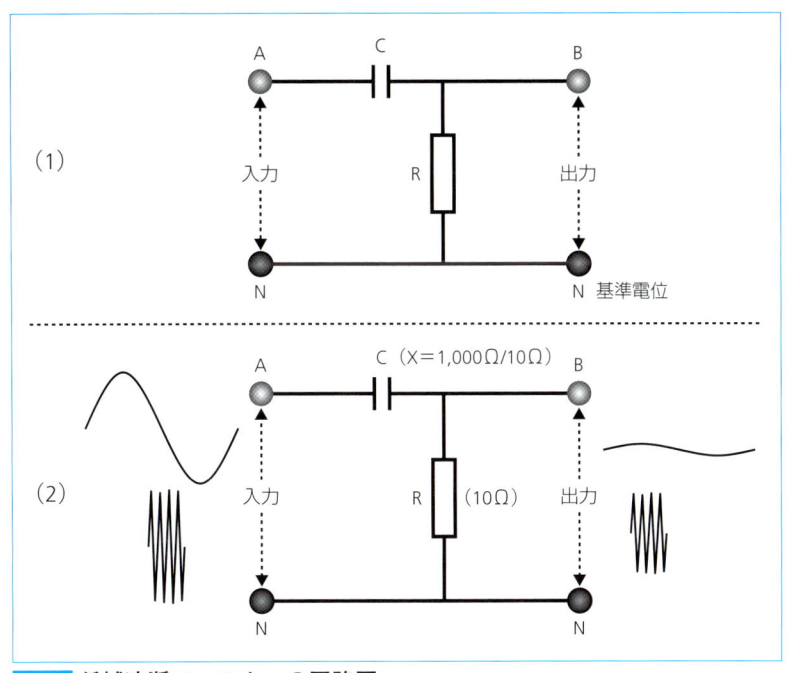

図XII-3 低域遮断フィルターの回路図
(1)低域遮断フィルターの回路図を示す．(2)に，低周波波形と高周波波形を，A-N 間の交流電圧として入力したとき，抵抗 R 両端間の電圧として，B-N 間に出現する出力波形を模式的に示す．抵抗値 R は 10 Ω とし，コンデンサーの容量リアクタンス X は，1 Hz の交流に対しては 1,000 Ω，100 Hz の交流に対しては 10 Ω とした．

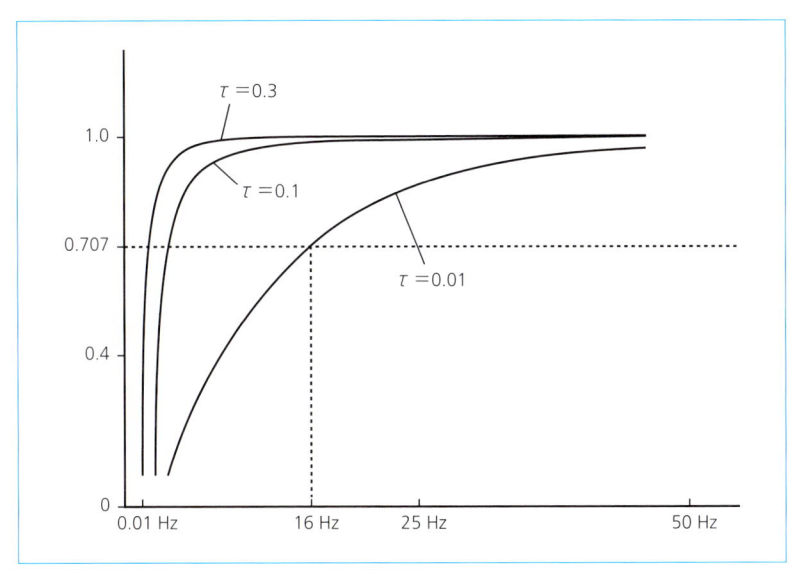

図XII-4 低域遮断フィルターの周波数特性
図には，時定数 0.3 秒，0.1 秒，0.01 秒の場合の周波数特性を示した．遮断周波数は，時定数 0.3 秒では約 0.53 Hz，0.1 秒では約 1.6 Hz，0.01 秒では約 16 Hz になる．遮断周波数より低い周波数の波形も，振幅を減じながらフィルターを通過していることがわかる．

のような回路の全インピーダンスZは，コンデンサーのリアクタンスをX，抵抗の値をRとして，正確には，$Z=\sqrt{X^2+R^2}$ で与えられます．しかし，近似的には，抵抗直列回路において，全抵抗値を計算する公式であるZ＝X＋Rで代用しても，結果に大きな相違はありません．そこで，以下では，抵抗直列回路での電圧分配の原理を，そのまま適用することにします．この方法はすでに第Ⅸ章第9節でも用いた方法です．

電圧分配の原理を適用すれば，1 Hzの交流では，有効電圧100 μVが1,000：10で分圧されます．したがって，抵抗両端の電圧は約1 μVになります．一方，100 Hzの交流の場合は，100 μVが10：10で分割されますから，抵抗両端には50 μVの電圧が出現します．有効電圧が100 μVである1 Hzと100 Hzの混合波形を増幅器に入力し，同じ増幅度で増幅すると，1 Hzの交流はほとんど出力に出てこないことがわかります．

以上が，低域遮断フィルターの作用機序です．このCR回路の遮断特性はCRの値で決まります．CR値のことを「時定数」とよび通常「τ」で表現します．CR回路の容量値(C)や抵抗値(R)が異なっても，同じ時定数(τ)の値であれば，同じ低域遮断効果が得られます．

●時定数の設定とリフィルタリング

脳波等を記録したり判読したりするとき，時定数をいくらに設定するかが重要になります．時定数が短いほど，遮断される周波数は高くなります．たとえば，時定数0.3秒は，遮断周波数に換算すると約0.53 Hzです．一方，時定数0.03では約5.3 Hzになります．これは，時定数0.3秒のときは0.53 Hz以下の周波数が遮断され，時定数0.03秒では5.3 Hz以下の周波数が遮断されることを意味しています．もちろん，アナログフィルターですから，高域遮断フィルターと同様，遮断周波数以下の周波数が完全に遮断されてしまうわけではありません．

時定数と遮断周波数の関係は以下の式で計算されます．f_{cut} を遮断周波数とすれば，

$$f_{cut}=\frac{1}{2\pi\tau} \quad \cdots\cdots \text{［Ⅻ-2］}$$

で与えられます．先に高域遮断フィルターのところでも述べましたが，遮断周波数とは，通過する周波数の振幅が，$1/\sqrt{2}(\fallingdotseq 0.707)$ に低下する周波数のことです．図Ⅻ-4に低域遮断フィルターの周波数特性を示しておきました．遮断周波数より低い周波数の信号は急速に振幅が低下していますが，まったく通過しないわけではないことがわかります．

時定数0.3秒のとき見えていた徐波は，時定数0.03秒にすると，遮断されて見えなくなります．逆に，

Q 少し確認させてください．低域遮断フィルターの説明ですと，このCR回路を通って出力される信号の電圧は，コンデンサーの容量リアクタンス(X)と通常の抵抗(R)との分配比率できまる，すなわちその出力の大きさはR/Xの比の値によって決まるということになるのでしょうか．[Ⅻ-1]式を変形するとR/X＝2πf×CRになるので，ある周波数fの時のR/X値を決めているのがCR(＝時定数τ)ということになるという理解でよいのでしょうか．この式からみても時定数の単位は秒になりますがCとRをかけたものが秒になるのは面白いと思います．

A その理解で良いと思いますが，正確には，出力の大きさは，比の値によって決まるのではなく，X：Rの比率で入力電圧が分配されますので，R/(X＋R)によって決まります．交流回路としてより正確に扱うとすれば，$R/\sqrt{X^2+R^2}$ となります．比の値R/X＝2πf×CRで決まるのであれば，出力の大きさは，f＝1 Hzのときとf＝100 Hzのときで，1：100になりますが，本文の例では1：50となっています．より詳細は章末解説「時定数と遮断周波数の関係」をご参照下さい．なおご指摘のとおり，出力の大きさは，fをある値として一定とすれば，時定数τ(CR)だけが変数となるため，これによって決まると考えることができます．CとRをかけたものが「秒」の単位をもつことは，第Ⅶ章章末「より深く理解するために②：時定数とは何か」(p.95)をご参照ください．

5 低域遮断フィルターの作用機序と時定数

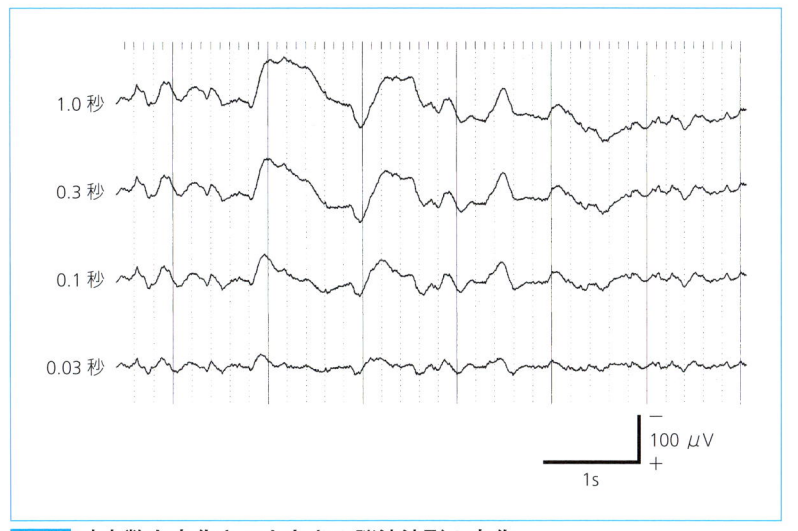

図XII-5 時定数を変化させたときの脳波波形の変化
4本のトレースは，いずれも同じ脳波であるが，時定数が変化すると波形が変化している．時定数1秒のときが最も徐波が目立ち，時定数0.03秒では徐波が著明に抑制されている．

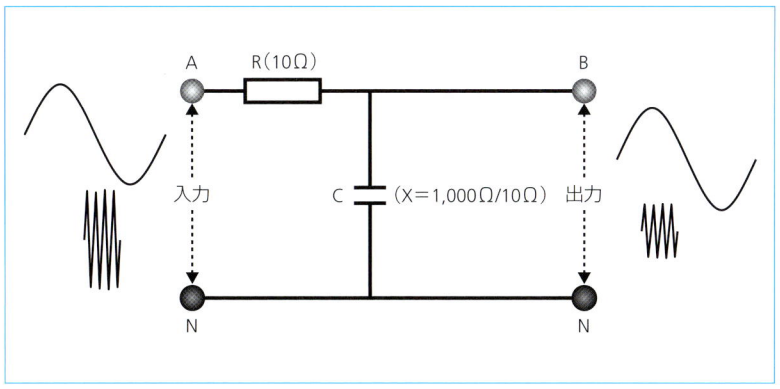

図XII-6 高域遮断フィルター
低周波波形と高周波波形を，A-N間の交流電圧として入力したとき，コンデンサーC両端間の電圧として，B-N間に出現する出力波形を模式的に示した．抵抗値Rとコンデンサーの容量リアクタンスXは図XII-3と同じにした．

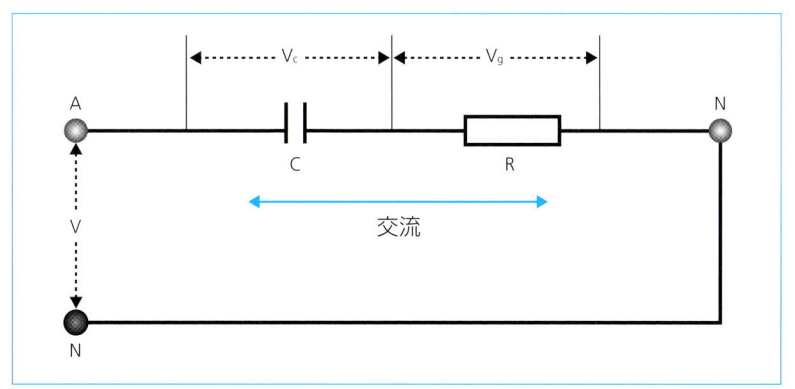

図XII-7 周波数域遮断フィルターの数学的解析
A-N間に電圧Vを入力したとき，抵抗Rの両端に現れる電圧V_gが，低域遮断フィルターの周波数特性を示し，コンデンサーCの両端に現れる電圧V_cが，高域遮断フィルターの周波数特性を示す．

XII 周波数域遮断フィルターの意味と動作機序

XII 周波数域遮断フィルターの意味と動作機序

時定数 1 秒と長くすると，見えていなかった徐波が見えてきます（図XII-5）．このとき，発汗などに伴う緩徐な電位変動もアーチファクトとして出現し，脳波判読に影響を与えることがあります．このため，頭皮上脳波に対する適切な時定数は 0.3 秒とされています．なお日本では，脳波計の低域遮断フィルターは時定数で表現されることが多く，遮断周波数をもって表現されることは少ないようですが，これは慣習的なものにすぎません．

脳波を判読するときは，保存された脳波信号を再生してモニター上に表示します．このとき，時定数を変えて脳波を再生することが可能です．このように時定数を変えて再生することをリフィルタリングといいます．記録時に機能する初期段階での低域遮断フィルターは，再生時のリフィルタリングを考えて長い時定数に設定されています．いったん低域遮断によって捨て去られた周波数の波形を再生することはできません．このため，機種によって異なりますが，初期段階の低域遮断フィルターは，長いもので 10 秒の時定数となっています．これは，遮断周波数でいえば 0.016 Hz になります．したがって，リフィルタリングせずに，そのまま再生したとすれば，かなり低周波のものまで再生されます．そこで，記録時のモニターや記録後の判読時には，いったんコンピュータに保存された電気信号を，通常，時定数 0.3 秒でリフィルタリングしたものを表示します．リフィルタリングに際しての時定数の長さは，選択することが可能で，0.3 秒に固定されているわけで

Q リフィルタリングとは時定数を変えて再生することとのことですが，時定数を変えるのはデジタル的に処理して，たとえば波形の低周波成分をカットするという意味でしょうか．この場合，フィルターの減衰率はアナログ回路と同じような特性をもっているのでしょうか．

A その通りです．デジタル的処理によって低周波成分がカットされます．このとき，フィルターの周波数特性は，アナログフィルターに似せた減衰率を示すように設計されています．このため，リフィルタリングに用いられるフィルターの周波数特性も時定数で表示されています．なお，リフィルタリングは，低域遮断フィルターだけではなく，高域遮断フィルターについても同様に行うことができます．

コラム 2 交流の有効電圧

コンデンサーにサイン波形の交流を流すと，電流の位相は電圧の位相より 90°進みます．このため，コンデンサーの容量リアクタンスに，オームの法則をそのまま適用することができません．しかし，交流の実効電流と実効電圧の間には，オームの法則に相当する次式が成立することが知られています．

$$I_e = \frac{V_e}{X_c}$$

I_e：交流の実効電流，V_e：交流の実効電圧，X_c：コンデンサーの容量リアクタンス．
交流の実効電流は，電流の最大値を I とした場合，

$$I_e = \frac{I}{\sqrt{2}}$$ で与えられ，

交流の実効電圧は，電圧の最大値を V とした場合，

$$V_e = \frac{V}{\sqrt{2}}$$ で与えられます．

したがって，有効電圧 V_e である交流電圧の peak to peak 値は $2\sqrt{2}V_e$ となります．

はありません．0.1 秒や 0.01 秒，あるいは 1 秒等，目的に応じてリフィルタリングすることが可能ですが，初期段階で，10 秒の時定数が入った記録は，10 秒より短い時定数でしか再生できません．なお，記録時の時定数が機種によっては 10 秒とかなり長いため，大きく基線を動揺させる電位が存在すると

きは，基線自体が消えてしまって，なかなか元の記録位置まで復帰してきません．このため，その間の記録がなくなってしまいます．こうして喪失された記録は，リフィルタリングで短い時定数にしても再生することはできません．これがデジタル脳波計の弱点となっています．

6 高域遮断フィルターの構造と作用機序

　次に，高域遮断フィルターの構造と働き方を解説します．抵抗が先にあってコンデンサーが後にある構造をしていますが，抵抗とコンデンサーの直列配置となっている点は，低域遮断フィルターと同じです．しかし，今度は，コンデンサー両端の電圧が，出力波形となります（図XII-6）．つまり，低域遮断フィルターも高域遮断フィルターも，電気回路としてみれば，どちらも抵抗とコンデンサーの直列配置となっています．しかし，低域遮断フィルターでは，抵抗両端の電圧を取り出し，高域遮断フィルターではコンデンサー両端の電圧を取り出す構造となっている点が異なっているのです．これを低域遮断フィルターの CR 回路と区別して「RC 回路」とよんでおきましょう．抵抗 R が先にあってコンデンサー C が後ろにあるという意味です．

　本章第 4 節の具体的な例をそのまま使うとすれば，100 μV の 1 Hz の交流は，コンデンサー両端で約 99 μV の電位差を示すことになります．一方，100 Hz の交流では，コンデンサー両端の電位差は 50 μV になります．出力波形の振幅に，低域遮断フィルターほどの差はありませんが，このようにして高周波信号は減衰されることになります．これが高域

遮断フィルターの働き方です．

　高域遮断フィルターも，抵抗とコンデンサーの直列配置になっています．したがって，ここでも CR = τ が，時定数として回路を特徴づけています．高域遮断フィルターの遮断周波数と時定数の関係は，低域遮断フィルターと同じ式（[XII-2] 式）で与えられます．したがって，60 Hz の高域遮断周波数は，時定数に直せば 0.0027 秒になります．時定数にすると随分とややこしい値になるため，高域遮断フィルターでは，その周波数特性を遮断周波数をもって表現するようになっていると思われます．さらに時定数といえば，通常，低域遮断フィルターを意味することになっていますが，これが便宜的なものであることも理解されます．電気回路的にはどちらも時定数を持っています．

　なお，ここに記した RC 回路は，高域遮断フィルターとして最も基本的な回路構成です．機種によっては，遮断周波数以上の高周波成分の減衰率を大きくして，高周波成分がもっと急峻に減衰するように工夫されているものがあります．しかし，高域遮断フィルターの働き方を，とりあえず最も基本的な回路構成で理解しておくことは重要と思われます．

◉文　献◉

1) 橋本修治，瀬川義朗，原田　譲ほか：「平坦脳波の確認」における多点ボディーアースの問題点．臨床脳波，42：251-255，2000．
2) 橋本修治：脳波記録技術の理論的基礎(3)．臨床脳波，44：328-333，2002．
3) Barrow GM：バーロー物理化学下．第 2 版（藤代亮一訳），東京化学同人，東京，1968．pp 708-747．
4) 橋本修治：脳波記録技術の理論的基礎(4)．臨床脳波，44：398-403，2002．
5) 安居院　猛，中嶋正之：FFT の使い方．産報出版株式会社，東京，1981．pp 111-133．

XII 周波数域遮断フィルターの意味と動作機序

より深く理解するために ① 時定数と遮断周波数の関係

　図XII-7 を見てください．抵抗両端間の電圧が，低域遮断フィルターの出力となり，コンデンサー両端間の電圧が高域遮断フィルターの出力になっていることは，本章第 6 節で説明したとおりです．これを数学的解いてみましょう．まず，回路はコンデンサーと抵抗の直列配列となっています．コンデンサーと抵抗からなる回路に交流が流れる場合，その回路の全インピーダンス Z は，$Z=\sqrt{X^2+R^2}$ で与えられます．X はコンデンサーのリアクタンスです．抵抗だけからなる回路では，単純な抵抗値の和（足し算）ですんだのですが，コンデンサーを含む場合は少し複雑な式となります．しかし，以降のオームの法則を使った考え方は，今まで行ってきたものと変わりありません．さて，コンデンサーの容量リアクタンス X と容量 C および入力波形の周波数 f との間に，[XII-1] 式が成立していることは，今まで説明してきました．ここでは，それを [XII-3] 式として書き出しておきます．コンデンサーの容量リアクタンス X は，コンデンサーの交流に対する抵抗値であることを思いだしておいてください．

$$X=\frac{1}{2\pi fC} \quad \cdots\cdots \quad [XII\text{-}3]$$

次に，回路全体にかかる入力電圧の有効値を V としましょう．すると，回路を流れる有効電流 I は，オームの法則から，

$$I=\frac{V}{\sqrt{X^2+R^2}} \quad \cdots\cdots \quad [XII\text{-}4]$$

となります．したがって，抵抗両端の電圧を V_g とすれば，やはりオームの法則から，

$$V_g=\frac{VR}{\sqrt{X^2+R^2}} \quad \cdots\cdots \quad [XII\text{-}5]$$

となります．一方，コンデンサー両端の電圧を V_c とすれば，

$$V_c=\frac{VX}{\sqrt{X^2+R^2}} \quad \cdots\cdots \quad [XII\text{-}6]$$

となります．[XII-5] 式と [XII6] 式に，[XII-3] 式を代入して変形すると次式を得ます．

$$V_g=\frac{VR}{\sqrt{(1/2\pi fc)^2+R^2}}=\frac{V}{\sqrt{(1/2\pi fCR)^2+1}}=\frac{V}{\sqrt{(1/2\pi f\tau)^2+1}} \quad \cdots\cdots \quad [XII\text{-}7]$$

$$V_c=\frac{V/2\pi fC}{\sqrt{(1/2\pi fc)^2+R^2}}=\frac{V}{\sqrt{1+(2\pi fCR)^2}}=\frac{V}{\sqrt{1+(2\pi f\tau)^2}} \quad \cdots\cdots \quad [XII\text{-}8]$$

$\tau=CR$ で τ は時定数を意味しています．V_g も V_c も，時定数 τ を一定とすれば，周波数 f の関数となっていることがわかります．つまり，[XII-7] 式も [XII-8] 式も，ある特定の時定数に対して，出力電圧が示す周波数特性を表す数式となっています．上式から，入力波形の周波数 f が，

$$f=\frac{1}{2\pi CR}=\frac{1}{2\pi\tau} \quad \cdots\cdots \quad [XII\text{-}9]$$

のとき，V_g も V_c も入力電圧 V の $=1/\sqrt{2}\fallingdotseq0.707$ 倍になることがわかります．この f 値が遮断周波数として表示されている値です．つまり，入力波形の周波数が $1/2\pi\tau$ で与えられるとき，入力波形の振幅を 1 として，出力波形の振幅は 0.707 になります．遮断周波数とは，上記の計算が容易に成立する値をもって便宜的に定められた値と考えることができるのかもしれません．[XII-7] 式を $\tau=0.3$ 秒，0.1 秒，0.01 秒の場合についてそれぞれ図示したものが図XII-4 で，[XII-8] 式を遮断周波数 500 Hz（時定数 τ に換算して 0.00032 秒）の場合について図示したものが図XII-2 でした．

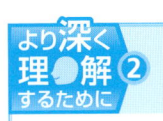

より深く理解するために ② 周波数域遮断フィルターに矩形波を入力したときの出力波形

　これの数学的取り扱いは，第Ⅶ章の章末解説「抵抗とコンデンサーからなる回路における電位変化と電流の時間経過」で用いた方法と類似のやり方で解くことができます．ここでは結果だけを記しておきます．本章章末の「より深く理解するために ①：時定数と遮断周波数の関係」で示したのは，時定数を一定として，周波数を変数としたときの出力電圧の変化でした．ここで説明するのは，逆に入力波形を一定の矩形波として，時定数の変化が波形に及ぼす影響です．図Ⅻ-8 と図Ⅻ-9 を見てください．

　低域遮断フィルターでは，矩形波を入力すると，矩形波の振幅を 1 として，出力波形は，

$$V(t) = e^{-t/CR} = e^{-t/\tau}$$

となります．したがって，$t=0$ のとき $V(0)=1$ です．つまり，入力と同じ大きさの出力が直ちに得られます．時間が経過して $t=\tau$ となったとき，$V(\tau)=1/e \fallingdotseq 0.37$ となります．つまり，入力があって後，時間が時定数($\tau=CR$)秒経ったときには，出力は 37% に減少しています．最後に $t=\infty$ のときは $V(\infty)=0$ となります．したがって，τ が短いほど減衰が急峻となり，長いほど減衰が緩やかになることがわかります．時定数が極端に短くなれば，電位が大きく変化したときだけ出力波形が得られています．ここから，この電気回路を「微分回路」とよぶことがあります．今までに何度か出てきましたが，e は自然対数の底です．余談になりますが，$e=2.718281828459\cdots$ と続く無理数で，「フナ，ヒトハチフタハチ，ヒトハチフタハチ，シゴク」と語呂合わせで覚えられます．もっとも，そんなに覚えても何の意味もありませんが，2.7 という値を記憶に留めておくのに役立つかもしれません．

　一方，高域遮断フィルターでは，矩形波を入力すると，矩形波の振幅を 1 として，出力波形は，

$$V(t) = 1 - e^{-t/CR} = 1 - e^{-t/\tau}$$

となります．したがって，$t=0$ のとき $V(0)=0$ です．つまり，入力が始まった直後，出力電圧は 0 です．コンデンサー両端の電圧は，コンデンサーに電流が流れ電荷が蓄積することによってはじめて上昇しますから，電圧が上昇するのに時間を要するのです．時間が経過して $t=\tau$ となったとき，$V(\tau)=1-1/e \fallingdotseq 0.63$ となります．つまり，入力があって後，時間が時定数($\tau=CR$)秒経ったときには，出力電圧が入力電圧の 63% まで増加しています．したがって，τ が短いほど増加が急峻となり，長いほど増加が緩やかになることがわかります．最後に $t=\infty$ のとき $V(\infty)=1$ となります．この回路では，電位変化が時間に関して積分したような経過をとるため，別名「積分回路」ともよばれています．

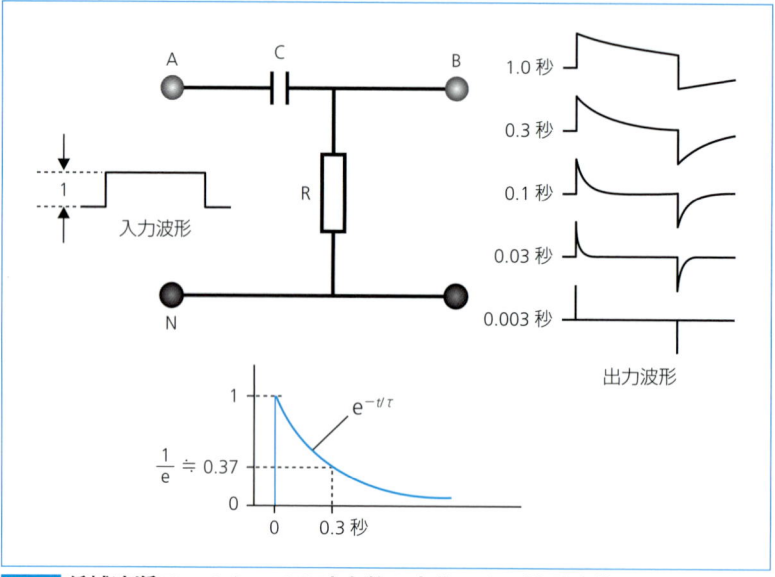

XII 周波数域遮断フィルターの意味と動作機序

図XII-8 低域遮断フィルターでの時定数の変化による波形変化
入力は振幅1の矩形波である．出力として，時定数が1.0秒，0.3秒，0.1秒，0.03秒，0.003秒の場合をそれぞれ示した．振幅が初期値の1/e≒0.37倍に減少する時間が時定数である．下に時定数0.3秒の場合の時間経過を記した．

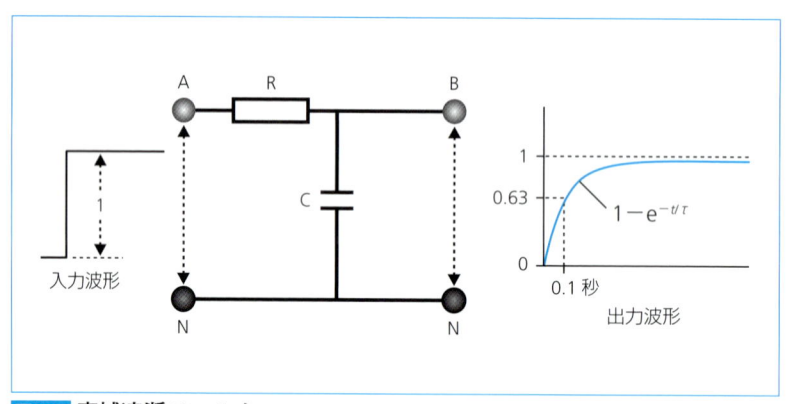

図XII-9 高域遮断フィルター
入力は振幅1の矩形波である．右に時定数0.1秒の場合の出力波形を記した．

178

NOTE

第XIII章 差動増幅器とアース

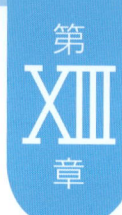

本章では，差動増幅器とアースについて述べます．差動増幅器は，電気回路全体の基準電位を基準として動作します．「電気回路において基準電位を与えるもの」は，従来「アース」とよばれてきました．しかし，アースとは文字どおりにいえば，地面（大地，地球）を意味しています．「電気回路において基準電位を与えるもの」は，必ずしも地面と接続されているわけではありません．特に，最近のフローティング型増幅器では，意識的に地面と接続せずにフローティングさせるように設計されています．このため，アースを巡る用語に混乱が生じているように思います．本章では，「電気回路において基準電位を与えるもの」を「シグナルアース」と名付け，差動増幅器の動作機序と動作時のアースとの関係を考えます．

1 差動増幅器

●差動増幅器の3つの端子

本節では，差動増幅器について解説します[1]．差動増幅器には3つの端子があります（図XIII-1）．入力端子である G_1 端子と G_2 端子のほかに，もう1つ，増幅器が動作するときの基準電位を与える端子があります．本書では，当面これを N 端子（ニュートラル端子）とよんでおきます．差動増幅器の N 端子は，第XII章の図XII-1で，回路全体の基準電位を与える部位 N と接続されていると考えておいてください．つまり N 端子は，本章冒頭で述べた「シグナルアース」と接続された端子となります．

したがって，差動増幅器の入力には，① G_1 端子と N 端子間の電位差（入力1）と，② G_2 端子と N 端子間の電位差（入力2），の2つの入力が存在することになります．そして，この2つの入力信号は，両者に共通する成分（同相成分，common mode）と，共通していない成分（差動成分）に分けられ，それぞれ別々の増幅度で増幅されていきます．この際，同相成分の増幅度より差動成分の増幅度が圧倒的に大きくなっているのが，差動増幅器の特徴です．以下で，この点を詳しくみていきます．

Q N 端子とは，具体的には電極箱のアース端子のことでしょうか．

A そのとおりです，といいたいのですが，これが事情を複雑にしている元凶のようなものです．アースの定義をどうとるかによって，yes とも no とも答えることができます．すでに，脳波計の電極箱（入力ボックス）にはアース端子がなくなっているものがあります．代わりに，日本光電工業社製の脳波計では Z 端子があります．一方，筋電図計では，「いわゆるアース端子」が「E」という表示のまま残されていますが，最近の筋電図計では，この端子は地面と接続されていません．つまり文字通りの意味でのアースではありません．これら電極箱の「いわゆるアース端子」には，「増幅器やフィルターを含む電気回路全体に基準電位与えるもの」としてのシグナルアースがきています．これらの意味を統一的に理解するために，当面，N 端子という表現で説明を続けていくことを認めていただきたいと思います．なお，この問題は本章の第5節でも取り上げます．

1 差動増幅器

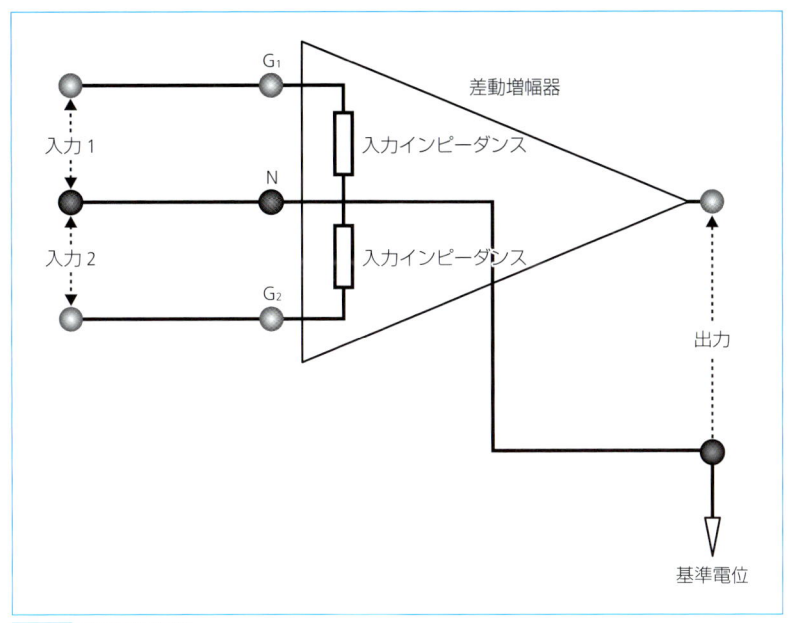

図XIII-1 差動増幅器
3つの端子が存在する．G_1端子とG_2端子は入力端子であり，N端子は，差動増幅器が機能するときの基準電位を与える端子である．入力は，G_1-N端子間（入力1），G_2-N端子間（入力2）の電圧として与えられる．

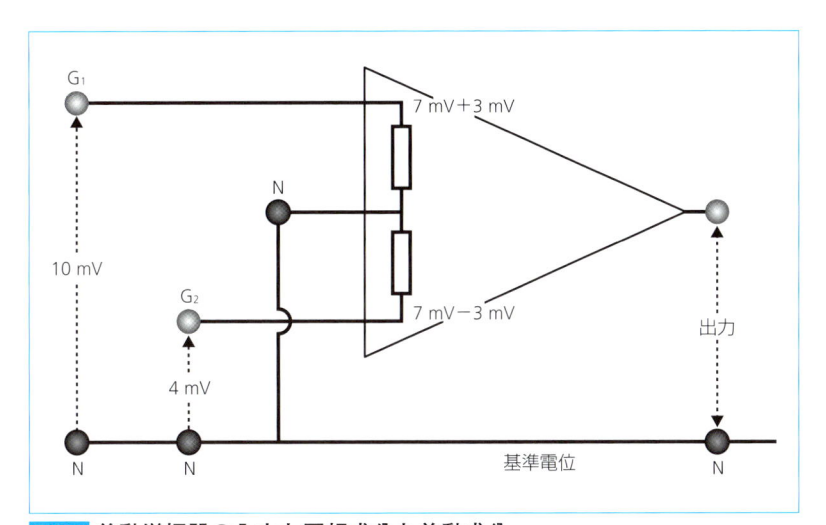

図XIII-2 差動増幅器の入力と同相成分と差動成分
G_1端子とG_2端子に異なる電圧が入力されている．入力は，増幅器の内部で同相成分（7 mV）と差動成分に（－6 mV）分解される．

XIII 差動増幅器とアース

●同相成分と差動成分

　差動増幅器に入力された電気信号は，「同相成分」と「差動成分」に分かれます．これは，増幅器内の電気回路によって自動的に行われます．差動増幅器にとっての同相成分とは，N端子を基準電位として，G_1端子とG_2端子の両方に，共通して同じ電圧で入力されている電気信号のことです．ここで，同相「入力」ではなく同相「成分」といういい方をしていることに注意してください．入力信号自体は異なっていても，増幅器の内部で2つの入力信号が，共通した電圧部分と共通していない電圧部分に分かれるという意味です．

　具体的な数値で考えてみましょう．図XIII-2を見てください．G_1端子に10 mVの入力があり，G_2端子には4 mVの入力があったとします．このとき，差動増幅器は，両者の平均値をもって両入力に共通した成分とみなします．つまり，(10 mV + 4 mV)/2 = 7 mVが同相成分となります．そうすると，G_1端子の入力10 mVは，共通した「成分」である7 mVと，共通していない「成分」である3 mVの2つの部分に分けられ，それらの和として表されます．一方，G_2端子の入力4 mVは，共通成分である7 mVと非共通成分である−3 mVの2つの部分に分けられ，それらの和として表されることになります．この3 mVと−3 mVの差6 mVが差動成分となります．このように，G_1とG_2に入力された2つの電圧は，共通電圧である同相成分と，非共通電圧である差動成分に，増幅器内部で自動的に分けられるのです．異なる入力があっても，そこに共通項として見いだされ抽出されたものが「同相成分」ということになります．したがって，まったく同じ信号がG_1とG_2に入力されたとすれば，入力自体が同相成分だけからなっていることになります．この場合は，同相「入力」とよぶこともできるでしょう．

　差動成分について説明を補足します．入力端子G_1への入力は極性が反転され，G_2端子の入力は非反転となっています．このため，G_1とG_2の入力差は，「G_2の入力 − G_1の入力」で計算されます（図XIII-3）．したがって，今の例では，実は，4 mV − 10 mV = −6 mVが差動成分となるのです．これとは別に，入力差を2で割った値，すなわち，(4 mV − 10 mV)/2 = −3 mVをもって，差動成分とする立場もありますが[2]，ここでは単純に入力差−6 mVをもって差動成分としておきましょう．

● CMRR

　このように，差動増幅器では，入力が同相成分と差動成分に分けられますが，同相成分である7 mVの増幅度は小さく，差動成分である−6 mVの増幅度は極めて大きくなっています．差動成分の増幅度を同相成分の増幅度で割った値を「CMRR（common mode rejection ratio）：同相信号除去比」といいます．この値が大きいほど，出力に混入する同相成分の振幅は小さくなり抑制されます．

　以上を，一般式で書き表せば以下の通りです．G_1端子の入力電圧をV_1，G_2端子の入力をV_2とすれば，同相成分の定義式は，同相成分をV_cで表すとして，

$$V_c = \frac{V_1 + V_2}{2} \quad \cdots\cdots \quad [\text{XII-3}]$$

となります．一方，差動成分をV_dで表せば，

$$V_d = V_2 - V_1 \quad \cdots\cdots \quad [\text{XII-4}]$$

となります．そこで，差動増幅器の出力電圧は以下の式に従います．

$$V_{out} = A_d(V_2 - V_1) + A_c\left(\frac{V_1 + V_2}{2}\right) \quad \cdots\cdots \quad [\text{XII-5}]$$

ここに，V_{OUT}は差動増幅器の出力電圧です．A_dは差動成分の増幅度で，A_cは同相成分の増幅度です．CMRRは，

$$\text{CMRR} = \frac{A_d}{A_c} \quad \cdots\cdots \quad [\text{XII-6}]$$

で与えられます．この値が大きいほど，優れた差動増幅器であることになります．一方，入力のV_1とV_2を，同相成分と差動成分の定義式（[XII-3]と[XII-4]式）を用いて，書き直すと，

$$V_1 = V_c - \frac{V_d}{2} \quad \cdots\cdots \quad [\text{XII-7}]$$

$$V_2 = V_c + \frac{V_d}{2} \quad \cdots\cdots \quad [\text{XII-8}]$$

となります．つまり，入力は，同相成分と「差動成分の1/2」の差と和で表されます．ここから，差動増幅器の2つの入力は，共通部分（V_c，同相成分）と非共通部分（V_d，差動成分）から成立していることがわかります．

●差動増幅度A_dと同相増幅度A_cの測定方法

　差動増幅度A_dと同相増幅度A_cを測定するには，

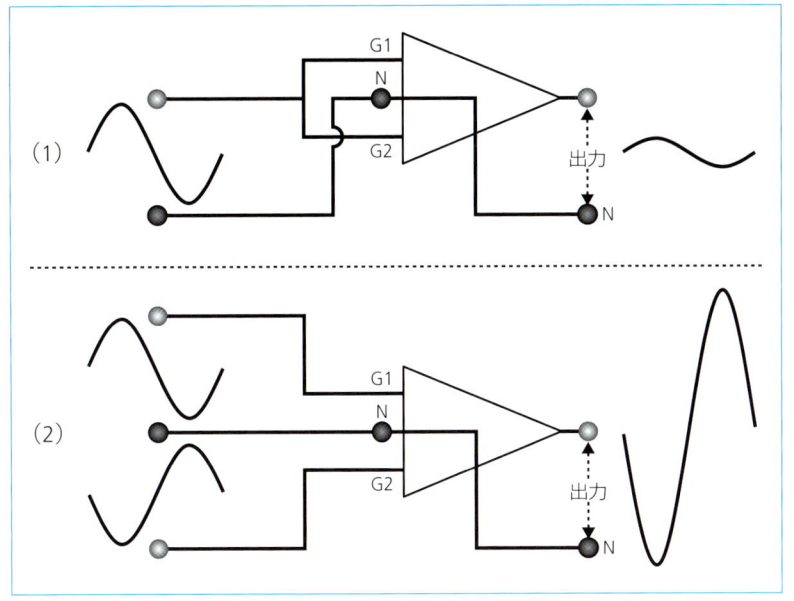

図XIII-3 CMRR の測定方法
(1) 同相成分の増幅度の測定方法：G_1 と G_2 端子が短絡され，N 端子との間に交流波形が入力されている．この場合，G_1 と G_2 には，まったく同じ波形が入力されることになり，入力は同相成分のみからなっている．
(2) 差動成分の増幅度の測定方法：G_1 と G_2 には，位相を逆転させた波形が入力されている．2 つの波形の振幅の絶対値は等しい．このため，入力に同相成分は存在せず，差動成分の増幅度を測定できる．出力波形の位相は，G_1 の入力波形とは逆になり G_2 と同じになっていることに注意．

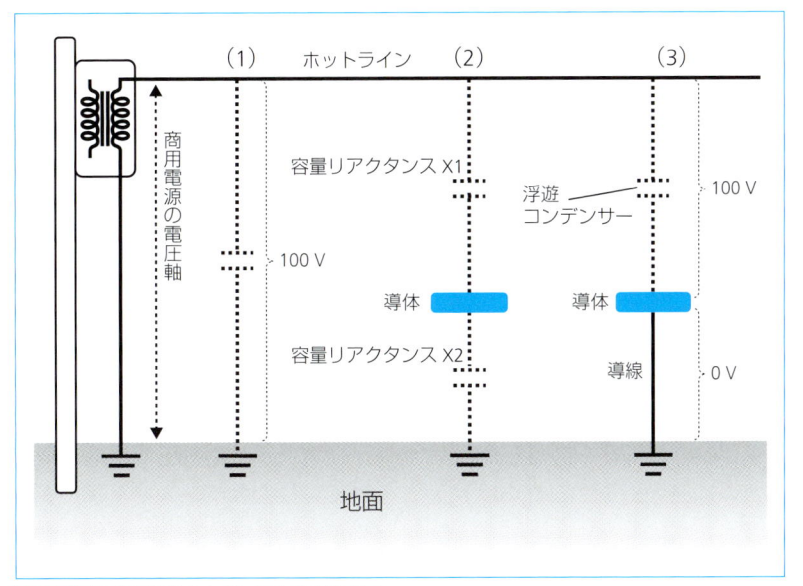

図XIII-4 商用電源に由来する交流電圧
(1) ホットラインと地面間には浮遊コンデンサーが存在し，両者間には 100 V の電圧が存在する．(2) 空中に浮かんだ導体には，100 V を，容量リアクタンス X_1 と X_2 の比で分割した電圧が誘起される．(3) 導体と地面を短絡すると，導体の電圧は 0 V になる．このため，ホットラインと導体間に 100 V の電圧が出現する．

次の方法が用いられます。図XIII-3 を見てください。G_1 と G_2 を結線して交流波形を入力したとします（図XIII-3(1)）。こうすると，G_1 と G_2 にはまったく同じ信号が入力されます。それを，仮に，振幅 50 μV のサイン波形としましょう。同相信号 V_c は［XII-3］式で与えられますから，V_c も 50 μV のサイン波形となります。今の場合，入力には同相成分だけが存在することになります。そして，出力として 5 μV のサイン波形を得たとしましょう。すると同相成分の増幅度 A_c は 0.1 となります。

一方，差動増幅度 A_d を得るには，G_1 に 50 μV のサイン波形を入力し，G_2 には，G_1 のサイン波形と位相がまったく逆で，振幅の絶対値 (50 μV) は等しいサイン波形を入力します。このとき，同相成分は［XII-3］式で計算されますから 0 μV となります。つまり，同相成分は存在しません。入力はすべて差動成分となり 100 μV のサイン波形となります。出力が 10,000 μV = 10 mV であったとすれば，差動増幅度 A_d は 100 となります。したがって，CMRR は 1,000 となります。実際の検査機器では，CMRR が 10^4 以上になるように設計されています。

商業電源から入ってくる交流雑音，いわゆるハムは同相成分が主体であるため，CMRR の高い増幅器を用いると，抑制されてハム混入が少なくなります。体に誘起されるハムは「同位相」であり，かつ「ほぼ同振幅」であるため，同相成分が主体となります。しかし，ハムが体のすべての部位で完全に同振幅とは限りません。体の部位によっては，誘起されるハムの振幅が若干異なっている可能性があります。つまり，体に誘起されるハムには，「振幅が異なることによる」差動成分が存在している可能性があります。これが，記録にハムが混入する原因の 1 つです。

●同相と同位相

「同相」という語は common mode の訳で common とは共通の意味です。日本語では「同位相」という語と類似しているため，「同相とは同位相のことである」と誤って理解されることがあります。同位相という言葉を用いるとすれば，同相成分とは，「同位相であるとともに同電圧」である電位ということになります。しかし，もう少し突っ込んで考えれば，「同位相であり，かつ，同電圧である」とは，増幅器側からみれば「同電圧である」ことだけが意味をもっていることがわかります。増幅器には，記憶機能は備わっていませんから，今入ってきている電気信号が，増幅器にとって G_1 端子と G_2 端子で同位相か否かを判別する手だてはありません。位相を判断するためには，2 つの入力を経時的に比較する必要があるからです。G_1 端子と G_2 端子に同電圧の入力が一定時間持続すれば，それを外部から見ている人にとっては「同位相の入力」と映るだけのことです。したがって，同相成分を特徴づけるのは，同位相ではなく同電圧の方であることがわかります。筆者（橋本）自身も，以前に同相と同位相を混同していた時期がありました。

2　交流雑音（ハム）の原因

私たちが差動増幅器を用いる最大の理由は，商業電源から入ってくる交流雑音（ハム）を抑制したいからです。では，なぜハムは混入してくるのでしょうか。ハム混入の機序がわかれば，それを防ぐ方法の理論的な理解も進むでしょう。この節では，ハムが混入する機序について考えておきたいと思います。いろいろな原因が考えられますが，そのなかで最大のものは，商業電線から「浮遊コンデンサー」を介して，人体や記録電極，電極線（電極コード）等に誘起されてくる交流です。以下でこの点について解説します。

●マクスウェルの変位電流

発電所から高電圧で送電されてきた電気は，住居近くの柱上トランスで 100 V まで降圧されます。この際，2 本の電灯線のうち，1 本は地面と接続されています。つまり，アース（接地）されています。したがって，1 本は地面と等電位になっており（コールドライン），残り 1 本がホットラインとなって 100 V の電圧をもっているわけです（図XIII-4）。ホットラインとコールドライン間，さらに，ホットラインと地面間には，コンデンサーが存在すると考えることができます。コンデンサーとは，2 つの導体が

2 交流雑音(ハム)の原因

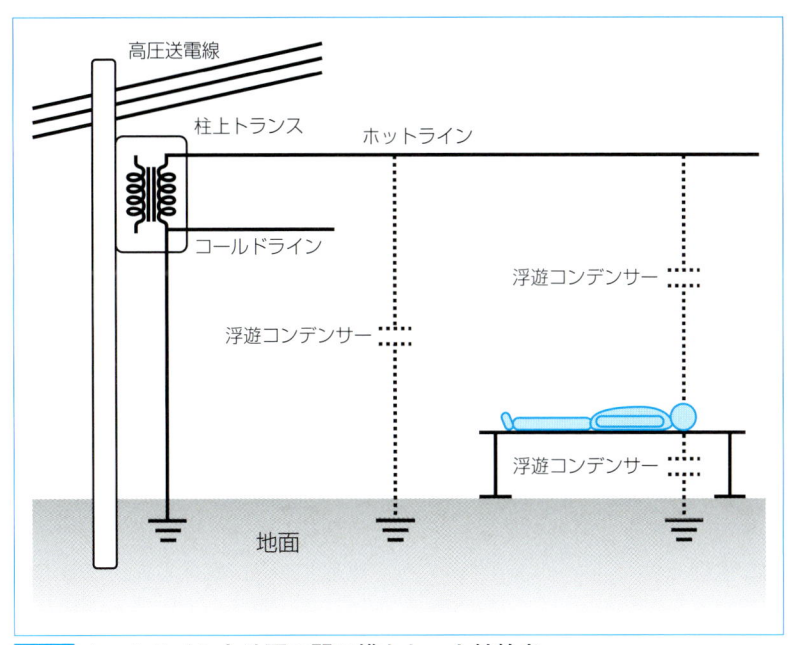

図XIII-5 ホットラインと地面の間に横たわった被検者
この状態は，図XIII-4 の(2)の状態に対応する．

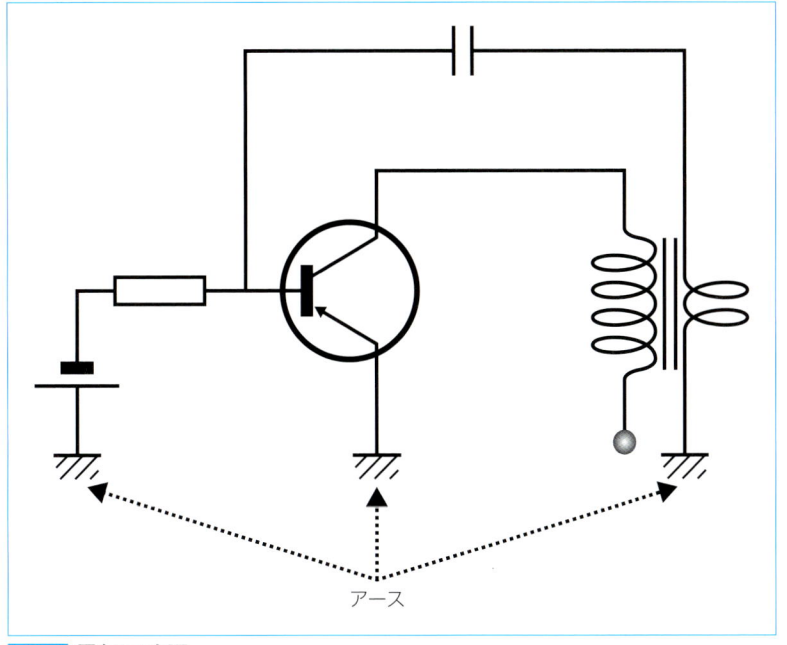

図XIII-6 電気回路図
アース記号が3つ描かれている．地面を表すアース記号と，電気回路図におけるアース記号は，異なった記号で表現されることが多い．≡ は地面を表すアース記号として用いられ，⏚ は電気回路図におけるアース記号として用いられることが多い．電力関係のアースと電気回路系におけるアースが，記号の上で区別されてきたのかもしれないが，これは慣習的なものにすぎない．

XIII 差動増幅器とアース

185

絶縁体を挟んで向き合った構造をしたものでした．ホットラインの導線(導体)と地面(導体)の間に空気という絶縁体が存在する，と考えれば，ここにコンデンサーと同じ構造が存在することになります．これを，空中に浮かんだコンデンサーという意味で，「浮遊コンデンサー(浮遊容量)」と表現します．

　私たちの住居に来ている電気は交流です．関西では 60 Hz, 関東では 50 Hz です．交流はコンデンサーを通過します．したがって，電灯線のホットラインと地面の間には電流が流れることになります．この電流を「マクスウェルの変位電流」といいます．いうまでもなく，絶縁体である空気中に実際に電子が移動しているわけではありません．いわば仮想的な電流と考えておいて下さい．電流と磁場の関係から考え出された仮想的な電流です．

　今問題としている浮遊コンデンサーは，一方の極板が電線で他方が地面です．したがって，一方の極板の面積はかなり小さく，極板間の距離は大きなものです．このため，浮遊コンデンサーの容量はかなり小さく，容量リアクタンス X (コンデンサーの交流に対する抵抗) はかなり大きくなります．したがって，ホットラインから浮遊コンデンサーを介して地面へと流れる電流はわずかなものです．わずかな電流ですが，変位電流として流れていることに変わりはありません．

　図XIII-4(1)には，ホットラインと地面との間に浮遊コンデンサーが存在しているところを示しました．ホットラインと地面の間には，有効電圧にして 100 V の電位差が存在することになります．図XIII-4(2)には，導体が空中に浮かんでいるところを示しました．この導体に誘起される交流電圧は，「電圧分配の原理」から，100 V を容量リアクタンス X_1 と容量リアクタンス X_2 の比で分割した値となります．たとえば，$X_1 : X_2 = 4 : 1$ とすれば，導体に誘起される交流電圧は 20 V になります．この状態を，「導体は，商用電源の電圧軸において 20 V の電圧を持ち，電気的に浮遊している」と表現しておきます．次に，図XIII-4(3)示したように，導体と地面を導線で結線したとしましょう．そうすると，「抵抗ゼロの原理」から，導体と地面は等電位となります．したがって，導体の電圧は 0 V となります．一方，ホットラインと導体の間は 100 V になります．この状態は文字通り導体がアースされた状態です．

　浮遊コンデンサーを流れる電流は，ホットラインと地面の間に横たわった人体にも流れます．その状態を図XIII-5に示しました．これは，図XIII-4(2)とまったく同じ状態です．このようにして，ベッドに横たわった人体に交流電圧が誘起され，これがハムとなって記録に混入してくるのです．

> **Q** 商用電流が流れている環境では，家で寝っころがっていても常に人体を含むすべての導体にはわずかであるが交流電流が流れている，という理解でよいのでしょうか．
>
> **A** その通りですが，流れている電流は，マクスウェルの変位電流とよばれている仮想的な電流です．導体内を流れる電流の実体は電子ですが，その電子が空気や体を貫いて流れているわけではありません．空気は絶縁体ですから，空気を貫く電子の動きがあるわけではありません．第II章で記載しました，物理的実体としての電場(電位勾配)の変動が，変位電流の本態です．さらに詳しいことは，電磁気学の教科書をご参照ください．

3　2種類のアース−保護アースとシグナルアース

　次に，アースについて考えておきたいと思います．私には，現在，「アース」に関する議論，特に用語に関する議論はかなり混乱しているように見えます[3,4]．以下に記載することは，私個人の考えであって，必ずしも一般に認められているものではないことを，はじめにお断りしておきます．

3　2種類のアース—保護アースとシグナルアース

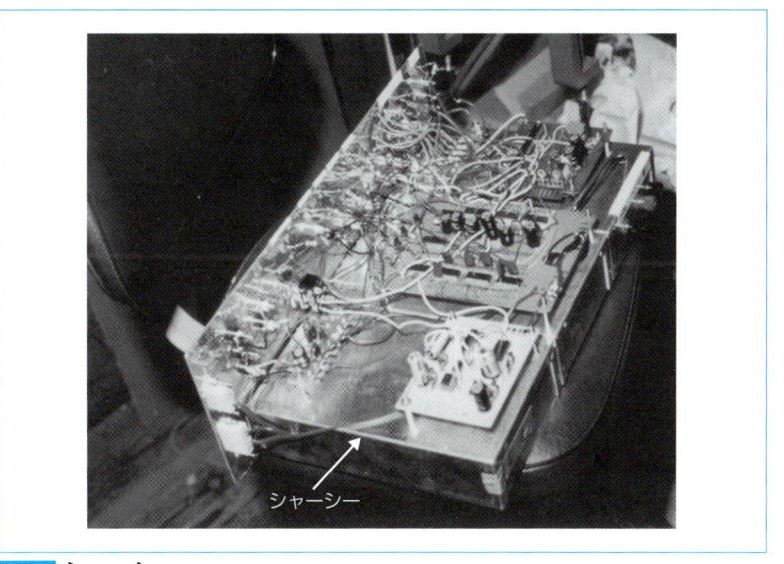

図XIII-7 シャーシー
シャーシーの上に，電気回路が組み付けられている．

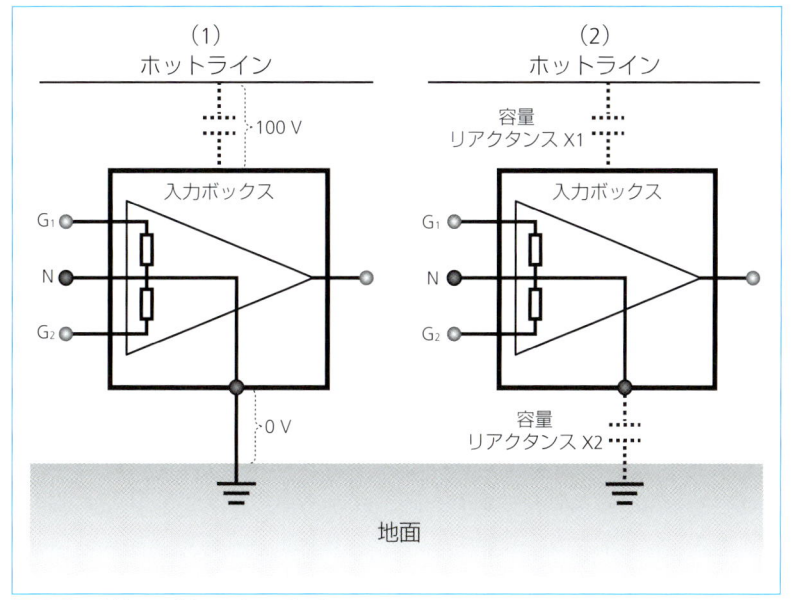

図XIII-8 2種類の増幅器と入力ボックス
入力ボックスは，内面に導体塗料を塗ったりして電気伝導性を持たせている．これによって内部空間はシールドされる．(1)接地型の差動増幅器．N端子は入力ボックスの導体部分と接続され，さらに地面と接続されている．(2)浮遊型の差動増幅器．N端子は入力ボックスの導体部分と接続されているが，地面とは接続されていない．

XIII 差動増幅器とアース

● 電源に関するアースと電気回路のアース

従来アースとされてきたものには 2 種類あると考えられます．それは，①電源に関するアースと，②電気回路に関するアース（シグナルアース）です．①は文字どおり，地面と接続することを意味します．たとえば，電気洗濯機が故障して電源部から洗濯機本体に漏れ電流が生じた場合，洗濯機に触った人に電撃が走る危険があります．このため電気洗濯機では，本体をアースすることが勧められています．前節で説明したように，電灯線の 1 本は地面と接続されています．ホットラインから洗濯機の本体に漏れ出た電流（電圧）は，アースされていないとホットライン→手→体幹→足→地面→コールドラインと流れていきます．これを避けるには，洗濯機と地面を導線で結線し，洗濯機の本体を地面と等電位にしておけばよいわけです．導線は太くて抵抗が小さいものが良好なアースとなります．こうすれば「抵抗ゼロの原理」によって，漏れ電流（電圧）があった場合も洗濯機の本体は地面と等電位となっており，触った人が感電する危険から免れることができます．

このアースは普段は電流が流れていません．故障時に流れます．したがって，このアースは，いわば，一種のリスクマネジメントとして行うものです．このようなアースは「保護接地（保護アース）」とよばれています．私たちが用いている脳波計や筋電図計でも，電源周りから筐体に漏れ出る電流による感電を防止するために，保護接地を必ずとるようにしなければなりません．これは地面との関係ではわかりやすいアースです．文字どおり，地面＝アースの関係をみてとることができます．このようなアースは，主に電力関係で用いられてきた用語と思われます．

②のアースは，アースといいながらも，地面とは必ずしも関係がありません．図XIII-6 を見てください．これは，電気回路図の一部ですが，アース記号が 3 つ描かれています．というより，これらも，従来から「アース」とよばれてきたのです．このアースは，電気回路の基準電位を与えるものと考えられます．基準電位を与えるものですから，部位によって電位差が生じないようにする必要があります．このため，回路内の比較的大きな導体がアースとして選ばれてきました．たとえば，電機部品を組み付けるシャーシーなどがアースとして選ばれてきたのです．図XIII-7 の写真は，その上に電気部品を組み付けたシャーシーです．シャーシーは，回路内では最も大きな導体であり，その電気抵抗は小さく，シャーシー各部はほぼ等電位と考えられます．

● シグナルアース

このような「電気回路におけるアース」は，必ずしも地面とは関係がありません．電気素子が，その上で動作するための基準となるものといったイメージです．うがちすぎかもしれませんが，「電気回路という小世界」において，大地に相当するものといった意味合いでアースとよばれてきたのかもしれません．このアースには，普段から電流が流れています．この意味で先述の保護アースとは異なっています．いわば比喩的に，あるいは「電気回路において基準電位を与えるもの」といった概念的意味合いを込めて，「アース」とよばれてきたと思われます．このアースを，①の保護アースと区別するために，本書では，「シグナルアース」とよぶことにします．「電気シグナルに対して基準電位を与えるもの」という意味合いです．現在，「電気回路におけるアース」を「ニュートラルライン」という語に置き換えようとする向きもあるようですが，私は，この用語では，従来から用いられていた「アースという概念」との関係がわかりにくくなると思っています．そのほか，「機能アース」という語を用いる向きもありますが，保護アースを含めすべてのアースには，それなりの機能が存在することを考えると，この用語も適切とは思えません．そこで本書では，「シグナルアース」という語を用いたいと思います．そして，アースという語は文字どおり地面との接続（接地）の意味で用い，「アース」と「シグナルアース」を峻別しておきたいと思います．

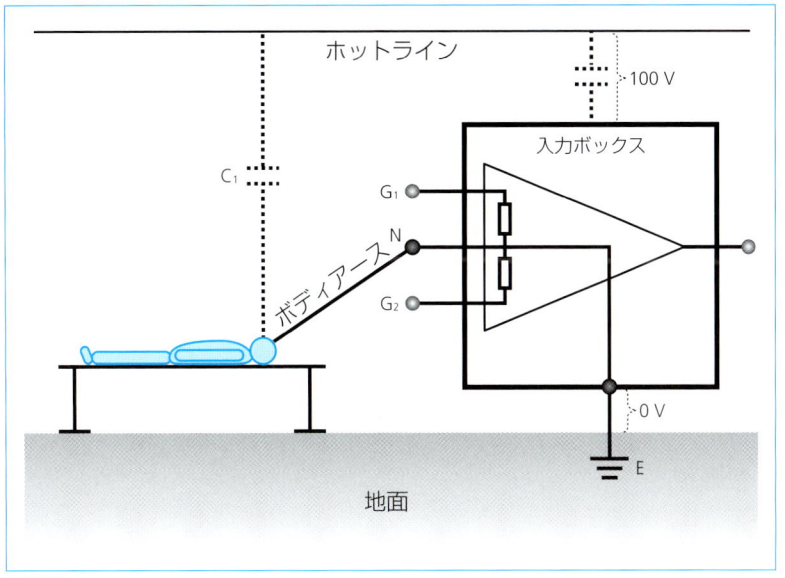

図XIII-9 ボディアース
接地型増幅器のシグナルアース（N端子）を被検者と接続したところ．被検者の体も地面と接続されるため，この結線はボディアースとよぶことができる．

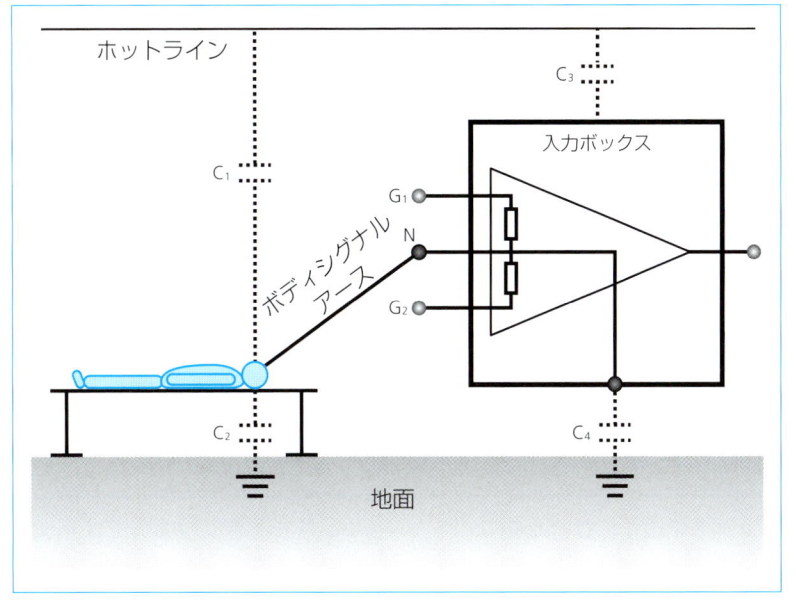

図XIII-10 ボディシグナルアース
浮遊型増幅器のシグナルアース（N端子）を被検者と接続したところ．被検者の体は地面と接続されず，商用電源の電圧軸において浮遊したままになっている．この結線をボディアースとよぶことはできない．

XIII 差動増幅器とアース

4 アースされたシグナルアースと浮遊したシグナルアース

電気機器の基準電位を与えるシグナルアースは，地面とは必ずしも関係がありません．しかし，シグナルアースには，地面と接続されアースされているものと，地面とは接続されず，商用電源の電圧軸において電気的に浮遊(フローティング)しているものがあります．後者のものは，「フローティングシグナルアース」とよぶことができるでしょう．以下，この点を差動増幅器で考えていきます．

● B 型・BF 型・CF 型機器

差動増幅器の基準電位は，N 端子(ニュートラル端子)で与えられるとしてきました．したがって，差動増幅器では N 端子がシグナルアースとなっています．この N 端子が地面と接続されている増幅器(接地型増幅器)と，地面とは接続されていない増幅器(浮遊型増幅器)があります．接地型増幅器は B 形装着部を持つ機器(以下，B 形機器)とよばれています．一方，浮遊型増幅器は，BF 形装着部を持つ機器(以下，BF 形機器)と CF 形装着部を持つ機器(以下，CF 形機器)の 2 種類に区別されます．従来は，多くが B 形機器でしたが，最近はほとんどが BF 形機器か CF 形機器に変わってきました．B 形や BF 形の B は身体(body)を意味しています．CF 形の C は心臓(cor)を意味しています．B 形と BF 形は人体表面に電極を装着して使用する機器で，心臓などの体内に使用することはできません．一方，CF 形は心臓に直接適用することができます[5]．F は「floating」の意味です．差動増幅器の N 端子，つまり，シグナルアースが非接地となって浮遊している増幅器の意味です．

接地型増幅器と浮遊型増幅器の電気的等価回路を，図XIII-8 に記しました．増幅器は，通常，入力ボックス内に装着されています．入力ボックスの内面は，導体塗料などで被われシールドされています．入力ボックスのシールドと増幅器のシグナルアース(N 端子)は接続されています．「抵抗ゼロの原理」から，両者は等電位となります．図XIII-8(1)は接地型の増幅器(B 形機器)で，N 端子が地面と接続されアースされています．一方，図XIII-8(2)は浮遊型の増幅器(BF 形機器と CF 形機器)で，N 端子および入力ボックスのシールドはアースされずに，浮遊しています．したがって，N 端子は一定の交流電圧を持つことになります．すなわち，図の容量リアクタンス X_1 と X_2 で，ホットラインの電圧 100 V を分割した交流電圧を持っています．以上から，増幅器のシグナルアースには，①接地型のシグナルアースと，②非接地の浮遊型シグナルアースの 2 種類あることがわかります．いずれも，「電気回路におけるアース」つまり「シグナルアース」ですが，一方は地面と接続され，他方は地面と接続されていないのです．

5 ボディアースとボディシグナルアースの相違

脳波計等の入力ボックスの端子には，増幅器のシグナルアースが来ています．しかし，その端子の表示は一定していません．ここではとりあえず「シグナルアース端子」とよんでおきましょう．B 形機器では，シグナルアース端子は「E」と表示されています．この機種では，シグナルアースは接地されていますから，これは正当に「アース(E)」であることを表示しています．B 形機器で，入力ボックスのシグナルアース端子と被検者を接続すると，被検者も地面と接続されます．これが文字どおりの「ボディアース」です(図XIII-9)．

一方，浮遊型増幅器では，シグナルアース端子の表示は一定していません．メーカーによって「E」と表示されたり「Com」と表示されたりしています．日本光電工業社製の脳波計では，入力ボックスの Z 端子がシグナルアースに相当します．ただし，この Z 端子は，シグナルアースとしての働きのほかに，ハムを打ち消すような微弱な電流を出してハムを減弱する機能も兼ねています．同じ日本光電工業社製の BF 形筋電図計では，シグナルアースを表示するのに，「E」の表示がそのまま残されています．しかし，これはいうまでもなく浮遊したシグナルアース

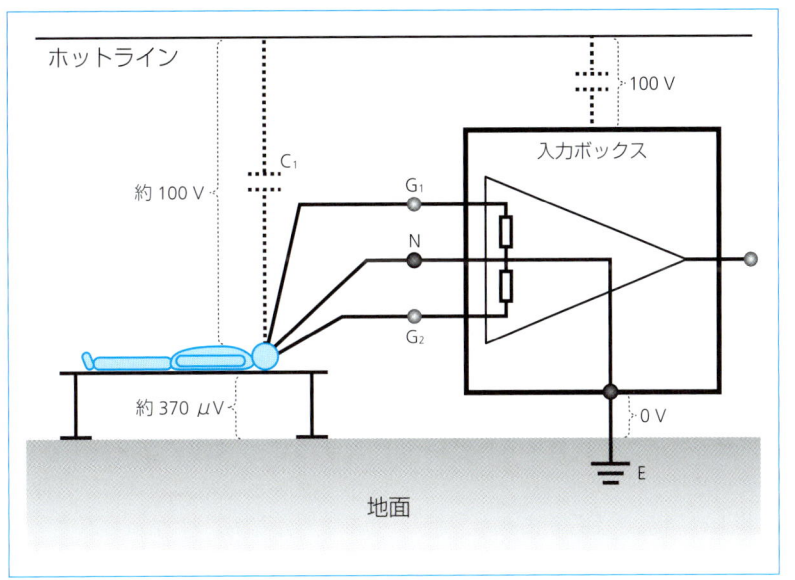

図XIII-11 ボディアースをとったとき被検者に誘起される電圧
被検者の体は，接地型増幅器のシグナルアースを介して接地されている．しかし，被検者の体は，地面と完全には等電位とならず若干の電位（約 370 μV）を持っている．

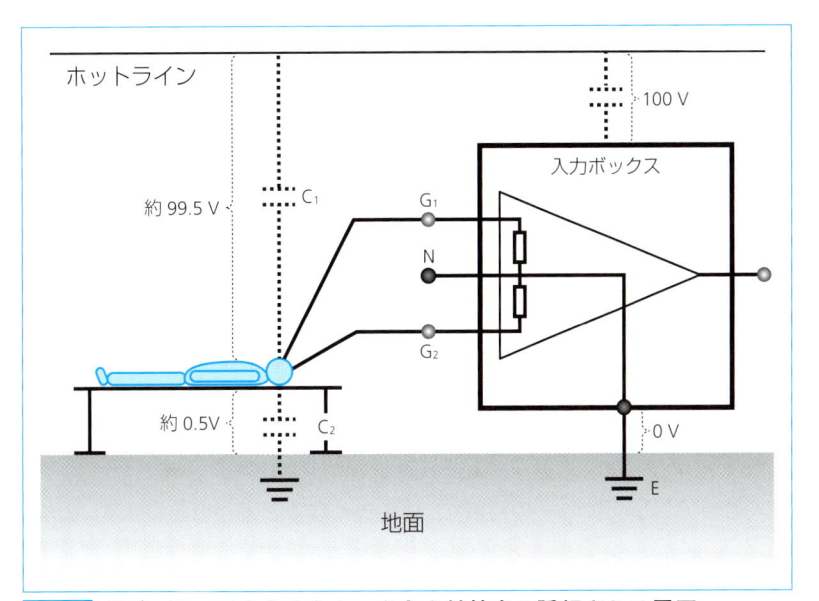

図XIII-12 ボディアースをとらなかったとき被検者に誘起される電圧
被検者には，約 0.5 V の交流電圧が誘起される．この値は，ボディアースをとったときと比べて，はるかに大きい．

XIII 差動増幅器とアース

であって地面とは接続されていません．つまりアースではありません．これら BF 形機器でも，シグナルアースと被検者を接続する必要がありますが，これは，もはや「ボディアース」とはよべません．接地型機器では，被検者をシグナルアースと接続することを，「ボディアースをとる」と正当に表現することができましたが，浮遊型増幅器では，シグナルアースは非接地の状態にあるため，シグナルアースと被検者を接続しても，「ボディアースをとる」と表現することができなくなっています（図XIII-10）．私は，そのまま，「被検者からボディシグナルアースをとる」，あるいは「シグナルアースと接続する」という以外にないと考えています．

これは，単なる言葉上の問題ではありません．ボディアースは，ハム混入を避ける方法としては優れた方法ですが，安全面では問題があります．なぜなら，機器が故障して，入力端子に漏洩電流が出現した場合や，同時に接続していた他の機器が故障して，被検者の体に電圧が乗ったときなど，「柱上トランスのホットライン→機器電源部→患者装着部→人体→地面→柱上トランスのコールドライン」という回路を電流が流れ，人体に危害が及ぶ惧れがあるからです．このような危険を避けるために，人体を地面と直接接続しない方法，つまり浮遊型のシグナルアースとする方法がとられるようになったのです．

● アースとシグナルアースの峻別の重要性

浮遊型増幅器では，人体は地面と接続されないため，人体→地面間に直接の電気経路は存在しません．しかし，人体と地面の間には，浮遊コンデンサー（図XIII-10 の C_2 と C_4）を介した回路は存在しています．これらコンデンサーの容量リアクタンスは大きいため，ここを流れる電流は小さく，その分，安全性が確保されるというわけです．したがって，ボディシグナルアースをとるときは，必ず入力ボックスのシグナルアース端子と接続するようにします．入力ボックスとの結線以外に，人体を直接地面と接続するような結線，すなわちボディアースを別にとるような処置は，浮遊型機器の安全性を損ねることになります．この意味で，浮遊型増幅器では「ボディシグナルアース」はとっても「ボディアース」をとってはいけないのです．一方，機器の電源部が収納されている筐体は，必ず地面と接続してください．これは保護アースとして必須のもので，シグナルアースとは違います．以上から，アースとシグナルアースを峻別して認識しておくことは，非常に重要であるといえます．

Q　「ベッドアース」なるものがあり，ベッドを接地するとよいと教えられたことがありますが，これはボディアースと同じで生体にとっては危険と考えてよいのでしょうか

A　適切な質問ありがとうございます．ベッドアースをとると，地面とベッドは等電位となり，いわば，地面がベッドまでせり上がってきたことになります．どういうことかというと，図XIII-10 で人体と地面間の距離が短くなってコンデンサーの容量 C_2 が大きくなる効果が得られます．したがって，人体と地面間の容量リアクタンス（コンデンサーの交流に対する抵抗）は小さくなります．このため，機器の故障によって漏れ電流があった場合，電流が地面へ流れやすくなります．つまり，安全面からは，この処置は安全性をいくぶんか犠牲にすることになります．しかし，人体を直接地面と接続したときほどの電流が流れることはありません．ただ，患者の体がベッドの導体部分と接触しないように注意しておく必要はあるでしょう．

6 なぜ，被検者からシグナルアースをとる必要があるのか

● シングルアースをとる2つの理由

最後に，被検者から，なぜシグナルアースをとるのか，その理由を考えておきましょう．被検者をシグナルアースと接続する意味は，第一に，増幅器の基準電位と同じ電位の部位を，被検者の体の一部に作り出すことにあります．つまり被検者を増幅器と同じ電気回路系に組み込み，同じ基準電位を持つ電気システム内の一部とすることにあります．こうすることによって，被検者からの安定した電位記録が可能となります．第二に，交流雑音の混入を少なくするという利点があります．これについて，接地型増幅器（B形機器）で説明しておきましょう．

B形機器では，増幅器のシグナルアースは接地されており，その電位は地面に対して0Vでした．被検者をシグナルアースと接続すると，被検者も接地され，被検者の体もほぼ0Vになります（図XIII-11）．しかしながら，被検者の体は，地面と完全に等電位となるわけではありません．なぜなら，被検者の体はある大きさの抵抗を持っていますし，シグナルアースの電極も電極接触インピーダンスを持っているからです．人体の抵抗は，通常 1 kΩ で近似されます．そこで，シグナルアース電極の接触インピーダンスと被検者の体の抵抗を合わせて，仮に10 kΩ としておきましょう．被検者とホットライン間の容量は1 pFとしておきます[6]．1 pF（1 ピコファラド）とは 10^{-12} ファラドのことです．コンデンサーの交流に対する抵抗（容量リアクタンス）をXとすれば，Xは第XII章で記載した［XII-1］式で与えられますから，1 pFのコンデンサーが60 Hzの交流に対して持つ容量リアクタンスは，約 $2.7×10^9$ Ω になります．したがって，「電圧分配の原理」から，被検者には，地面を0Vとして約 370 μV の交流電圧が出現します（図XIII-11）．これが，G_1 や G_2 を介して差動増幅器に入力され，シグナルアースを基準電位として増幅されます．接地型増幅器では，シグナルアースの電位は地面と等電位となっていますから，結局，増幅器には，基準電位に対して商用電源に由来する約 370 μV の交流電圧が入力されることになります．

この状態は，シグナルアースをとらなかった場合と比較すれば，ハムとして小さいことがわかります．

次に，シグナルアースをとらなかった場合について考えてみましょう．

● シグナルアースをとらなかった場合

人体がベッド上に横たわっているとします（図XIII-12）．人体とホットラインの距離は，人体と地面間の距離よりも大きくなっています．さらに，ホットラインは電線であり面積は小さなものです．一方，人体と地面は大きな面で向かいあっています．したがって，ホットラインと人体間の容量（C_1）の方が，人体と地面間の容量（C_2）よりかなり小さいと考えられます．ホットラインと人体間の容量 C_1 を 1 pF，人体と地面間の容量 C_2 を 200 pF としてみます[6]．C_1 の容量リアクタンスを X_1，C_2 の容量リアクタンスを X_2 とすれば，その比（$X_1:X_2$）は，容量の比（$C_1:C_2$）の逆数になりますから，$X_1:X_2=200:1$ となります．電圧分配の原理から，人体に誘起されてくる電圧は，電灯線ホットラインの有効電圧 100 V を，200：1で分割したものになります．したがって，人体には，地面に対して約 0.5 V＝500 mV の交流が誘起される計算になります．これが G_1 や G_2 を介して差動増幅器に入力され，シグナルアースを基準電位として増幅されます．接地型増幅器では，シグナルアースの電位は地面と等電位となっていますから，結局，増幅器には，基準電位に対して商用電源に由来する約 500 mV の交流電圧が入力されることになります．

被検者を接地した場合と接地しなかった場合を比べると，どちらの方が増幅器の出力に交流雑音（ハム）の混入が少なくなるか，自ずと明らかでしょう．このようにして，シグナルアースをとれば，ハムの混入が少なくなります．また，シグナルアース電極の接触抵抗を低くすれば，図XIII-11で人体に誘起される交流電圧が小さくなることがわかります．したがって，シグナルアース電極の接触抵抗を小さくすることが，ハムを低減させる1つの方法であることもわかります．

浮遊型増幅器では，シグナルアースが非接地となっているため，商用電源の電圧軸において，シグナルアースは一定の交流電圧を持っています．この

電圧を基準電位として増幅器は動作します．被検者とシグナルアースを接続すると，浮遊型増幅器の基準電位とほぼ同電位の部位を，被検者の体の一部に作り出すことになります．これは，接地型増幅器でボディアースをとることに相当します．以上のように考えれば，浮遊型増幅器の動作様式と接地型増幅器の動作様式との間には，相同の関係が成立していることがわかります．基準電位が異なっているだけです．したがって，接地型増幅器での議論がここでも適用され，シグナルボディアースをとるとハムの混入が少なくなると考えられます．

被検者の体以外に，電極線(電極コード)にも交流が誘起されてきます．このため，これもハムの原因となります[4,7]．電極線をシールドするとハム混入が少なくなることがあります．この際，シールドはシグナルアースと接続する必要があります．接地型増幅器の場合は，シグナルアースと接続することで地面と接続されました．つまりアースされました．一方，浮遊型では，入力ボックスのシグナルアースと接続し，シールド自体を増幅器の基準電位と同じにする必要がありますが，決して地面と接続してはいけません．「すべからく，シールドはすべて地面と接続すべし」というわけではありません．

◉ 文 献 ◉

1) 橋本修治，瀬川義朗：脳波機器と基礎的電気知識：臨床神経生理学，33：558-566，2005．
2) 米国半導体電子工学教育委員会(編)(吉村久乗訳)：多段トランジスタ回路．産業図書株式会社，東京，1969, pp 181-201．
3) 橋本修治：脳波記録技術の理論的基礎(1)．臨床脳波，44：185-192，2002．
4) 橋本修治：脳波記録技術の理論的基礎(2)．臨床脳波，44：257-265，2002．
5) 小野哲章：ME機器・設備の安全管理．MEの基礎知識と安全管理(改訂第5版)，日本生体医工学会ME技術教育委員会(監修)，南江堂，東京，2008, pp 67-84．
6) 堀川宗之：医・生物学系のための電気・電子回路．コロナ社，東京，1997, pp 83-86．
7) 橋本修治：脳波信号と雑音，ハム混入の少ないきれいな記録を得るために．検査と技術，36：340-343，2008．

補遺　活動電位発生機序の静電気学的解説

　第Ⅷ章では，活動電位の発生機序について，電気的等価回路を用いて動電気学的に説明しました．オームの法則からそうなるのはわかったが，なぜ膜抵抗が変化するだけで膜電位が変化するのか，そのときのイオン分布はどうなるのか，どうも十分には了解できないという方もおられると思います．その点を解説しておきたいと思います．

　図1は第Ⅵ章の図Ⅵ-1の再掲です．カリウムイオンもナトリウムイオンも濃度差に従って移動しているところを示しています．ここで，カリウムイオンの透過性の方がナトリウムイオンの透過性より大きかったとしましょう．塩素イオンは膜を透過できないとします．すると，ある時間後にはカリウムイオンの方がナトリウムイオンより多く移動しているはずです．こうして，図2のような状態が出現したとします．図2は，カリウムイオンが2個，ナトリウムイオンが1個移動したところを示しています．このため，コンパートメントAは陰性に，コンパートメントBは陽性に帯電します．この過程がどんどん進行していけば，コンパートメントAはますます陰性に，Bはますます陽性に帯電していくでしょう．しかし，この電位によって，コンパートメントAからBへ移動するカリウムイオンの移動は制限され，逆に，コンパートメントBからAへ移動するナトリウムイオンの移動は促進されるようになります．そして，最終的には単位時間あたりに移動する両イオンの数は等しくなり，膜電位は時間的に変化しなくなります（図3）．これが「定常状態」で，このときの膜電位がGoldman式で計算されます．ここまでは第Ⅵ章でも書いた通りです．

　次に，「定常状態」に達したあと，膜の透過性が変化するとどうなるのか考えてみましょう．活動電位発生時は，ナトリウムイオンに対する透過性がカリウムイオンより亢進するのですが，これは相対的なものです．そこで，ここでは逆に，カリウムイオンの透過性が低下し完全になくなったとしてみましょう．図4を見てください．このときカリウムイオンの移動はなくなりますが，ナトリウムイオンは濃度差とコンパートメントBの陰性電位に引き寄せられて移動を続けています．最終的には，図5のような電気二重層を形成すると思われます．今度はコンパートメントAが陽性に，コンパートメントBが陰性となってナトリウムイオンの移動は停止します．つまり，ナトリウムイオンは平衡状態となって移動が停止します．このときの膜電位はNernst式で計算されます．Goldman式でいえば，$P_K=0$，$P_{Cl}=0$とした場合に相当します．この状態を電気的等価回路で書き表せば，図6のようになります．カリウム電池の回路はスイッチが開いていて電流は流れません．したがって，ナトリウム電池の方も電流は流れなくなります．こうして膜電位（V_{A-B}）は，ナトリウム電池の起電力（E_{Na}）（ナトリウムイオンの平衡電位）に等しくなります．

　以上の過程で，コンパートメントBからAへ移動しつづけているナトリウムイオンは，活動電流ではない点に注意してください．静止膜状態（定常状態）で同数ずつ交換されていた陽イオンの交換比率にアンバランスが生じたことによる正味の電荷の移動です．コンパートメントAに移動したナトリウムイオンは，細胞膜を挟んで陰イオンと対をなして電気二重層（ナトリウム電池）を形成します．他の場所へは流れて行かずその部位に蓄積するため，コンパートメントAを陽性に帯電します．電気二重層に関与するイオンの数は，溶液中のイオン数と比較すると，ごくわずかなものであったことも思いだしておいてください（第Ⅴ章第1節参照）．以上が，「細胞内が陽性となる活動電位発生機序」の静電気学的説明です．静電気学的にみれば，膜の透過性（膜抵抗）が変化することで，膜に生じている電気二重層の状態が変化しますが，この過程は，電気的等価回路による説明では「膜抵抗の変化による膜電位の変化」として説明されることになります．

　次に，活動電流について同じコンパートメントモデルを用いて考えておきましょう（図7）．コンパートメントAを細胞内，コンパートメントBを細胞外とみなします．上段は静止膜状態です．カリウムイオンの透過性の方が大きいため，コンパートメ

ト A（細胞内）は陰性に，B（細胞外）は陽性に帯電しています．下段は活動膜状態です．コンパートメント A（細胞内）は陽性に，B（細胞外）は陰性に帯電しています．ここで，これらを塩橋で結合したとしましょう．塩橋とは，両端が開いているガラス管内に，寒天に溶かした高濃度の塩化カリウム（KCl）溶液を入れたもので，2 種類の溶液を混合せずに電気的に結合することができる装置です．なぜ KCl を用いるのかというと，溶液中ではカリウムイオンと塩素イオンの移動速度がほぼ等しいため，塩橋と各コンパートメント内溶液との境界面に生じる液間電位（liquid junction potential）を小さくすることができるからです．このような電気回路ができると，この回路を電流が流れます．下段のコンパートメントでは，コンパートメント B（細胞外）から A（細胞内）へナトリウムイオンが流れ込みます．これが活動電位発生時に流れる活動電流です．この内向きの活動電流が，細胞内を陽性にすることには寄与せず，かえって膜電位を陰性側に変位（過分極）させることは今まで述べてきた通りです．一方，上段ではコンパートメント A（細胞内）から B（細胞外）へ外向き電流が流れます．この電流によって静止膜は脱分極します．なお，両コンパートメントの膜部位では，電流は陰性側から陽性側に流れている点にも注意してください．第Ⅲ章第 1 節で述べたように，電流は電池の中を陰極から陽極へと向かって流れていきます．

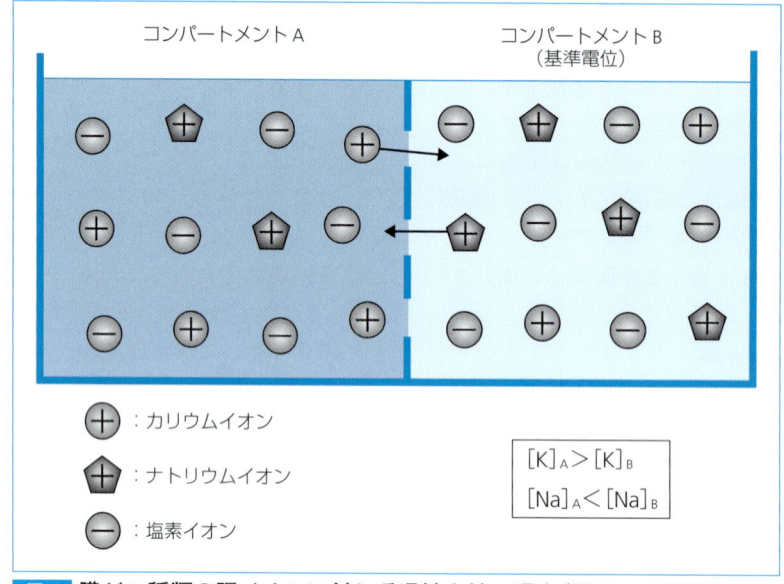

図1 膜が 2 種類の陽イオンに対し透過性を持つ場合（図Ⅵ-1 の再掲）

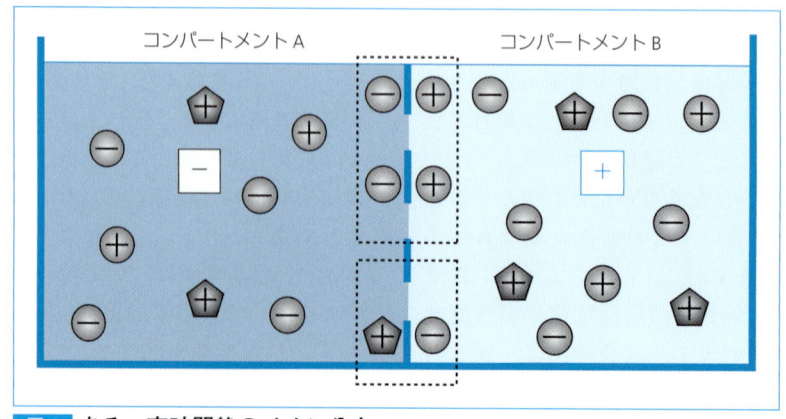

図2 ある一定時間後のイオン分布

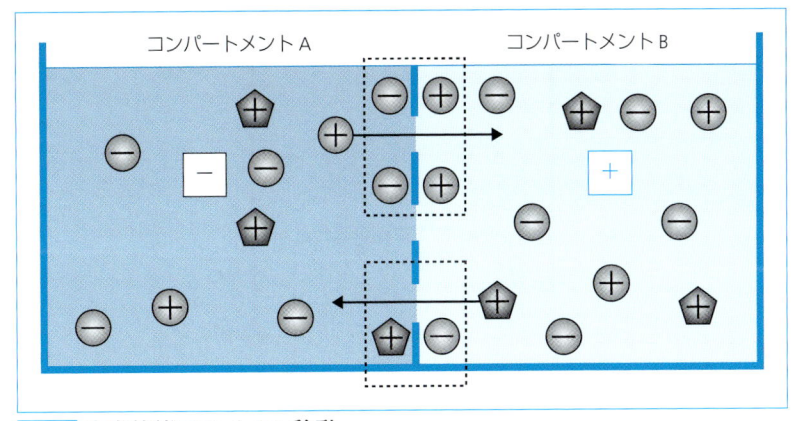

図3 定常状態でのイオン移動

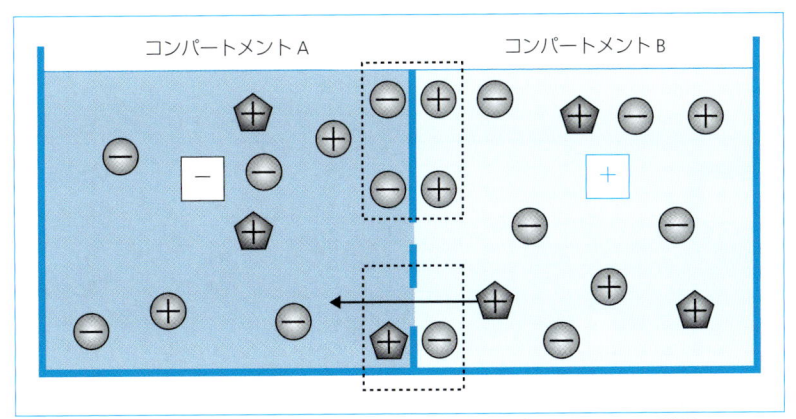

図4 膜がカリウムイオンを透過させなくなったときのイオン移動

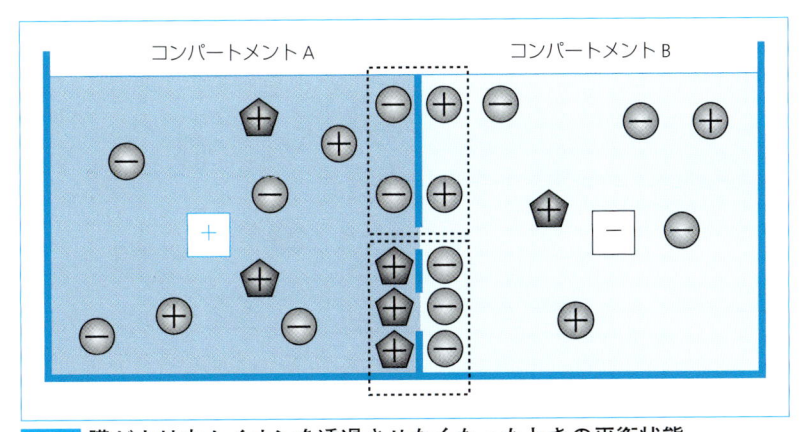

図5 膜がカリウムイオンを透過させなくなったときの平衡状態

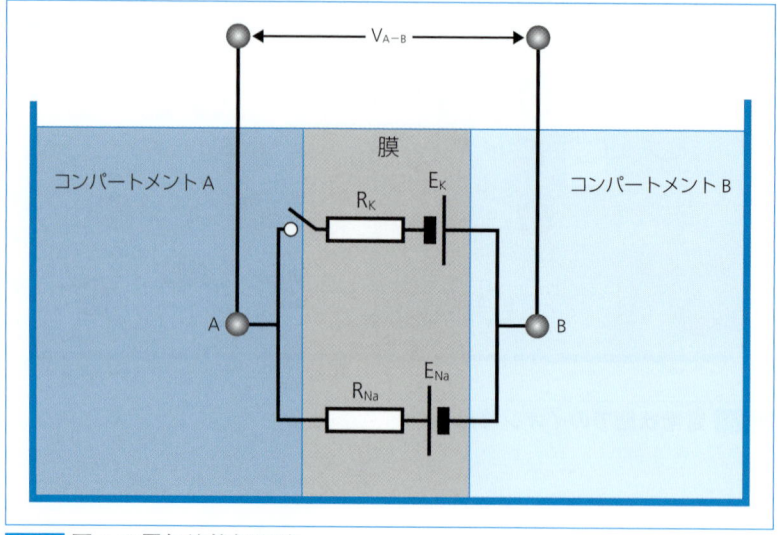

補遺　活動電位発生機序の静電気学的解説

図6 図5の電気的等価回路

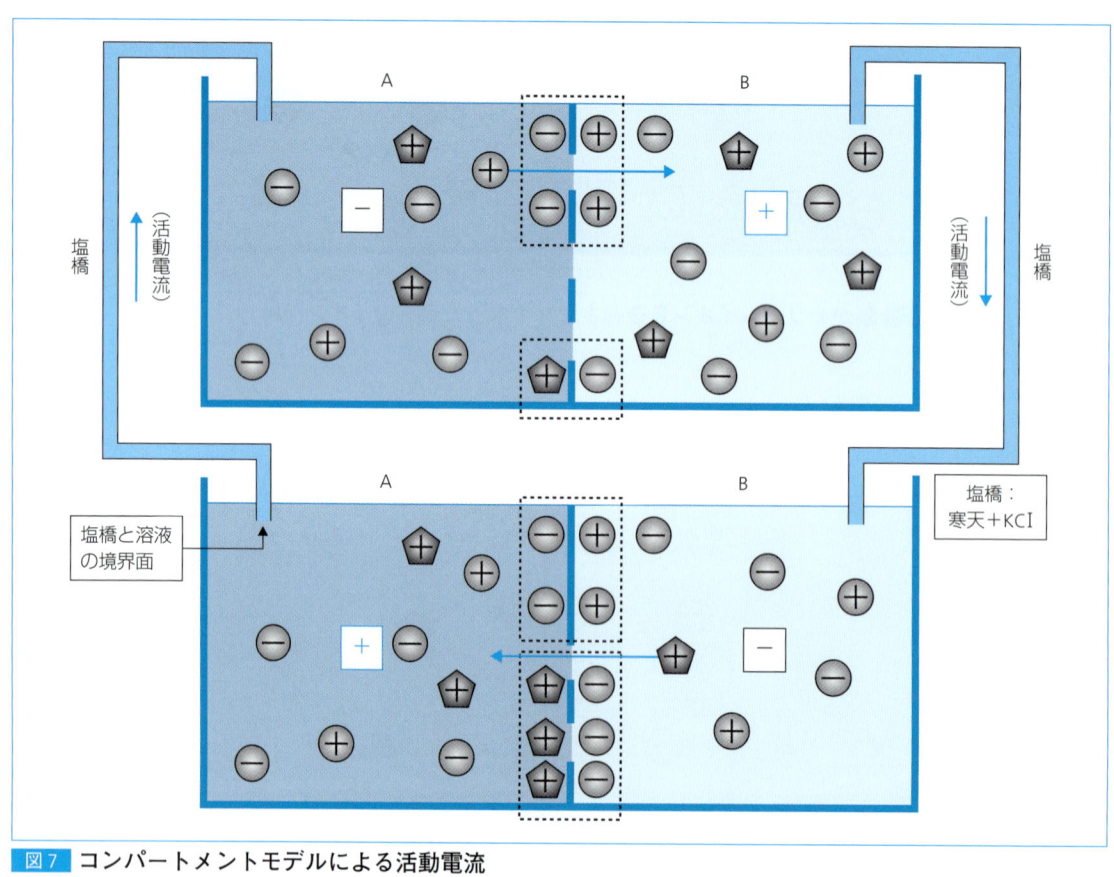

図7 コンパートメントモデルによる活動電流

索　引

和　名

あ
アース　180, 186, 188
アース記号　188
アース端子　180
アセチルコリン　130
　——受容体　134
　——レセプター　134
アナログ処理　166
アナログ／デジタル変換機　166
アナログフィルター　166
アルファ波　162
安全性　192
アンチエイリアシング　166
アンチエイリアスフィルター　168, 170

い
イオン化傾向　168
イオンチャネル　6
　——の活性化と不活性化　104
イオン分布　64
イカの巨大神経線維　102, 119
イオンの能動輸送　82
一般的な電気的等価回路　46
陰イオン　18, 60
陰性抵抗　26
インピーダンス　176

う
内向き電流　44
運動準備電位　162

え
エイリアシングノイズ　168, 169
炎症性　122
塩素イオン　136
塩素電池　54

お
オーム（Ω）　104
　——の法則　14, 32, 42
　——の法則に反する現象　26
　——の法則による3つの原理　14, 34
　——の法則のまとめ　58

か
介在ニューロン　158
外部電荷　70
カエルの神経束　152
化学シナプス　130
加算平均法　56
加重　134
活性化ゲート　104
活性化速度　108

活動電位　2, 10, 26, 96, 98, 120, 142
　——の終息　102
　——の発生機序　96
活動電流　98, 100
活動膜　100
活量　62
過分極　2, 44, 83
カリウム-ナトリウムポンプ（K^+-Na^+ポンプ）　82
カリウムチャネル　12
カリウム電池（E_K）　12, 54, 80
感覚受容器膜　50
感覚神経の受容器　50
関西　88, 186
感電　188
関東　88, 186
簡略化回路の妥当性　106
簡略化表示　98
簡略化モデル　96

き
基準電位　32, 180, 188, 194
基線　175
気体定数　62
起電力　12, 164
機能アース　188
逆転電位　136, 138
逆行性SNAP　146, 150
筐体　188
極限化状態　52
局所電流　134
極性逆転回路　50, 54, 80, 102
　——の解析　60
　——の導入　50
極板　86, 88
銀-塩化銀電極　72, 168
筋活動電位　146
筋細胞　42
筋節　156
近接電場電位　162
筋線維　42
筋電図計　188
筋肉長　156
筋腹中央部　146
銀ボール　72

く
空間的加重　136
矩形波　177
グリア細胞　8
グルタミン酸　134
クーロン力　18, 20

け
ケーブル回路　112
ケーブル理論　124
原子核　18

こ
高域遮断フィルター　166, 168, 175
後期陽性波　142, 144
合成抵抗　34
合成膜電池　96
光速　22
興奮する　2
興奮性シナプス　134
興奮性シナプス後電位　4, 81, 128, 134, 160
興奮性シナプス入力　158, 160, 162
興奮性膜　2
交流　86, 88
交流雑音　166, 184, 193
交流障害　86
交流増幅器　73
交流電圧　193
交流の有効電圧　174
コールドライン　184, 192
コンダクタンス　80, 104
コンデンサー　10, 30, 86, 88
　——電圧　86, 90
　——電流　92, 94
コンピュータ　166

さ
再分極　102
細胞外記録　142
細胞体部　50
細胞内塩素イオン濃度　138
細胞膜　2, 10
　——の厚さ　48
　——の抵抗　14
サインカーブ　168
サイン波形　184
差動成分　180, 182
差動増幅器　180, 182
　——の出力電圧　182
差動増幅度　182
皿状電極　150
三相波　142
サンプリング　170
　——定理　168, 169

し
時間的加重　136
閾（しきい）値　2, 110, 120
軸索　50

199

索引

軸索初節　50
シグナルアース　180, 186, 188, 193
シグナルボディアース　194
自己再生的　98
指数関数　95
自然対数の底　91, 113, 177
時定数　91, 92, 95, 172, 175, 177
時定数と遮断周波数の関係　172
シナプス　2, 128
　——後電位　10, 128
　——下膜　128
　——小胞　128
　——前神経線維　128
　——電流（synaptic current）　128
　——電流（終板電流）　132
　——入力　128
自閉症　138
ジーメンス　104
地面　180
シャーシー　187, 188
遮断周波数　169, 172
遮断特徴　172
尺骨神経　150
終息機序　96
肢誘導　40
周波数　116, 166
周波数域遮断フィルター　166
周波数特性　167, 168
終板　130, 132
終板電位　4, 128, 132
終板電流　132
手関節部　42
受動素子　12
示指伸筋　156
順行性 SNAP　150
小脂小転筋　156
小胞　130
正味の電流　54, 80, 83
正味の膜電流　52, 106
商用交流　166
商用電源　86, 186
商用電流　186
初期段階でのフィルター　166
初期陽性波　142, 144, 146, 150
初節　160
シールド　190
神経―筋接合部　42, 160
神経線維の直径　117, 126
神経伝達物質　2, 128
神経伝導検査　156
神経伝導速度　119
深層性視床―皮質投射系　160
心電図　40
浸透圧　102

す

随意運動　162
髄鞘　112, 120
髄鞘節　108, 120
錐体細胞　158
錐体細胞尖端樹状突起　158

せ

静止膜　128
静止膜状態　96
静止膜チャネル　7, 8
静止膜電位　2, 96
正中神経　42, 150
静電気学　18, 68, 162
静電気学的状況　30
静電誘導　66, 70
整流作用　130
脊椎動物　108
積分回路　177
斥力　18
赤血球膜　82
関節部　108
接触抵抗　193
絶対温度　62
絶対不応期　102
接地型　190
接地型増幅器　190, 193
浅層性視床―皮質投射系　160
尖端樹状突起　50, 158
潜時　42
潜時測定　152

そ

双極導出法　150
相対不応期　102
増幅器　86
外向き電流　44

た

体性感覚誘発電位　40, 56
帯電　162
帯電現象　20
大脳皮質　158
大脳皮質錐体細胞　50
大脳皮質錐体路細胞　50
太陽光電池　12
脱髄　122, 126
脱分極　2, 44, 100, 110, 114, 120
単相性　144
短母指外転筋　42, 156

ち

遅延時間　112
地球　180
柱上トランス　184, 192
跳躍伝導　108
直流（DC）　86, 170
直流電位　73

直列配列　34

て

低域遮断フィルター　166, 172
抵抗　6, 10
抵抗器　12
抵抗ゼロの原理　14, 30, 32, 58, 186, 188
抵抗値　12
抵抗電流　94
抵抗率　16, 117
抵抗を流れる電流　30, 42
低酸素性脳症　156
定常状態　81, 83, 84
低体温　156
定電流　90, 94
デジタル化　169
デジタル信号　166
デジタル脳波計　166, 168
デシベル表示　169
電圧依存性チャネル　7, 8
電圧依存性ナトリウムチャネル　120
電圧降下　36
　——の原理　14, 22, 28, 30, 32, 36, 42, 44, 58, 114
電圧分配の原理　36, 58, 114, 122, 126, 170, 193
電位勾配　70
電位差　12
電荷　18
電解質溶液　60
電荷素量　18
てんかん　138
電気回路系　30
電気回路におけるアース　188
電気刺激　46, 124
電気シナプス　130
電気洗濯機　188
電気素子　14
電気素量　18
電気抵抗率　16, 118
電気的中性　60, 64
　——の法則　64, 83
電気伝導性　8
電気伝導度　80
電気伝導率　16
電気二重層　64, 66, 76
電気容量　88
電極コード　194
電極接触インピーダンス　193
電極線　194
電極電位　72, 73, 166, 168
電極ペースト　168
電源部　188
電子　18
伝達物質依存性チャネル　7, 8

索引

で
電池　10, 28, 164
電池とコンデンサーの違い　12
電池の起電力　30, 42
伝導遮断　122
電灯線　186
伝導速度　108, 113, 117, 118, 119
伝導速度低下　122
伝導体　8
電場　20, 22
伝播時定数　110, 116, 117
電流　6
電流曲線　154
電流ゼロの原理　14, 32, 42
電流双極子　158
電流保存則　28, 80

と
同位相　184
透過係数　76, 80
透過性亢進　98
橈骨神経刺激　156
投射性遠隔電場電位　162
同相信号除去比　182
同相成分　180, 182
同相増幅度　182
導体塗料　190
同電圧　184
等電位線　144
動電気学　18, 162

な
ナイキスト周波数　168, 169
内部抵抗　12
長さ定数　110, 112, 116, 118, 119, 124
ナトリウムイオン流入原因説　22, 24, 26, 54
ナトリウムチャネル　12
ナトリウムチャネルの行動様式　104
ナトリウム電池（E_{Na}）　26, 54, 80

に
二相性　144
二相性電位　146
入力ボックス　187
ニュートラル端子　180, 190
ニュートラルライン　188

の
濃淡電池　10, 60, 68
濃淡電池の検証　72
脳電位　158
能動素子　12, 28
能動輸送　82
脳波　158
脳波計　188
脳波判読　174

は
場　20
発電性ポンプ　82
ハム　86, 166, 184, 193, 194
ハム混入　192
パラドックス　22, 24, 46, 54, 96, 100
パラドックスに対する答え　98
針筋電図　152
反発力　18

ひ
微小終板電位　128
微小電極　160
非接地　190
比抵抗　16
微分回路　177
標準水素電極　168
標準電極電位　168

ふ
フィルター機能　86
フィルタリング　172
不応期　102
不活化ゲート　104
複合筋活動電位　42, 45, 144, 156
複合電位　144
物理的次元　95
太い神経線維　124
不分極電極　72, 168
浮遊型増幅器　190
浮遊コンデンサー　184, 186
浮遊容量　184, 186
フローティング　180, 190
フローティング型増幅器　180
フローティングシグナルアース　190
分極　2
分極電圧　72

へ
閉回路　44
平均移動速度　22
平衡状態　60, 62, 73, 84
平衡電位　54, 62, 81, 82, 130
並列配列　34
ベッドアース　192
変位電流　186

ほ
保護アース　186, 188, 192
保護接地　186, 188, 192
細い神経線維　124
ホットライン　184, 192, 193
ボディアース　190, 192, 194
ボディシグナルアース　190, 192
ホメオスターシス　119

ま
膜インピーダンス　116, 126
膜横断電圧　48

膜横断電位差　4
膜起電力　10, 84
膜孔　6
膜コンダクタンス　130
膜コンデンサー　10, 119
膜時定数　110, 112, 118, 119
マクスウェルの変位電流　184
膜相　64
膜抵抗　6, 16, 114, 119, 124
膜抵抗の変化による膜電位の変化　56, 58
膜電位　4, 48, 84
膜電位が変化する機序　54
膜電池　6, 10, 12, 14, 26, 54
膜電流による膜電位の変化　56, 58
膜容量　124, 126
麻酔　156

み
ミエリン　108

む
無髄神経　108, 119, 126

も
モー（mho）　104
モニター　174

ゆ
有効電圧　186
有髄神経　108, 126
有髄神経化　112
誘発筋電図　42

よ
陽イオン　18, 60
溶液固有域　64, 66
容積伝導体　4, 6, 14, 164
容積伝導体の形状　152
容積伝導電位　162
容量　116
容量性電流　92
容量リアクタンス　88, 116, 170, 176, 186, 193
抑制性シナプス後電位（inhibitory post-synaptic potential, IPSP）　4, 128, 136

ら
ランビエ絞輪　108, 110, 112, 119, 120

り
リアクタンス　88, 116, 178, 186, 193
リスクマネジメント　188
リード線効果　14, 32, 40, 58, 66
リフィルタリング　170, 174
量子化　128
リンガー液　152
リング電極　150

索引

欧　名

ギリシャ文字
τ m　110

A
ac amplifier　73
Acetylcholine　130
action potential　142
active sink　160
active transport　82
A/D 変換器　166
AgCl　72
anti-alias filter　168, 169
apical dendrite　50, 158
ATP（adenosine triphophate）　82

B
B 形機器　190, 193
B 形装着部を持つ機器　190
BF 形機器　190
BF 形装着部を持つ機器　190

C
C 線維　108
capacitive current　92
capacitive reactance　88, 116, 178, 186, 193
cation-chloride co-transporters（CCCs）　138
CF 形機器　190
CF 形装着部を持つ機器　190
CMAP（compound muscle action potential）　42, 45, 144, 152, 156
CMRR（common mode rejection ratio）　182, 184
common mode　180, 182
conductance　80
conduction block　122
Coombs　138
Coulomb 力　18
CR 回路　170, 175
current dipole　158

D
deep thalamo-cortical projection　160

E
Eccles　138
electrical neutrality　60, 64
electrogenic pump　82
emf（electromotive force）　12
EPP（end-plate potential）　4, 132

EPSP（excitatory post-synaptic potential）　4, 81, 128, 134, 160
——の「加重」　136
——の逆転電位（reversal potential）　136
——の平衡電位　136

F
Fatt　138
Fraday 定数　62

G
G1 端子　180
G2 端子　180
GABA（gamma amino butyric acid）　136
$GABA_A$ receptor　136
gap junction　130
gated channel　8
glutamate　134
glycine　136
Goldman 式　76, 78, 80, 81, 84, 96, 98, 100

H
Hodgkin　102, 104
Hodgkin-Katz-Goldman 式　76
Huxley　104

I
incoming positivity　142, 144, 146
initial segment　50, 160
interneuron　158
internode（internodal segment）　108
inward current　44
IPSP（inhibitory post-synaptic potential）　4, 128, 136
IR drop　14, 22, 28, 30, 32, 36, 42, 44, 58, 114

K
$K^+ - Na^+$ ポンプ　82
Katz　152

L
length constant　110, 112, 116, 118, 119, 124
local circuit current　134

M
membrane time constant　110
MEPP（miniature EPP）　128
mho（モー）　104
MRCP（movement-related cortical potential）　162

N
near-field potential　162
Nernst 式　54, 62, 68, 78, 84, 138
neuro-transmitter　2, 128
net current　52, 54, 80, 83, 106
net flux　62
node of Ranvier　108, 110, 112, 119, 120
non-NMDA 型　134
N 端子　180, 190

O
outgoing positivity　142, 144
outward current　44

P
P9 遠隔電場電位　40, 55, 56
passive source　160
permeability coefficient（P）　76, 80
projected far-field potential　162
propagation time constant　110, 116, 117
PT ニューロン（pyramidal tract neuron）　50

R
RC 回路　175
Reciprocal ohm　104
resistivity　16, 118
resting channel　8, 102
resting membrane potential　2, 92

S
S/N 比（信号／雑音比）　56
S（siemens）　80, 104
saltatory conduction　108
SEP（somatosensory evoked potential）　40
SNAP　146, 156
squid giant axon　119
superficial thalamo-cortical projection　160
synaptic current　128

T
trans-membrane potential difference　4, 48
transmitter-gated channel　8
two-way conduction　100

V
voltage-gated channel　8
volume conductor　4
volume-conducted potential　162

Z
Z 端子　180, 190

執筆者紹介

橋本修治 　（はしもと しゅうじ）

[略歴]
- 1973 年　京都大学医学部卒業
　　　　　京都大学医学部附属病院精神神経科研修医
- 1976 年　京都大学大学院医学研究科（脳研究施設）
- 1980 年　北野病院神経内科
- 1984 年　カナダ Montreal Neurological Institute 留学
- 1985 年　天理よろづ相談所病院神経内科
　　　　　副部長（1986 年），部長（1994 年）
- 2003 年　天理よろづ相談所病院白川分院院長
　　　　　定年退職（2008 年），内科非常勤医

現在に至る．

[専門]
臨床神経学，電気神経生理学，てんかん学

[著書]
「電気回路による臨床電気神経生理学入門」（永井書店）
「レジデント初期研修マニュアル（共著）」（医学書院）
「ハンドブック神経疾患　診断・治療の基礎知識（共著）」（メディカ出版）

幸原伸夫 　（こうはら のぶお）

[略歴]
- 1980 年　金沢大学医学部医学科卒業
　　　　　京都大学医学部附属病院老年科研修医
- 1981 年　公立豊岡病院内科
- 1983 年　東京都養育院附属病院（現都老人医療センター）内科・神経内科
- 1988 年　京都第 1 赤十字病院神経内科
- 1991 年　京都大学医学部神経内科医員，助手，院内講師
- 2001 年　神戸市立中央市民病院（現神戸市立医療センター中央市民病院）神経内科部長

現在に至る．

[専門]
臨床神経学全般，神経救急，神経筋電気診断とその普及

[著書]
「神経伝導検査と筋電図を学ぶ人のために（木村淳との共著）」（医学書院）ほか

- 本書の複製権・翻訳権・上映権・譲渡権・公衆送信権（送信可能化権を含む）は株式会社診断と治療社が保有します．
- |JCOPY| 〈(社)出版者著作権管理機構 委託出版物〉
  本書の無断複写は著作権法上での例外を除き禁じられています．複写される場合は，そのつど事前に，(社)出版者著作権管理機構（電話 03 3513-6969，FAX03-3513-6979，e-mail：info@jcopy.or.jp）の許諾を得てください．

臨床電気神経生理学の基本
―脳波と筋電図を日々の臨床に役立つものとするために―　ISBN978-4-7878-2058-7

2013 年 11 月 10 日　初版第 1 刷発行

著　　者	橋本修治	
執筆協力	幸原伸夫	
発行者	藤実彰一	
発行所	株式会社　診断と治療社	
	〒100-0014　東京都千代田区永田町 2-14-2　山王グランドビル 4 階	
	TEL：03-3580-2750（編集）　03-3580-2770（営業）	
	FAX：03-3580-2776	
	E-mail：hen@shindan.co.jp（編集）	
	eigyobu@shindan.co.jp（営業）	
	URL：http://www.shindan.co.jp/	
表紙デザイン	株式会社　ジェイアイ	
印刷・製本	広研印刷 株式会社	

©Shuji HASHIMOTO, Nobuo KOHARA, 2013. Printed in Japan.　　　　[検印省略]
乱丁・落丁の場合はお取り替えいたします．